はじめに

皆さんご存じかと思いますが、私たちの身体では毎日数千という単位でガン細胞の芽が生まれています。どんなに健康でも毎日ガン細胞が発生している事実は変わりません。

では、なぜガンになる人とならない人がいるのか――。

それは「**代謝力**」と「**免疫力**」の違いから生まれます。

体内の代謝が正常に行われ、免疫が正常に機能していれば、ガン細胞は発生しにくく、たとえ発生しても消失させることができます。

そこで、現代人の「代謝力」と「免疫力」を考察したときに、「食」に注目する必要があると考えるのです。

現在、私は*PETによる画像診断を専門にした「西台クリニック」の理事長として、ガンの早期診断に努めると同時に、食事で免疫力を高め、ガンを改善させる食事療法の指導も行っています。

そして今でも消化器外科医として執刀していますが、その一方で食事によるガン予防と改善にも力を注いでいます。

けっしてガンにおける3大治療（手術・放射線・抗ガン剤治療）を否定しているわけではありません。しかし、**ガンにならない身体、ガンを消す力を高めるものは「食べ物」にほかならない**と思うに至ったのです。そして、3大治療に食事療法を加えることで、見事に回復を遂げる患者さんを多数見てきました。

食べ物にはそれぞれ栄養成分や機能成分に特徴があります。ガンを消す食材もあれば、ガンを生み出す食材もあります。

本書は、私が指導している食事療法に基づいてガンに効果的な食材を個別に紹介し、さらに効果を最大限発揮する食べ方や料理レシピも掲載いたしました。ガン治療に臨む方、再発が心配な方、健康長寿を願う方のお役に立つことができましたら、これほどの喜びはありません。

監修者　済陽高穂

＊ PET…「陽電子放射断層撮影」というガン検査方法のひと

目次

PART❷ ガンを消す実践レシピ

［主菜レシピ］低エネルギーのメイン料理

［副菜レシピ］栄養バランスを整えるおかず

〔主食レシピ〕 胚芽成分を上手に食べるごはん

〔汁物レシピ〕 薄味でもおいしいお椀もの

〔デザートレシピ〕 甘味が欲しいときのおやつ

※この本でのきまり

・１カップは２００㎖、大さじは15㎖、小さじは５㎖です。
・塩は自然塩、しょうゆは減塩しょうゆ、みそは国産有機大豆みそを使用しています。
・だし汁は指定があるもの以外、昆布だしを使用しています。
・各種製品の問い合わせ先、価格等は２０１３年12月現在のものです。諸般の事情により変更になる可能性がございます。

西台クリニック院長
済陽高穂

ガン食事療法の基本指針

なぜ、ガンになるのか
なぜ、ガンが消えるのか
執刀4000例の
ベテラン消化器外科医が
ガン治療における
有効な食事療法を考案
14年にわたる
栄養・代謝指導の内容を
詳しく紹介します

手術によるガン治療の限界と食事療法という新たな光

私は消化器外科医として30年にわたって４０００例におよぶ手術を行い、そのうちの約半数は消化器ガンの手術でした。そんな私が食事療法に目を向けることになったきっかけは、術後の５年生存率の低さでした。

都立病院の外科部長だった２００２年当時までに、自分や後輩が執刀した消化器ガン１４００例あまりの術後５年生存率は、予想をはるかに下まわる52%。残りの48%は５年以内に亡くなっていたのです。そして過去の事例に目を向けるうちに、17年前に執刀した肝臓ガンの患者さんのことが思い当たりました。

余命数カ月と診断したこの患者さんは、ご家族の献身的な食事によって、取り残したガンの病変が1年半で消失したのです。その後も少数例ではありますが、進行ガンや晩期ガンを克服される患者さんに出会うことがありました。そして、どの患者さんにも共通していたこと、それは徹底した食事療法でした。

また、ゲルソン療法、星野式ゲルソン療法、甲田療法、マクロビオティック、栗山式食事療法、ナチュラルハイジーンといった食事療法の先駆者たちが伝える理論や実績を学び、通称「マクガバンレポート」といわれるアメリカの報告書において「ガンや心臓病は肉食中心の食生活が生む」と発表されたことや、「アルコールや添加物を含めればガンの原因の40～50%は食物」との研究成果（リチャード・ドール卿:1981）などにより、食事とガンは切り離すことはできないと確信することとなったのです。

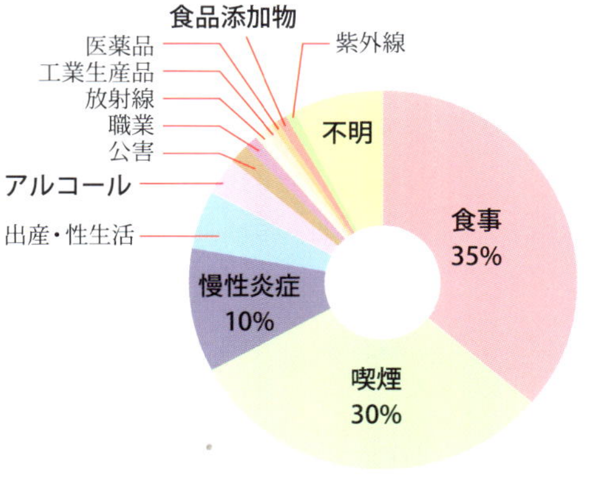

ドール卿によるガン発生要因分析（1981,NCI,Sir D.Doll）

過剰な肉食・塩分摂取が ガンを生む大きな原因

なぜ、ガンになるのか。ガンの原因はいまだはっきりしない点も多いのですが、基本的には次のような経過をたどることがわかっています。

1 紫外線やタバコ、ストレス、加齢などの何らかの原因で複数の遺伝子が傷つき変異する。

2 ガン遺伝子が作動してガン細胞が増殖したり、ガン抑制遺伝子が働かなくなる。

3 遺伝子変異が進んで、腫瘍《しゅよう》を成長させたり、転移するなど悪性度を増す。

ガンになるきっかけや原因が明らかなものはむしろまれで、ほとんどのケースでは原因の特定は難しいといえます。遺伝的要因や環境、ストレス、食生活などが複雑に関係しながら、ガンになると考えています。

ただし、この中でもっとも大きな理由となるのが食生活です。

食事に関するこれまでの研究によって、私がとくに注目しているガンの原因は大きく4つに分けられます。

＊塩分のとりすぎ（ミネラルバランスのくずれ）

塩分をとりすぎると胃粘膜に障害を与えて、発ガン物質が直接胃壁に作用しやすくなります。それに加えて、荒れた胃粘膜には胃潰瘍《かいよう》や胃ガンの一因となるピロリ菌がすみつきやすくなります。ピロリ菌は、ＷＨＯ（世界保健機関）において第一級ガン物質と規定されている胃粘膜に感染する細菌です。

また、塩分の過剰摂取により体内のナトリウムが増えると、細胞内外のミネラルバランスがくずれて細胞が傷つきやすく、ひいてはガン化の原因になります。

＊クエン酸回路（ＴＣＡ回路）の障害

前項にも関わりますが、ミネラルバランスの調整を行うにはエネルギーが必要になります。ここで使われるのが「ＡＴＰ（アデノシン三リン酸）」というエネルギーで、細胞のミトコンドリア内でのクエン酸回路の働きによって産生されます。ですから、ＡＴＰを作るためにはクエン酸回路を円滑に機能させる必要があり、そこに障害が起こるとガン化するという説も有力です。

＊活性酸素の過剰発生

活性酸素は呼吸などでも体内で作られますが、非常に不安定な酸素でつねに何かと結合して酸化しようと働きます。この活性酸素が過剰になると細胞を酸化させてダメージを与え、発ガンの原因になります。

そこで注目されるのが、「抗酸化物質」。スカベンジャーともいわれるこの成分は、活性酸素の害から身体を守るために、自ら活性酸素と結合して無毒化をはかります。

＊動物性タンパク質・脂肪のとりすぎ

動物性タンパク質や脂肪の過剰摂取による発ガンは、さまざまな研究からもはっきりしています。毎日、肉食の食生活をおくる人は、週1～2回の人と比べて大腸ガンの発生率が2・5倍にもなるという報告があります。

動物性タンパク質は人間にとって分解

しにくい栄養素です。そのため、タンパク質が体内に入ると肝臓でなんとか処理をしようとして、酵素活性が高まるのです。これによってタンパク質のさまざまな合成・分解にミスが生じたり、肝臓の解毒力が低下することにより、発ガンしやすくなるのです。

　さらに、動物性脂肪はＬＤＬ（悪玉）コレステロールの増加に直結します。ここに活性酸素が結合すれば、強い毒性の「酸化ＬＤＬ」となって、細胞を強力に攻撃することになります。

３大治療VS食事療法ではない　両者のコンビネーションで治癒率を上げる

　現在、有効なガン治療として行われているのは、いわゆる「３大療法」といわれる「手術」「抗ガン剤による化学療法」「放射線治療」が中心です。新しい治療として免疫療法やワクチン療法も研究されていますが、主流とは位置づけられていません。

　こうした状況から、ガンの治療に食事療法を取り入れることについて疑問を持つ方もいらっしゃるかもしれません。食事療法といえば、ひとつの民間療法にすぎず、現代医療とは対極をなすものというイメージをお持ちの方も少なくないと思います。

　しかし、私は食事療法と現代医療は反発しあう存在であってはならない、両者を総合して治療にあたることでより大きな効果が生まれると考えています。

　現代医療でガンそのものをそぎ落とし、食事療法で患者さんの免疫力を向上させて治癒力を発揮させる、これこそが私のガン治療に対するスタンスです。

済陽式食事療法の基本指針と治療成績

　これまでの研究や臨床経験から、８つの基本指針（次ページ参照）を打ち出し、ガン食事療法として指導しています。食事療法をはじめて10年以上経ちますが、乳ガン・前立腺ガン・リンパ腫など、食事療法が効果を発揮しやすいガンについては有効率（完全治癒、改善［部分寛解］、不変の割合）が70％にもおよびます。再発を含む進行ガンでも60％以上が改善するという結果がでています。

　ただし、食事療法の効果が発揮されるには、まずは免疫力をつけることが重要です。基準として、血液（抹消血）中のリンパ球が１０００個／μℓ、白血球が３０００個／μℓ以上であることが、食事療法を始める最低ラインと考えてください。

臓器別症例数		完全治癒	改善	不変	進行	死亡
胃ガン	49	4	25	2	2	16
大腸ガン	98	9	56	1	5	27
肝臓ガン	16	3	5		1	7
すい臓ガン	26	4	6		1	15
胆道ガン	15	1	6		2	6
食道ガン	10	3	3			4
前立腺ガン	32	9	15	3	3	2
乳ガン	46	8	26	1	2	9
悪性リンパ腫	15	3	10			2
その他	46	5	24	2	4	11
総計	353	49	176	9	20	99

●約14年にわたる食事療法の治療成績
（平均観察期間４年　著者自験例；2013）

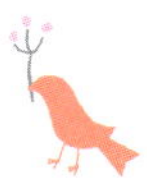

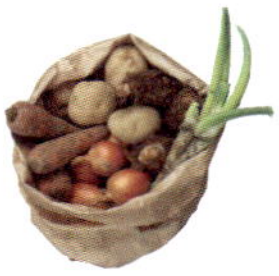

済陽式ガン食事療法の 8カ条

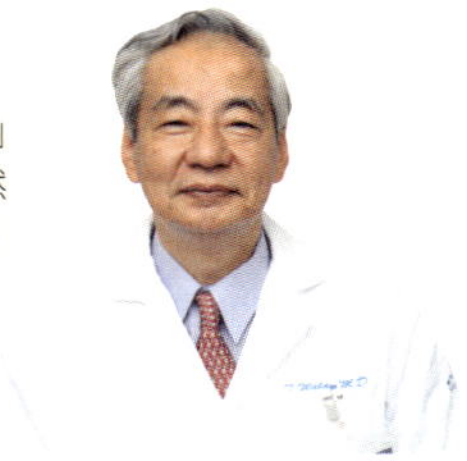

「玄米菜食」に「海産物」を加えた食事で、自然治癒力を高めましょう。

第1条
限りなく無塩に近づける

塩分のとりすぎはガンのリスクを高めます。だしや酢をきかせたり、薬味やスパイスなどを上手に使いながら、できるだけ無塩に近づけてください。なお、塩を使用する際は精製塩ではなく、天然塩を用いてください。

第2条
牛肉・豚肉・馬肉・羊肉などの摂取は禁止

牛肉・豚肉・馬肉・羊肉は一切禁止。タンパク質の基本は豆類や1日1個の鶏卵からとるようにしましょう。鶏肉や魚介類も極力避けるのがのぞましいのですが、ガンに効果的な成分もあるので、摂取量に注意して食べるようにしてください。

第3条
新鮮かつ無農薬・低農薬の野菜・果物の大量摂取

野菜・果物のビタミン・ミネラル・酵素・フィトケミカルなどの有効成分は、ガン抑止力として重要な働きをします。皮付きで食べられる野菜は、皮も一緒に食べるのがポイント。新鮮かつ無農薬（もしくは低農薬）の野菜・果物を使って作ったフレッシュジュースは、毎日1.5～2ℓ摂取しましょう。

第4条
穀物は玄米や全粒粉にいもや豆類も摂取を

米や麦の胚芽部分は栄養の宝庫です。主食は精白していない玄米や発芽玄米、もしくは胚芽米を中心に、全粒粉のパンや麺を上手に取り入れましょう。また、豆やいもは主食ともなる食材なので、これらも組み合わせてメニューを考えましょう。

第5条
海藻・きのこ・ヨーグルトをとる

免疫力のアップに欠かせない食材です。ただし、ヨーグルトは乳ガンのリスクを高めることがありますので、量には注意してください。

第6条
はちみつ・レモン・ビール酵母をとる

はちみつ大さじ2杯、レモン2個、ビール酵母*を毎日摂取。ビール酵母はアミノ酸組成が植物性と動物性の中間的な位置にあり、動物性タンパクを厳しく制限される食事療法において、アミノ酸を補完する役割を持ちます。

＊ビール酵母は「エビオス錠（発売元：アサヒフードアンドヘルス株式会社）」を朝晩10錠ずつ飲むように指導しています。

第7条
使用する油はオリーブ油かごま油

酸化しにくい植物性油として、オリーブ油かごま油をすすめています。ただし、油には違いないので、量は控えめにしてください。また、加熱しない料理にはシソ油やエゴマ油、亜麻仁油などもいいでしょう。

第8条
自然水を飲む

水が人間の身体をつくるといっていいほど大切な水分。安全なわき水などを飲める地域の人は問題ありませんが、そうでない場合はペットボトルのナチュラルウォーターを飲んでください。料理に使用する水も同様です。

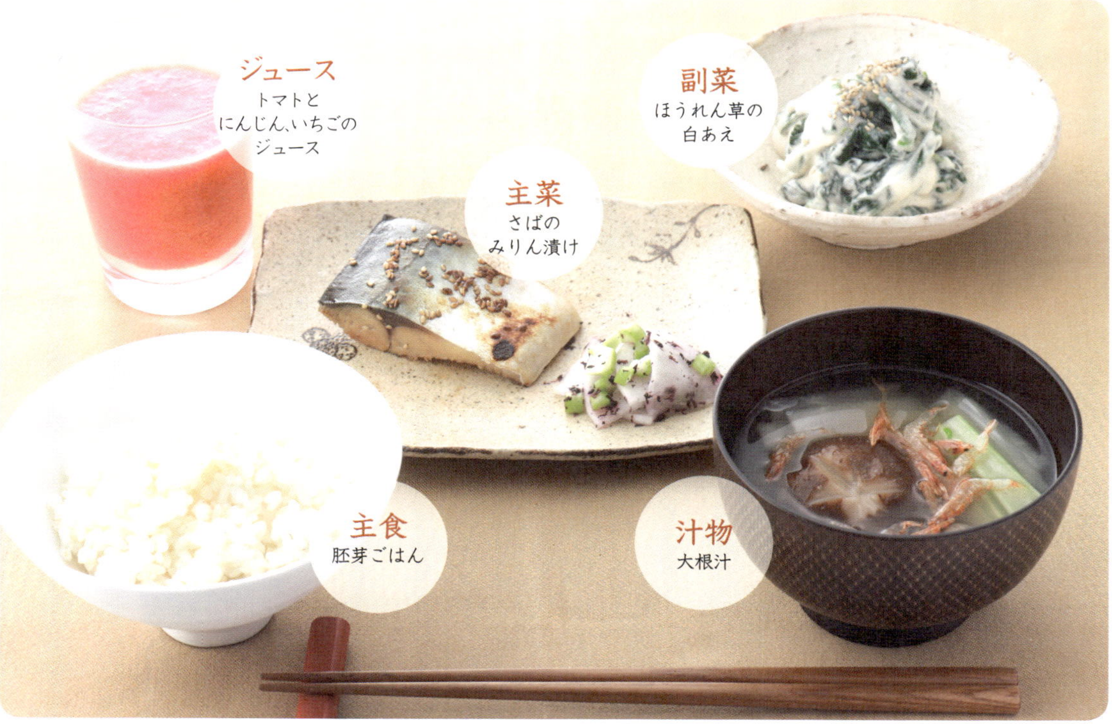
ジュース
トマトと
にんじん、いちごの
ジュース
副菜
ほうれん草の
白あえ
主菜
さばの
みりん漬け
主食
胚芽ごはん
汁物
大根汁

済陽式ガン食事療法　基本の献立

基本の
食事
パターン

主食＋主菜＋副菜１品＋汁物＋ジュース
または
主食＋主菜＋副菜２品＋ジュース

◎主食

玄米や発芽玄米、胚芽米など胚芽成分が残っているごはんを基本にします。パンや麺、シリアルなどを食べる場合も全粒粉が原料になった食材を食べるようにしてください。

◎主菜

野菜や豆、大豆加工品（豆腐・納豆など）、きのこ、海藻などを中心にしたメニュー。牛肉・豚肉など四足歩行動物の肉は禁止。白身魚や青背の魚、タコ・エビ・イカ・カキなどは週２回、鶏のささみやむね肉は週１回程度。卵は１日１個まで。

◎副菜

野菜や豆、きのこ、海藻などを中心にしたメニューで、必ず１品か２品用意しましょう。野菜は皮付きで食べられるものは、できるだけ皮もいただきます。副菜は２食分用意するなどの工夫で、調理時間だけでなく使用する油や塩分も減らすことができます。

◎汁物

野菜や豆、きのこ、海藻などを中心に、だしは昆布やかつおぶしでとった味噌汁などを献立に合わせて用意します。味付けはごくうすめにし、だしや具からでる旨味を味わいましょう。

◎ジュース

新鮮な野菜や果物のジュースを１日1.5～２ℓ飲みます。ミキサーは酸化しやすいので、ジューサーを使います。つくりおきは酸化が進むのでやめましょう。

プラスして毎日とるべき食材

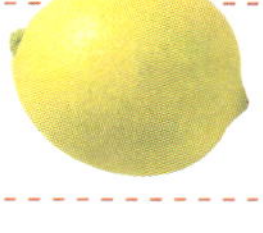

◎レモン
２個

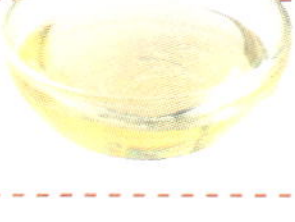

◎はちみつ
大さじ２杯

◎できれば
ビール酵母

PART 1

ガンを消す
食材別レシピ

食べ物には
ガンを淘汰する力が宿っています。
その力を大いに発揮する食材を
見やすいカタログ形式でまとめました。
食事療法においてとくに重要と位置づける食材の
有効成分や食べ方を基本に、
手軽に作れる料理レシピも紹介します。

ガンを消す食材 01

野菜・葉菜類

キャベツ

ガン予防食材のナンバーワングループ パリッと甘い豊かな旨味と食感を楽しめます

[Data]
◎分類：葉菜類・淡色野菜
◎科：アブラナ科
◎旬：春キャベツ　2～6月
夏秋キャベツ　7～10月
冬キャベツ　11～3月
◎エネルギー：23kcal／100g
◎デザイナーフーズ：第1群
◎保存：丸ごと　外葉でおおい、さらに新聞紙で包んで冷蔵庫
カット　ラップに包んで冷蔵庫

[ガンに効く成分]
イソチオシアネート
ビタミンU
ビタミンC
カロテン*
カリウム
カルシウム
食物繊維

*…カロテンは体内でビタミンAに変わります。

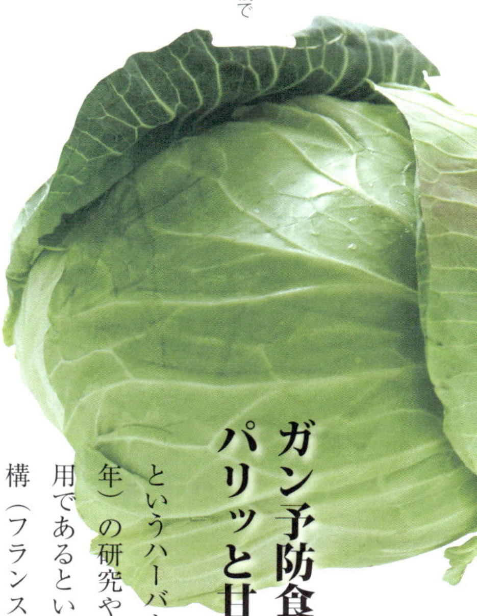

古来ヨーロッパにおいて、キャベツは万能薬として食されていました。現在でもガン予防に有効である食品をリスト化した「デザイナーフーズプログラム」において、ニンニクとともにもっとも重要度が高いとされる食材です。

食べやすさの面からいえば、ニンニクよりもキャベツのほうが断然食事に取り入れやすく、ガン予防として食すべきナンバーワン食材といっても過言ではありません。

各種研究においても、キャベツが膀胱《ぼうこう》ガンの発生を抑制するというハーバード大学（1999年）の研究や、肺ガン予防に有用であるという国際ガン研究機構（フランス・リヨン）の研究が知られています。

アブラナ科野菜に含まれる特徴的な成分イソチオシアネートにはガン細胞を抑える働きがあり、抗ガン薬やガン予防薬としても利用されています。イソチオシアネートは肝臓の解毒酵素の働きを促進して、発ガン物質などの有害物質を無毒化してくれるのです。

さらに、特筆すべきは胃炎や潰瘍《かいよう》の回復に効果的なビタミンU。キャベジンとも呼ばれるこの成分は水溶性のビタミン様物質で、胃の粘膜をあらゆる刺激から守ります。胃腸が健全になることで、毒性物質の蓄積を予防するのです。

その他にも、ビタミンC、K、葉酸などのビタミン類をはじめ、カリウムやカルシウムなどのミネラル、食物繊維を豊富に含んでおり、代謝の改善に役立ちます。

Pick up（品種）

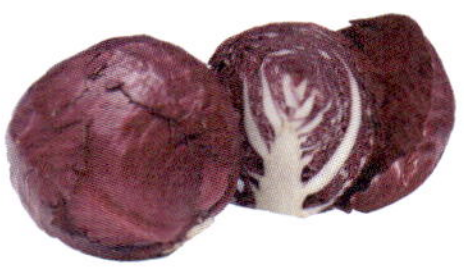

紫キャベツ
赤キャベツとも呼ばれ、特徴的な赤紫色は色素成分アントシアニンによるもの。強力な抗酸化物質として知られている。

主 菜

トマト風味のロールキャベツ 124kcal 塩分 0.8g（1人当たり）

長いも＆豆腐のふわっとした具にトマトソースがやさしくからみます

［材料：2 人分］

キャベツ……4 枚
トマト……小 1 個
長いも……3cm
木綿豆腐……1/3 丁
たまねぎ……小 1/2 個
だし汁……1/4 カップ
おろしニンニク……1かけ分
オリーブ油……小さじ 1
塩……小さじ 1/5

■A
ナツメグ……少々
こしょう……少々
片栗粉……小さじ 2

■B
固形コンソメ……1/4 個
水……1/4 カップ
酢……小さじ 1
黒こしょう……少々

■水溶き片栗粉
片栗粉……小さじ 2
水……大さじ 1 と 1/2

［作り方］

1. キャベツの葉をはがし熱湯でゆで、ざるにとって冷ましておく。トマトは 1 cm 角に切り、たまねぎはみじん切りにする。
2. 具をつくる。長いもはすりおろし、豆腐は水切りをして、たまねぎの半量とともにボウルに入れる。A を加え混ぜ合わせる。
3. キャベツが冷めたら芯の厚い部分を削ぎ、葉を広げ、②をスプーンでのせて巻く。
4. 鍋に③とだし汁を入れ、ふたをして 5 ～ 6 分蒸し煮にしたら器に盛る。
5. 同じ鍋に油、ニンニクを入れて火にかけ、香りがたってきたら、残りのたまねぎを入れ透き通るまで炒める。
6. トマトと塩を加え 2 ～ 3 分煮、B を加えさらに 2 分煮る。水溶き片栗粉でとろみをつけ、④にかける。

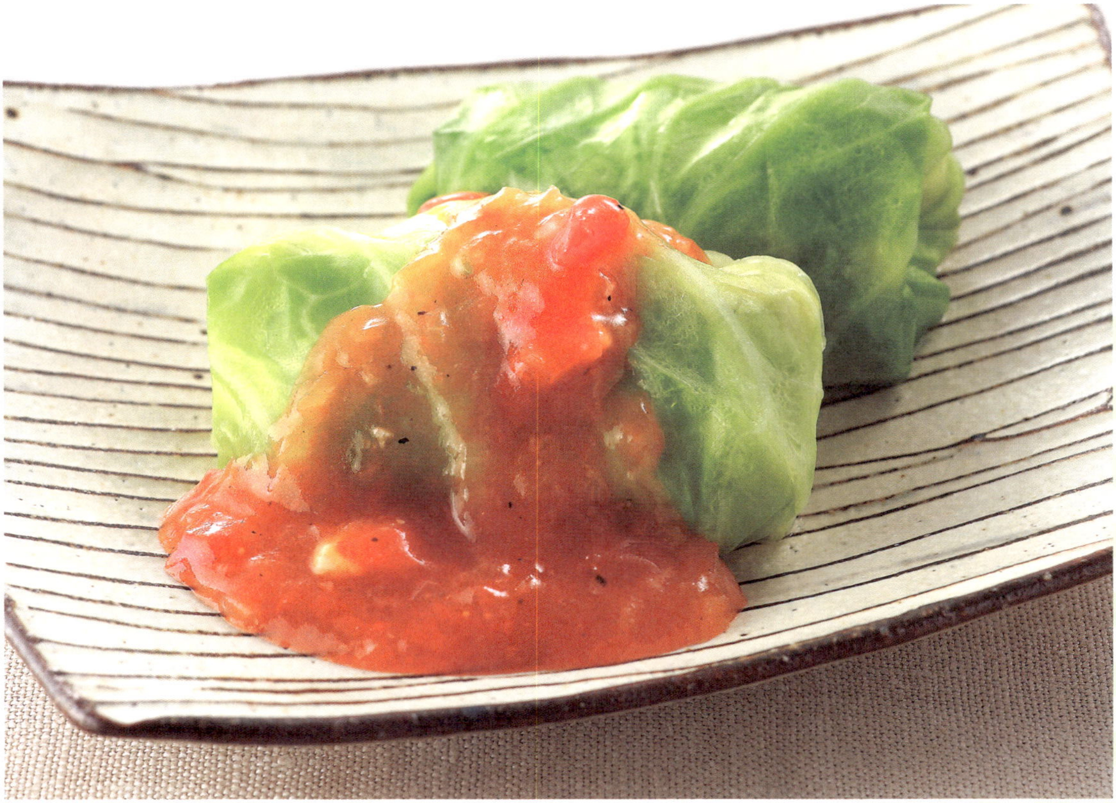

副　菜

亜麻仁油のコールスロー

59kcal　塩分 0.3g（1人当たり）

少なめドレッシングで
キャベツのシャキシャキ感を楽しんで

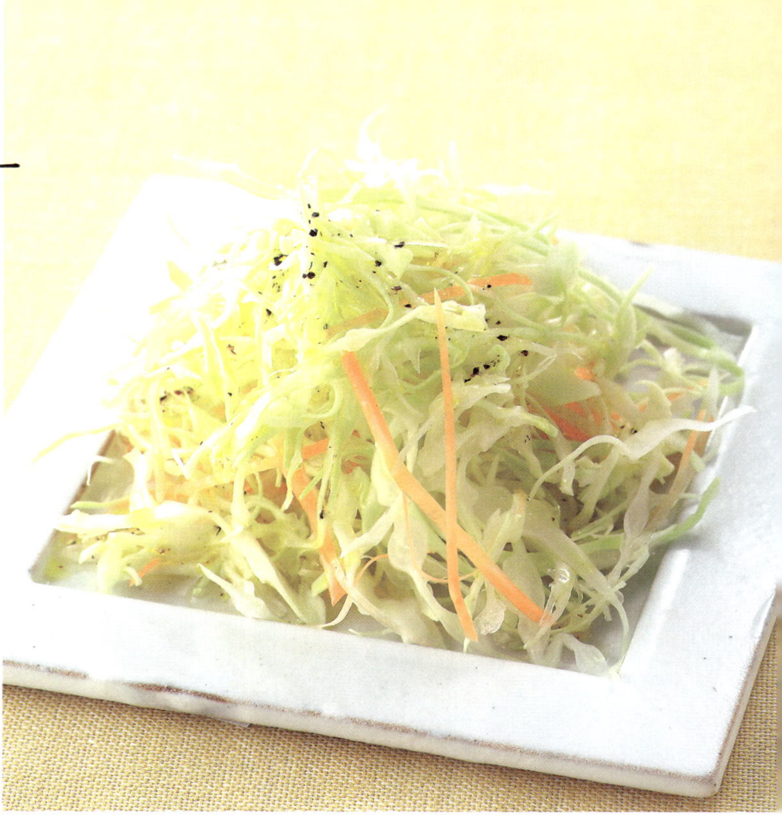

［材料：2人分］

キャベツ……1/8 個
にんじん……10g

■ A
亜麻仁油……小さじ 2
酢……小さじ 2
塩……小さじ 1/10
こしょう……少々

［作り方］

1. キャベツとにんじんをせん切りにし、軽く混ぜて器に盛る。
2. A をよく混ぜ合わせ、①にかける。

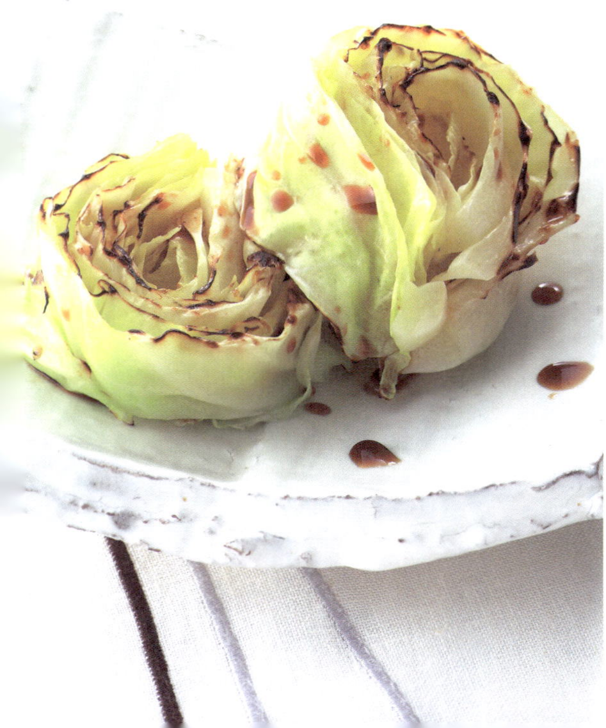

副　菜

キャベツのグリル焼き バルサミコソース

32kcal　塩分 0.2g（1人当たり）

キャベツの甘味に
バルサミコの酸味がぴったり合います

［材料：2人分］

キャベツ……1/8 個
オリーブ油……小さじ 1/2

■ A
減塩しょうゆ……小さじ 1
バルサミコ酢……小さじ 1
酒……小さじ 1
こしょう……少々

［作り方］

1. キャベツを芯から外さずに 2 cm 幅に切る。
2. フライパンにオリーブ油を熱し、①を入れる。焼色がついたら、裏返してふたをして 1 分蒸し焼きにする。
3. フライパンからキャベツを取り出して芯を切り、器に丸く盛りつける。同じフライパンに A を入れ、ひと煮立ちさせたらキャベツにかける。

副菜

キャベツのちぎりごまあえ 40kcal 塩分 0.1g（1人当たり）

すりごま＆かつおぶしがキャベツをより味わい深く仕上げます

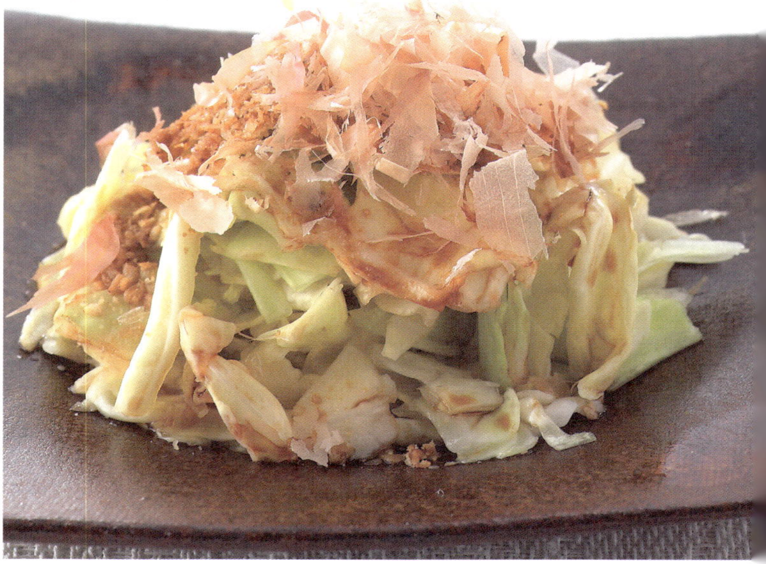

［材料：2 人分］

キャベツ……1/8 個
白すりごま……小さじ 2
かつおぶし……適宜
減塩しょうゆ……小さじ 1/2

■ A
酢……小さじ 2
砂糖（洗双糖）……小さじ 1/6

［作り方］

1. キャベツはひと口大にちぎってボウルに入れ、A を加えてもむ。
2. ①を器に盛り、白すりごま、かつおぶしを天盛りにし、減塩しょうゆをかける。

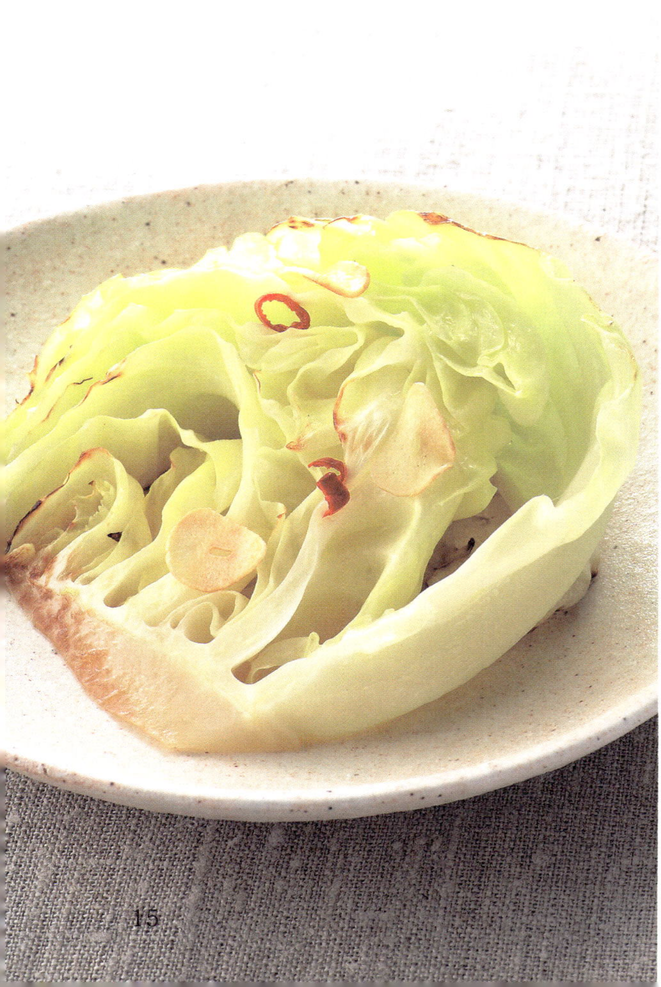

副菜

キャベツのペペロンチーノ風

35kcal 塩分 0.3g（1人当たり）

ピリ辛な味付けでキャベツの甘味がより一層引き立ちます

［材料：2 人分］

キャベツ……1/6 個
ニンニク……1/2 かけ
オリーブ油……小さじ 1/2
たかの爪輪切り……4 つ
だし汁……1/4 カップ
塩……小さじ 1/10

［作り方］

1. キャベツはくし形に切り、ニンニクは薄切りにする。
2. フライパンにオリーブ油とニンニクを入れ火をつけ、油が温まってきたらキャベツとたかの爪を入れ、両面に焼き色をつける。…＊
3. だし汁と塩を加えてふたをし、中火でやわらかくなるまで 2 〜 3 分蒸し焼きにする。

＊ニンニクが焦げそうなら取り出す。

ガンを消す食材02

野菜・葉菜類

白菜

[Data]
◎分類：葉菜類・淡色野菜
◎科：アブラナ科
◎旬：11～3月
◎エネルギー：14 kcal／100g
◎保存：丸ごと　新聞紙に包んで、立てた状態で冷暗所（もしくは冷蔵庫）
カット　ラップに包んで冷蔵庫

［ガンに効く成分］
ビタミンC
カリウム
カルシウム
マグネシウム
亜鉛
イソチオシアネート
食物繊維

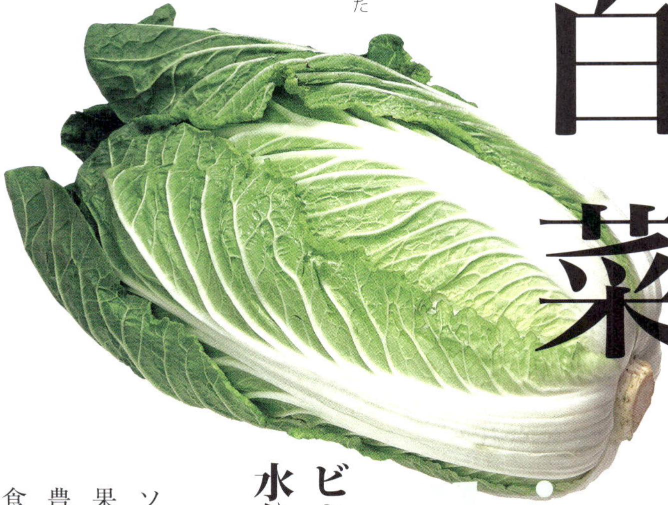

ビタミンC、カリウム、食物繊維 水分に溶け出した栄養もしっかりいただこう

アブラナ科野菜に含まれるイソチオシアネートのガン予防効果も見逃せません。食物繊維が豊富で、その上低カロリー。飽食時代の健康野菜としてダイエットはもちろん、大腸ガンなどの予防が期待されています。シャキシャキとした食感とクセのない淡白な味わいから、煮物にしたり、鍋料理、炒め物、蒸し物、汁物、漬け物など、さまざまな食べ方ができます。

水溶性の栄養素が多いので、水分とともに溶け出した栄養たっぷりのおつゆもいただくようにしましょう。

栽培技術の向上で年中出まわるようになりましたが、冷涼な気候を好む白菜の旬は冬。年の始め頃に出まわるものが甘みが強く、一番おいしい時期といえます。

成分の95%は水分ですが、白菜に含まれるビタミンCやカリウム、カルシウム、マグネシウム、亜鉛などのミネラルは、免疫力を高める貴重な栄養素です。とくにカリウムは、塩分摂取によってナトリウム傾向に偏った細胞内のミネラルバランスを改善し、老化した細胞やガン化しつつある細胞を正常化するのに一役買っています。

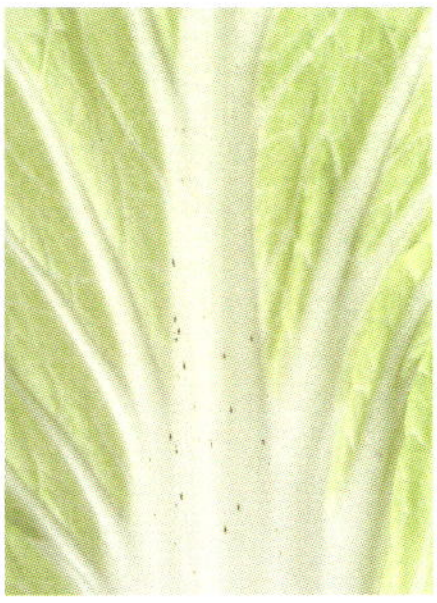

白菜の葉の表面にある黒い点は「ゴマ症」と呼ばれるもので、細胞が栄養をとりすぎたもの。元気に育った白菜に出やすいもので、まったく心配ありません。

Pick up（調理）

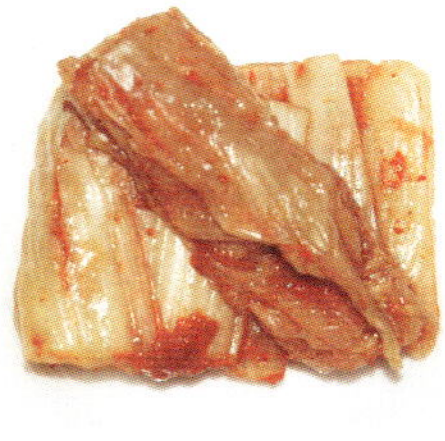

キムチ
韓国人のガンによる死亡率は日本に比べて約半分。それが韓国料理の定番キムチに含まれる植物性乳酸菌によるものだという説がある。期待度は高いが、塩分が高く刺激物なので、大量に食べるのは控えたい。

主 菜

白菜と油揚げの重ね煮 115kcal 塩分 0.2g（1人当たり）

淡白な白菜がボリュームある一品に変身します

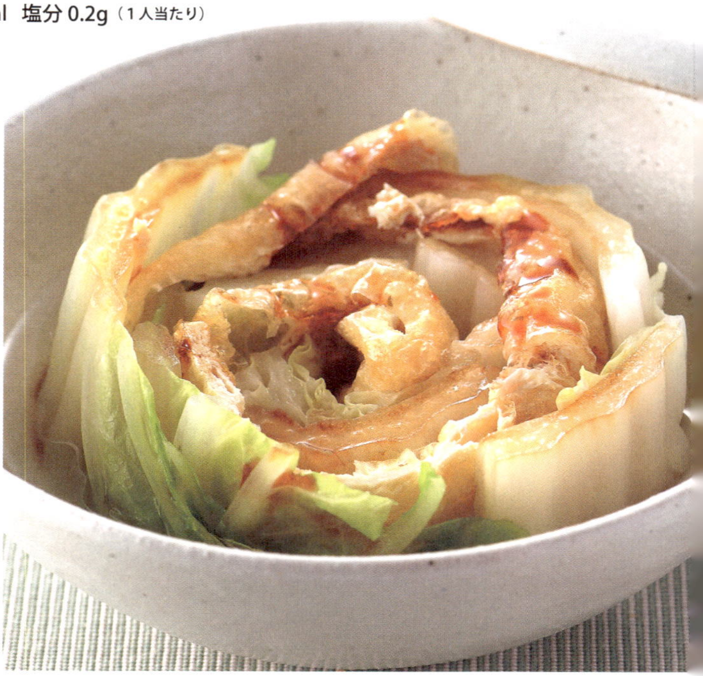

［材料：2 人分］

白菜……6 枚

油揚げ……1 枚

だし汁……1/4 カップ

■ A

減塩しょうゆ……小さじ 2/3

酢……小さじ 2/3

はちみつ……少々

［作り方］

1. 白菜を 3 cm 幅に切る。油揚げは油抜きをし、4 等分に切り、厚さを半分に切り 8 枚にする。
2. 鍋に白菜を放射状に並べ、隙間に油揚げを入れ、だし汁を加えふたをして 5〜6 分煮る。
3. ③を器に盛り、A をかける。…＊

＊こねぎなどの薬味を添えても OK。

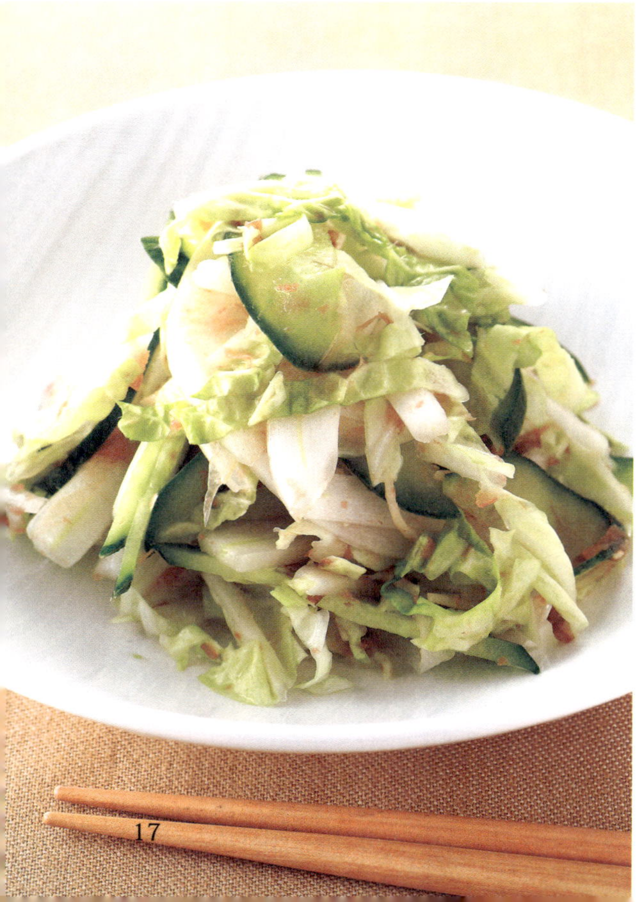

副 菜

白菜の浅漬け 梅しょうが風味

13kcal 塩分 0.3g（1人当たり）

梅＆しょうがの風味が白菜を上品に引き立てます

［材料：2 人分］

白菜……3 枚

きゅうり……1/2 本

しょうが……1 かけ

梅干し……1/2 個

■ A

酢……小さじ 1

だし汁……大さじ 2

かつおぶし……1/5 袋

［作り方］

1. 白菜は 3 cm 幅に切り、せん切りにする。きゅうりは縦に半分に切り、斜めに薄切りにする。しょうがはせん切りにし、梅干しは果肉を包丁でたたいておく。
2. ①と A をボウルに入れてもむ。

ガンを消す食材03

野菜・葉菜類

ほうれん草

バランスよくとれる栄養満点の緑黄色野菜
冬の路地ものが最高においしい

[Data]
◎分類：葉菜類・緑黄色野菜
◎科：アカザ科
◎旬：12〜2月
◎エネルギー：20 kcal／100g
◎保存：湿らせた新聞紙に包み、ビニール袋に入れて冷蔵庫

[ガンに効く成分]
カリウム
マグネシウム
亜鉛
カロテン
ビタミンC
葉酸

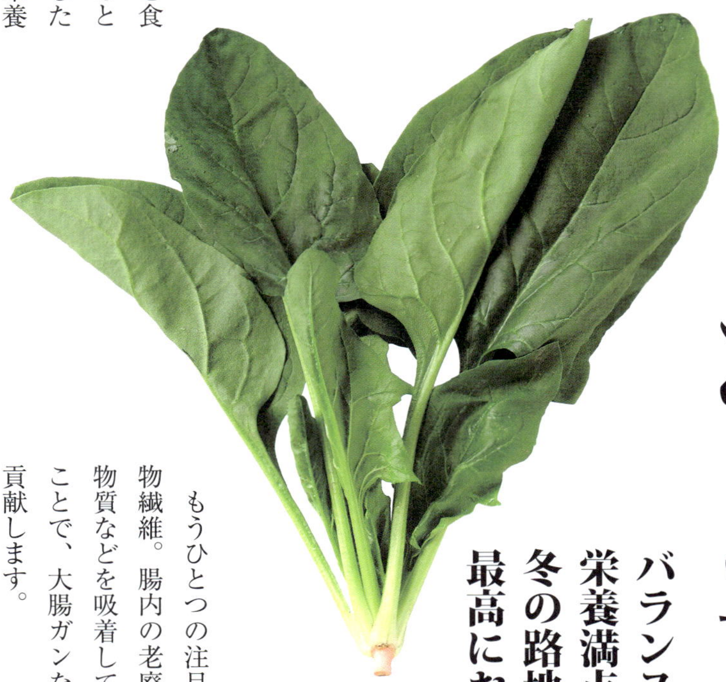

昔、主人公がほうれん草を食べると急にパワーがみなぎるという有名なアニメがありましたが、ほうれん草は実際に、栄養価の高さが緑黄色野菜のなかで群を抜いています。

そして、緑黄色野菜はガン予防の代表選手。その理由のひとつは、緑黄色野菜に多く含まれるカロテノイドの作用です。

ほうれん草に含まれるカロテンには抗酸化作用があって、正常な細胞をガン化させる活性酸素を強力に除去します。

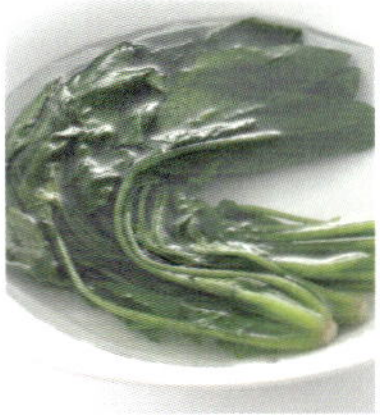

ゆで時間が長くなるほどビタミンCの残存率は低くなります。ゆで時間は1分以内にとどめ、水にさらしてから食べるようにしましょう。

もうひとつの注目成分は、食物繊維。腸内の老廃物や発ガン物質などを吸着して排泄させることで、大腸ガンなどの予防に貢献します。

また、貧血の予防効果も有名です。造血作用のある鉄やマンガンなどのミネラルやビタミンB_{12}、血液をつくる骨髄を活性化させる葉酸を豊富に含んでいて、昔から造血強壮剤としても利用されてきたほどです。

生食ではアクの成分となるシュウ酸が多く含まれるので、たっぷりのお湯にひとつまみの塩を入れ、短時間ゆでてから水でさらせば、栄養素を残しながらアクを流せます。

Pick up（品種）

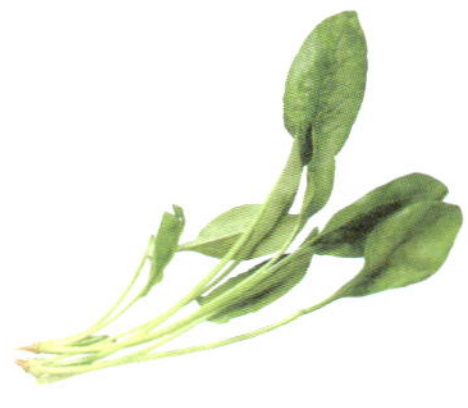

サラダほうれん草
アクが少なくやわらかい生食用品種として改良されたほうれん草。フレッシュジュースに利用する際は、生食用を選ぶのが安心。

副 菜

ほうれん草の白あえ

61kcal　塩分 0.1g（1人当たり）

だしであらうことによって、
味なじみがよくなります

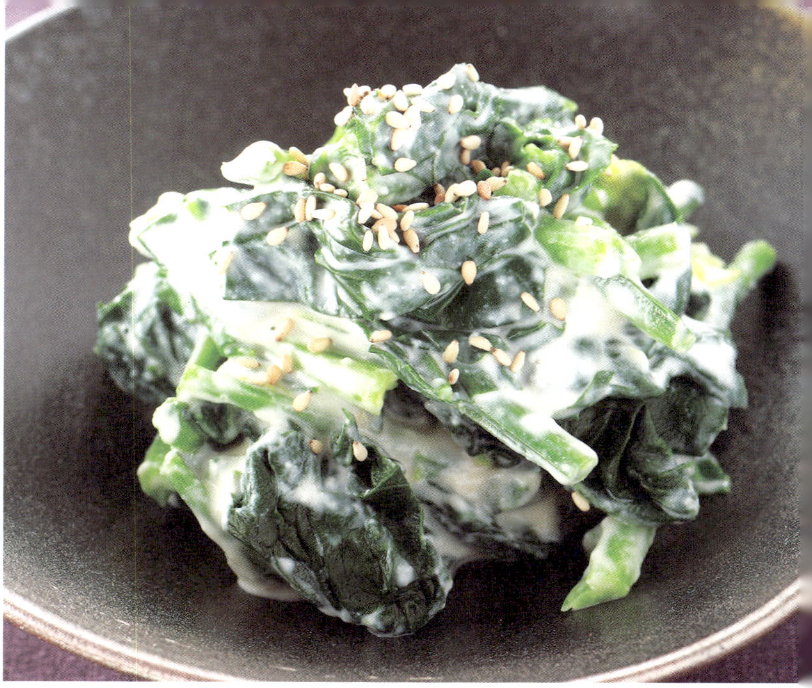

［材料：2人分］

ほうれん草……1/2 袋
だし汁……1/4 カップ
白ごま……適宜

■ A

よせ豆腐……1/5 丁
砂糖（洗双糖）……小さじ 1/3
白ねりごま……小さじ 2
減塩しょうゆ……少々

［作り方］

1. ほうれん草は根の先を切り落として十字に包丁を入れ、たっぷりの沸騰した湯でさっとゆで、水にとって水気をよくしぼる。
2. ①を 3cm 幅に切り、だし汁をからめてからしぼっておく。
3. ボウルに A を入れ、泡だて器ですり混ぜ、②を加えてさっくりとあえる。器に盛り、白ごまをふる。

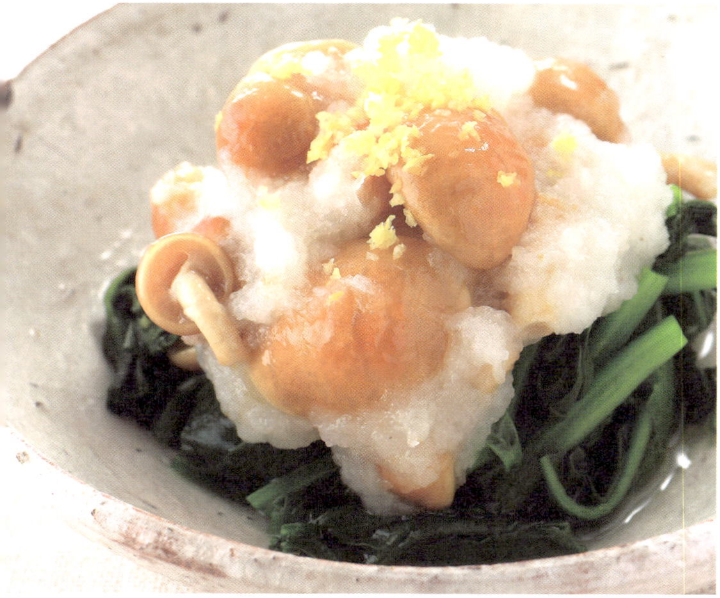

副 菜

ほうれん草となめこのおろしあえ

13kcal　塩分 0.3g（1人当たり）

ゆずの風味がほうれん草と
なめこおろしをひとつにまとめます

［材料：2人分］

ほうれん草……1/2 袋
なめこ……1/2 パック
だし汁……1/4 カップ
ゆずの皮……適宜

■ A

大根おろし……6cm 分
酢……小さじ 1
砂糖（洗双糖）……小さじ 1/3

［作り方］

1. ほうれん草は根の先を切り落として十字に包丁を入れ、たっぷりの沸騰した湯でさっとゆで、水にとって水気をよくしぼる。なめこはさっと湯通しをし水気をとる。
2. ①を 3cm 幅に切り、だし汁をからめ、しぼったら器に盛る。
3. A となめこを混ぜ合わせ、②にかけておろしたゆずの皮をふる。

しそ

[Data]
分類：葉菜類・緑黄色野菜
◎科：シソ科
◎旬：青じそ　6〜10月
　　　赤じそ　6〜7月
◎エネルギー：37 kcal／100g
◎保存：湿らせたキッチンペーパーに包み、ビニール袋に入れて冷蔵庫

[ガンに効く成分]
カロテン
シソニン
ビタミンC
ビタミンE
α-リノレン酸

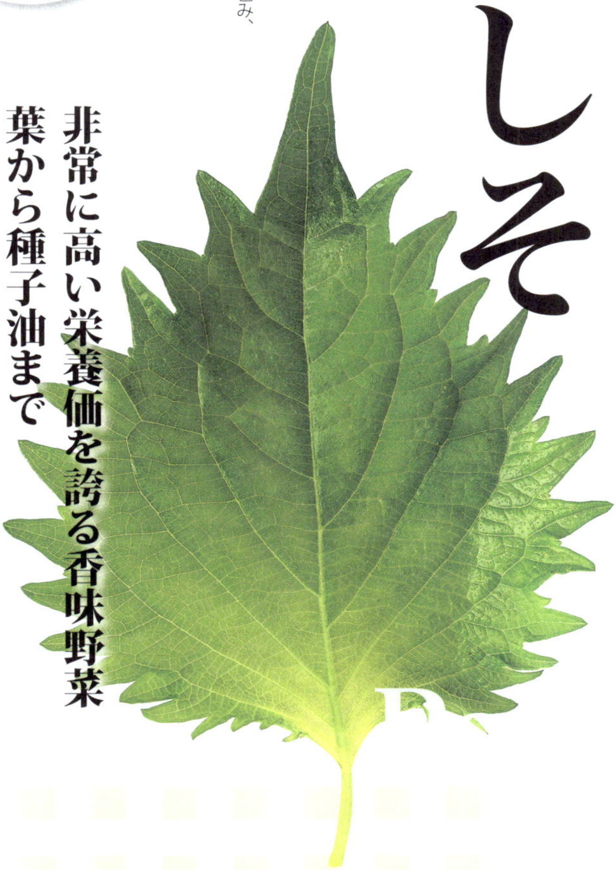

非常に高い栄養価を誇る香味野菜 葉から種子油まで 余すところなく利用されます

しそは緑色の葉の「青じそ」と紫がかった「赤じそ」の2種類に分類されます。青じそは「大葉」としてもよく知られています。色の違いはシソニンと呼ばれる赤いアントシアニン系色素の有無によりますが、カロテンの量が赤じそのほうが少ないほかは、栄養成分にほとんど変わりはありません。

青じそのカロテン含有量は野菜の中でもトップクラス。にんじんと同程度、かぼちゃの10倍以上にもなります。カロテンには抗酸化作用があり、ガン予防に重要な役割を果たします。同様に抗酸化物質のシソニンやビタミンC・Eも含まれ、活性酸素を抑えたり、免疫力の強化に働きます。

また、しそに含まれるα-リノレン酸は、体内でEPAに変化して免疫を正常化してくれます。

一度にたくさん食べることができる食材ではありませんが、薬味やしそソースなどにして、食べる回数を増やすように工夫しましょう。

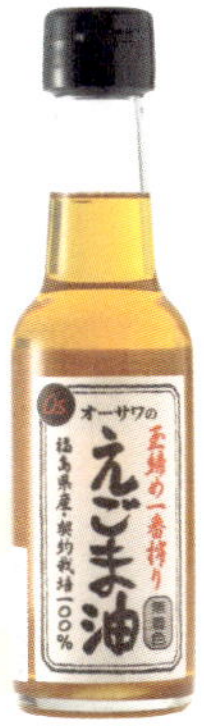

青じその変種「エゴマ」の種子からとれるエゴマ油には、抗酸化作用があるα-リノレン酸を含むため、健康食品としても注目されています。ただし酸化しやすいため、加熱するよりもドレッシングなどの生の状態で摂取しましょう。

Pick up（品種）

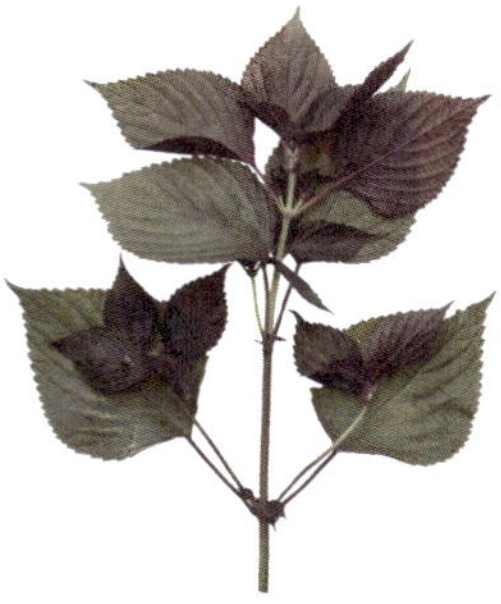

赤じそ
梅干しの色つけに用いられ、1年のうち6〜8月にだけ出回る。酢に漬けることで鮮やかな赤紫色に変色する。

主 食

冷や汁そうめん

280kcal 塩分 1.5g（1人当たり）

ごまとしその風味で少ない塩分でも
おいしくいただけます

[材料：2 人分]

しそ……6 枚
きゅうり……1 本
酢……小さじ 1
手延そうめん（乾）……140g

■ A

みそ……小さじ 2
砂糖（洗双糖）……小さじ 1/2
白すりごま……小さじ 2
水……3/4 カップ

[作り方]

1. しそはせん切りにする。きゅうりは薄切りにして酢でもみ、水気をしっかりしぼっておく。
2. ボウルに A を入れて混ぜ、きゅうりを加えて冷や汁をつくる。椀に盛り、しそをのせる。
3. そうめんをゆで、②の汁でいただく。…＊

＊乾麺 70g をゆでた後のエネルギーと塩分　うどん 244kcal　1.1g ／手延そうめん　239kcal　0.7g ／ひやむぎ　239kcal　0.4g

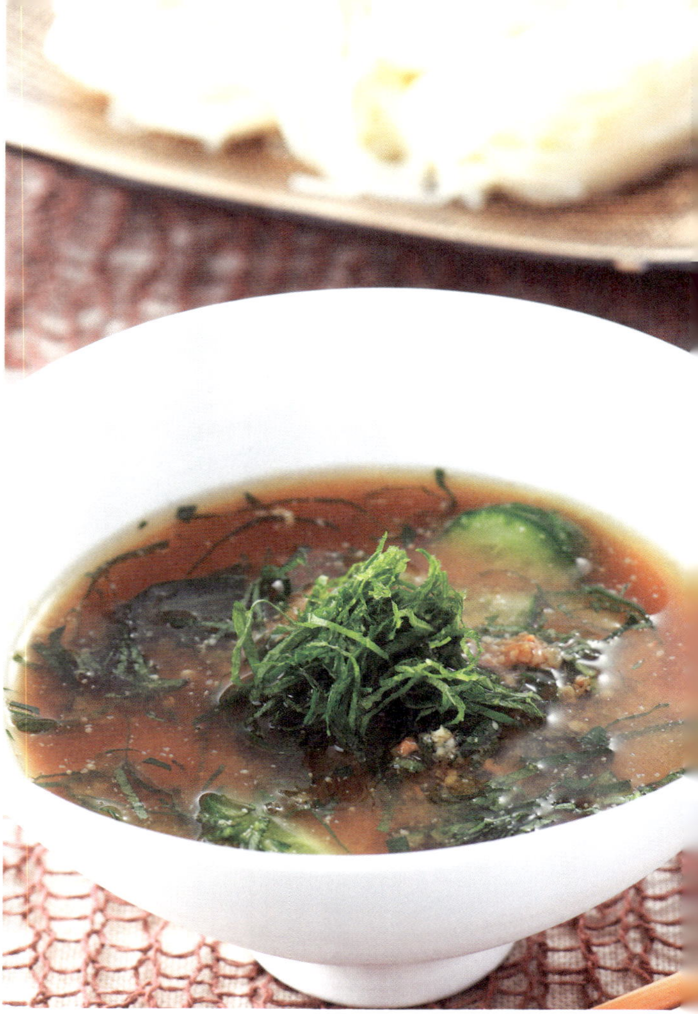

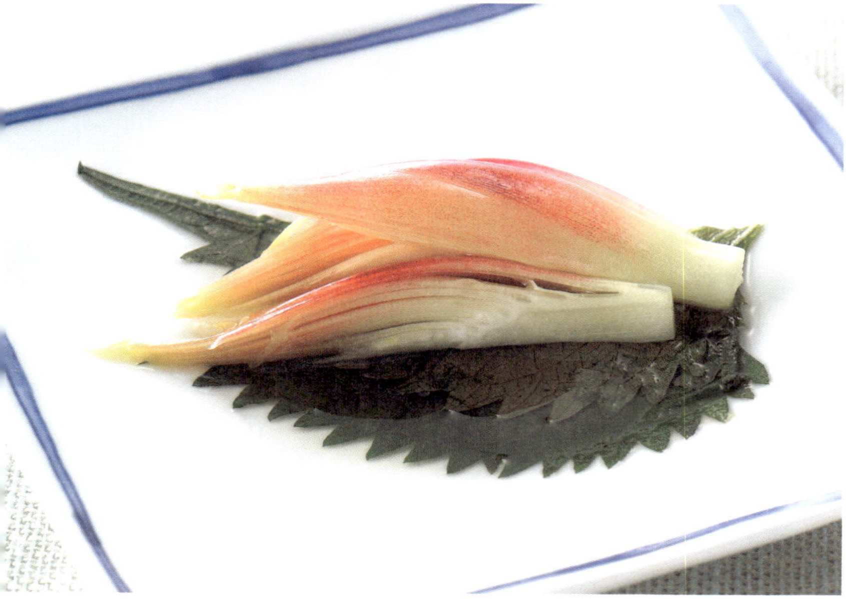

副 菜

しそみょうが漬け

13kcal 塩分 0.2g（1人当たり）

食欲のないときにも
さっぱりといただけます

[材料：2 人分]

しそ……3 枚
みょうが……1 本

■ A

酢……大さじ 2
塩……小さじ 1/10
はちみつ……小さじ 1/2

[作り方]

1. しそは半分に、みょうがは 4 つ割りにし、A に漬ける。

ガンを消す食材 05

野菜・果菜類

トマト

Tomato

[Data]

◎分類：果菜類・緑黄色野菜
◎科：ナス科
◎旬：6～9月
◎エネルギー：19 kcal／100g
◎デザイナーフーズ：第2群
◎保存：ビニール袋に入れて冷蔵庫

[ガンに効く成分]
リコピン
カロテン
ビタミンC

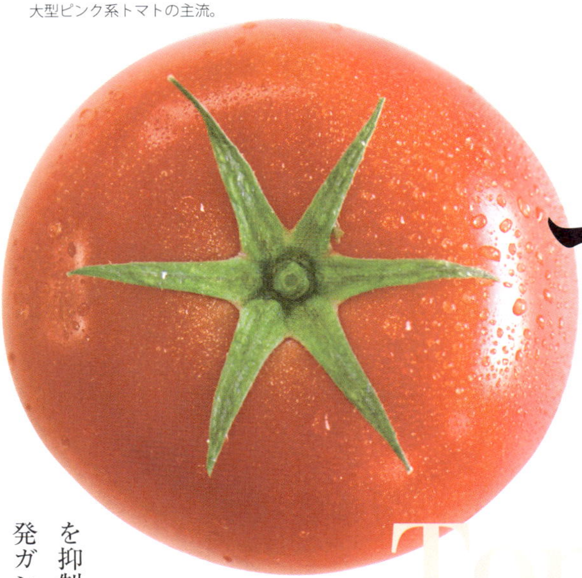

桃太郎：実がしっかりとかたく、熟してもくずれにくい。大型ピンク系トマトの主流。

ガン予防の旗手との呼び声高い 真っ赤な色素成分リコピンに注目

米国国立ガン研究所とハーバード大学の共同研究によると、トマトを週に10個食べるグループは、トマトを食べないグループに比べて前立腺ガンの発生率が55%減少したとの報告があります。トマトを日常的に食べる南イタリアでも、消化器系のガンが少ないことが知られています。

これは抗酸化作用や遺伝子修復、タンパク分解酵素作用などが認められているトマトの色素成分リコピンが大きく関係しているとみられています。

リコピンは血液中の血漿《けっしょう》リポタンパクに存在して、LDL（悪玉）コレステロールの酸化を抑制するほか、細胞の老化や発ガンを防いでくれます。同様に、トマトに含まれるカロテンやビタミンCにも抗酸化作用があります。

トマトを食べた後のリコピン分布を見ても、新陳代謝の盛んな肝臓・副腎《ふくじん》・睾丸《こうがん》などの臓器にこれらの成分が大量に分布して、作用していることがわかっています。リコピンは熱に強く、また油に溶けると吸収率がよくなるので、加熱料理にも適しています。

●トマトの摂取と消化器系ガンのリスク相関

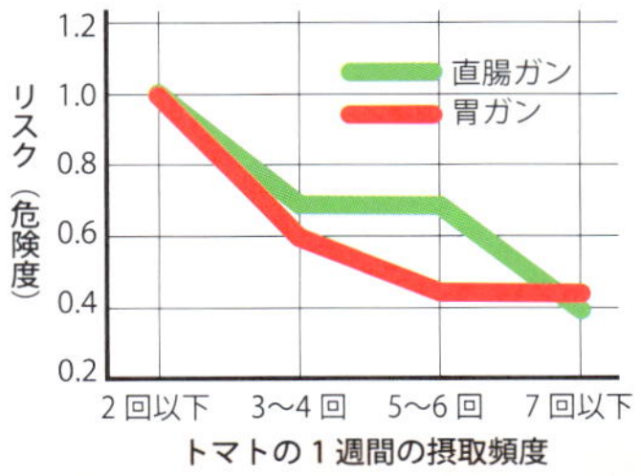

（イタリア国立ガン研究所とミラノ大学による共同研究；1994年）

Pick up（品種）

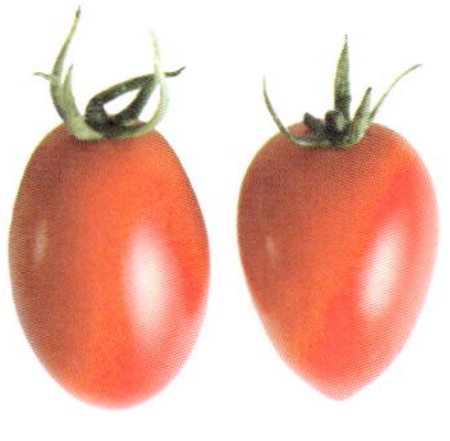

イタリアントマト
「サン・マルツァーノ」に代表される赤系トマト。縦長の形状で果肉が厚く、リコピンの含有量も多い。

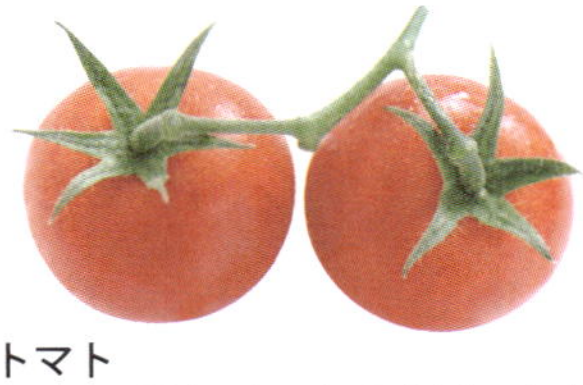

ミニトマト
直径2～3cm程度のトマトでプチトマトとも呼ばれる。通常のトマトと比べてビタミンCは2倍、カロテンは1.8倍など、栄養価が高い。

副 菜

しょっつるトマトサラダ 23kcal 塩分 0.3g（1人当たり）

しょっつる独特の香りがトマトと相性バツグン

［材料：2 人分］

トマト……1 個

赤たまねぎ……10g

香菜《シャンツァイ》……2 本

■ A

しょっつる……小さじ 1/2

レモン汁……小さじ 1/2 強

こしょう……少々

［作り方］

1. トマトはくし形に切り、さらに半分に切る。たまねぎは繊維に垂直にごく薄切りにする。香菜は 2cm に切る。
2. ボウルに A を入れ、トマトを加えひと混ぜし、器に盛りつける。たまねぎ、香菜を天盛りにする。…＊

＊香菜は三つ葉に、しょっつるはナンプラーや減塩しょうゆで代用しても OK。

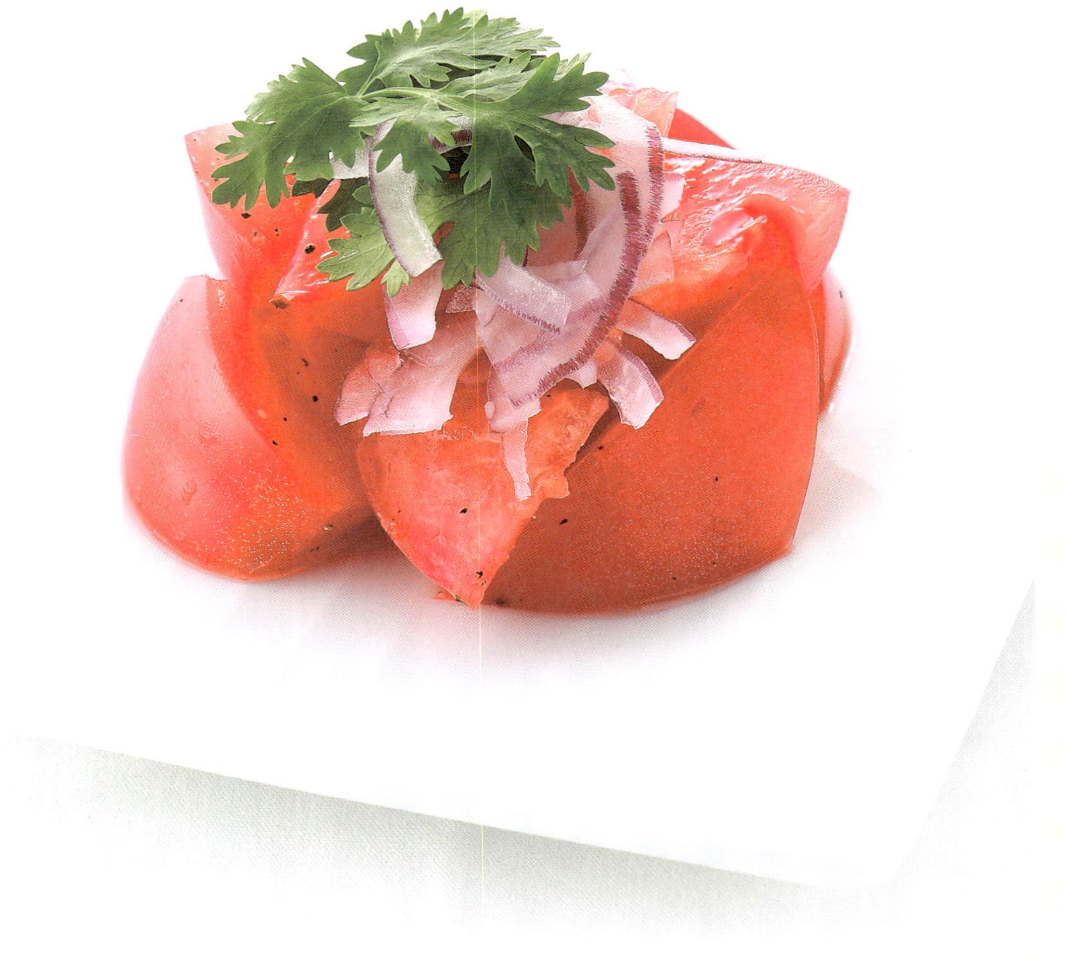

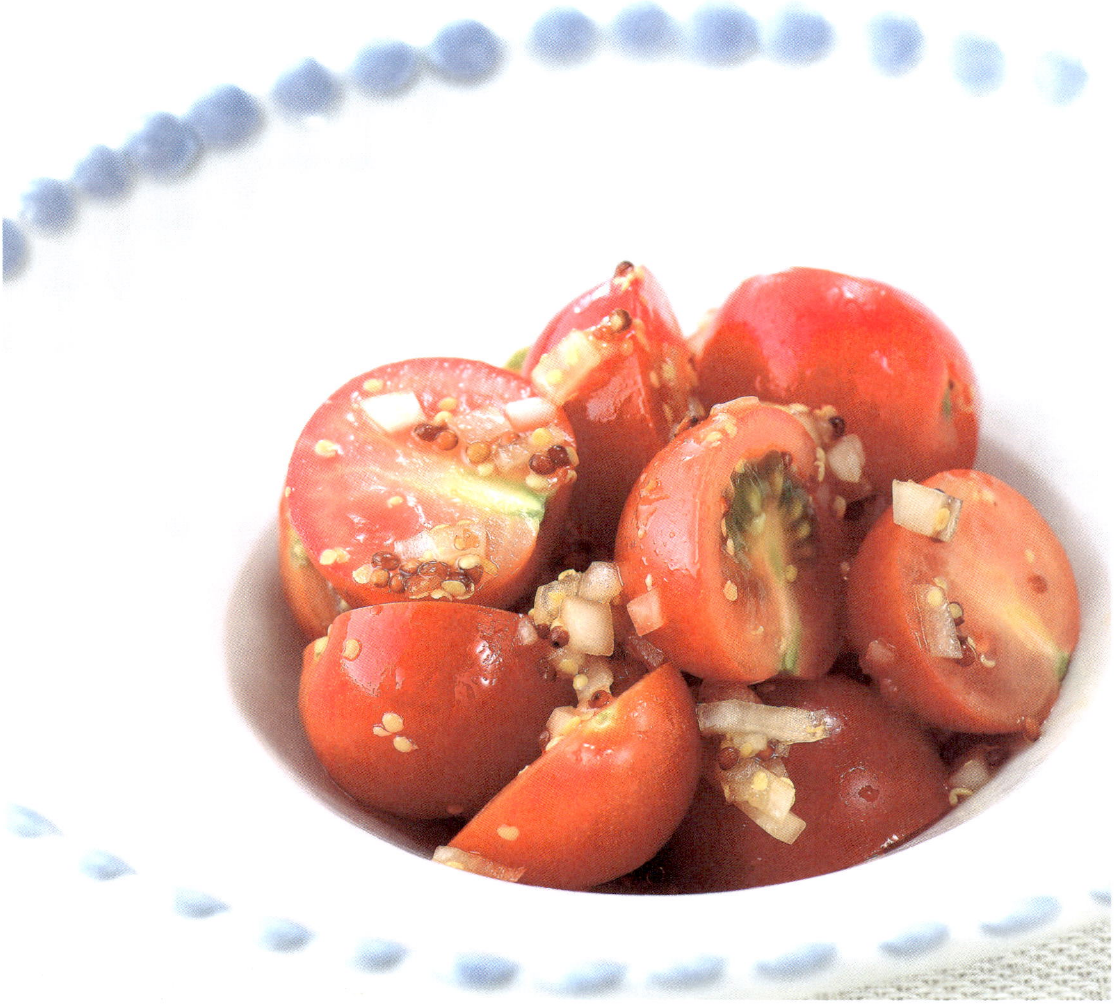

副 菜

プチトマトとたまねぎの粒マスタードあえ 41kcal 塩分 0.2g（1人当たり）

見た目も鮮やかで食卓をさわやかに盛り上げます

［材料：2 人分］

ミニトマト……10 個
たまねぎ……10g

■ A

オリーブ油……小さじ 1/2
減塩しょうゆ……小さじ 1/2
酢……小さじ 1
粒マスタード……小さじ 1

［作り方］

1. ミニトマトはへたを取り、半分に切る。たまねぎはみじん切りにする。
2. ボウルに A を合わせ、①を加えひと混ぜする。

副菜

冷やしトマトおでん

33kcal　塩分 0.3g（1人当たり）

**だしをたっぷり吸い込んだ
トマトの味わいに
思わず箸がすすみます**

［材料：2人分］

トマト……小2個
こしょう……少々

■ A

だし汁……1カップ
減塩しょうゆ……小さじ1

［作り方］

1. トマトはへたをとり湯むきし、Aに半日～1日漬ける。
2. 6等分に切って盛りつけ、漬けておいただし汁をはり、こしょうをふる。…＊

＊こしょうはわさびやからしでも。

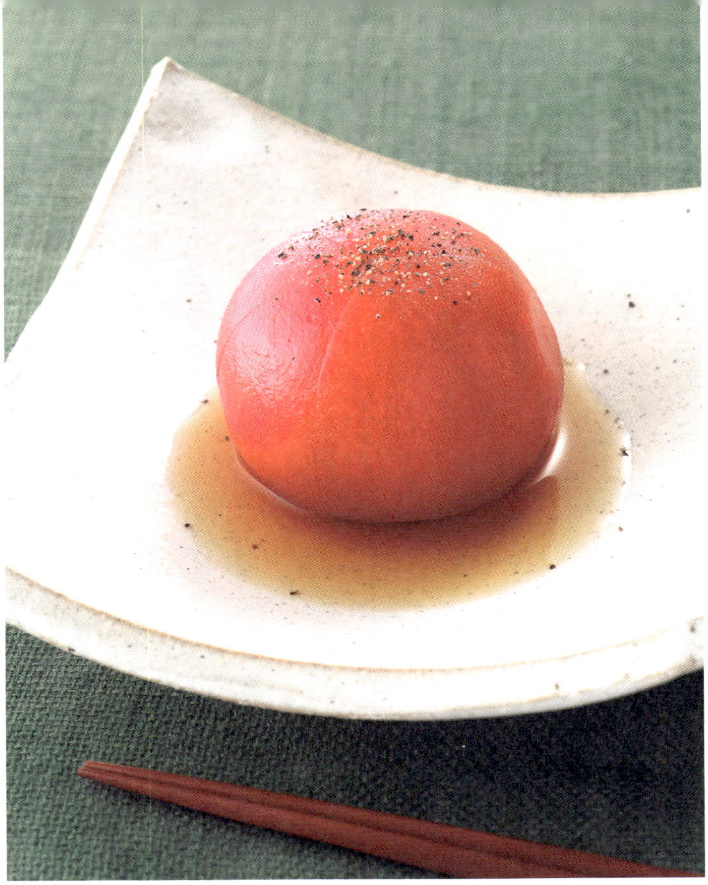

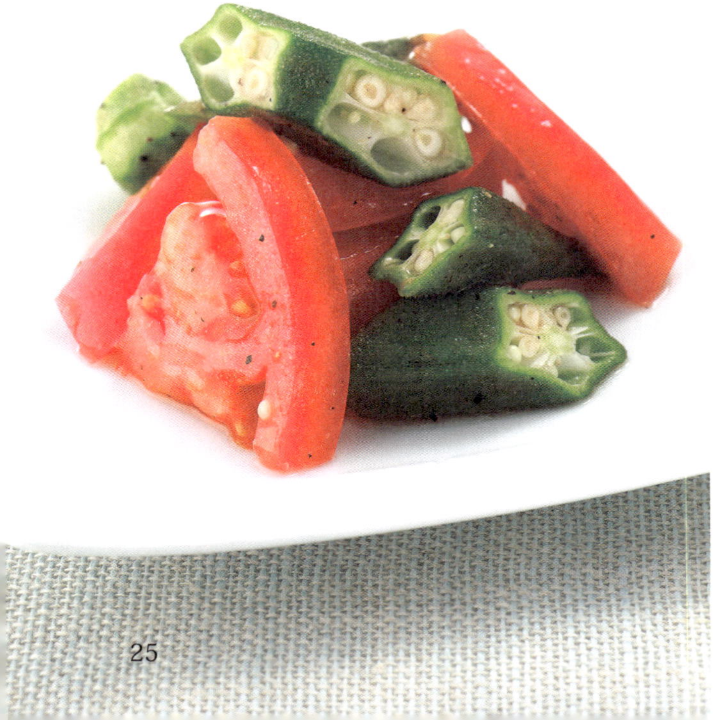

副菜

トマトとオクラの中華サラダ

25kcal　塩分 0.3g（1人当たり）

**ビタミンたっぷりのトマト＆オクラを
中華風に仕上げました**

［材料：2人分］

トマト……1/2個
オクラ……5本
ごま油……小さじ1/2

■ A

塩……小さじ1/10
黒こしょう……少々

［作り方］

1. トマトはいちょう切りにする。オクラは乱切りにする。
2. ボウルに①とごま油を入れてからめ、Aを加えひと混ぜする。

ガンを消す食材 06

野菜・果菜類

かぼちゃ

[Data]
◎分類：果菜類・緑黄色野菜
◎科：ウリ科
◎旬：5〜9月
◎エネルギー：西洋かぼちゃ　91 kcal／100g
日本かぼちゃ　49 kcal／100g
◎保存：丸のままなら冷暗所で1〜2カ月保存可能

［ガンに効く成分］
カロテン
セレン
フェノール
ビタミンC
食物繊維

年間を通じて摂取できる栄養の宝庫
皮つきのままで天然のやさしい甘みを食してみよう

かぼちゃの鮮やかな黄色の色素成分であるカロテンは、体内で必要なぶんだけビタミンAに変わります。このビタミンAには抵抗力を保つ働きがあり、毒性物質から内臓や皮膚を守ってくれます。抗ガン作用も知られており、とくに肺ガンや皮膚ガン、食道ガンに効果があるといわれています。カロテンのガン予防効果については、世界ガン研究基金（２００７年）でも評価されています。

その他のガン予防成分としては、ミネラルのセレンやフェノールという栄養素も挙げられます。とくにセレンには抗酸化作用もあり、細胞が活性酸素によって酸化されるのを防いでくれます。どちらの成分も、かぼちゃの実はもちろん、皮の部分に豊富に含まれているので、できるだけ皮付きで食べるのが好ましい食べ方といえます。

また、豊富なビタミンCは免疫力のアップに、食物繊維は有害物質の排出を助けます。

このような栄養効果や長期保存がきく性質のために、冬でも摂取できる貴重な野菜として、「冬至にかぼちゃを食べると風邪をひかない」といういい伝えが残っているようです。

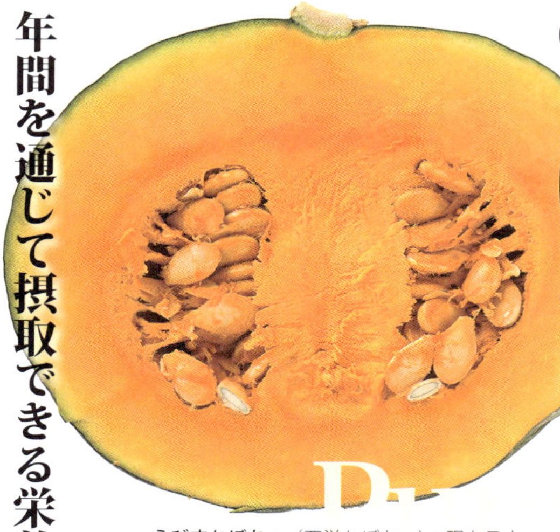

えびすかぼちゃ（西洋かぼちゃ）：現在日本での主流。ねっとり系の日本かぼちゃに対し、西洋かぼちゃはホクホク感が特徴。

カロテノイドの摂取と発ガン率の関係（ハーバード大学；1985年）

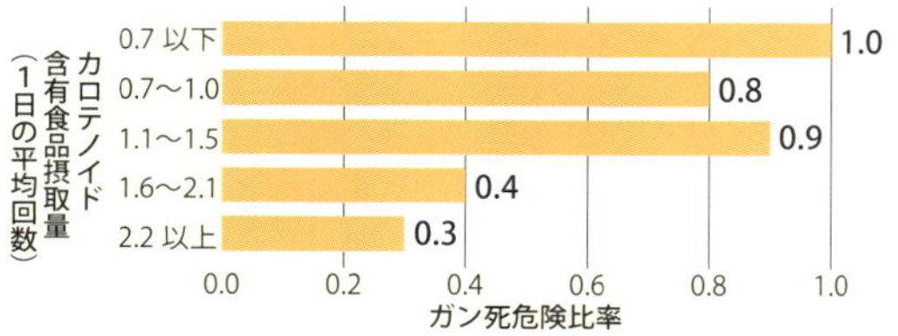

Pick up（品種）

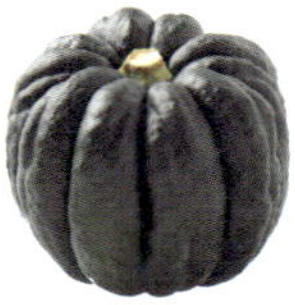

黒皮かぼちゃ（日向かぼちゃ）
日本で流通する数少ない日本かぼちゃのひとつ。ゴツゴツした皮が特徴で、甘さは控えめ。

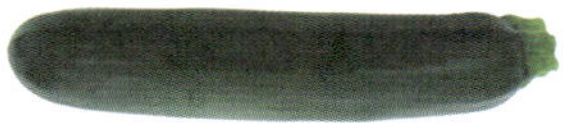

ズッキーニ
見た目はきゅうりにそっくりだが、かぼちゃの仲間。低カロリー（14kcal／100g）ながら、カロテンやカリウムを含み、ガン予防や血圧を安定させる働きが期待される。

副菜

かぼちゃの含め煮 128kcal 塩分 0.1g（1人当たり）

かぼちゃのやさしい甘さが心も身体もをほっとさせてくれます

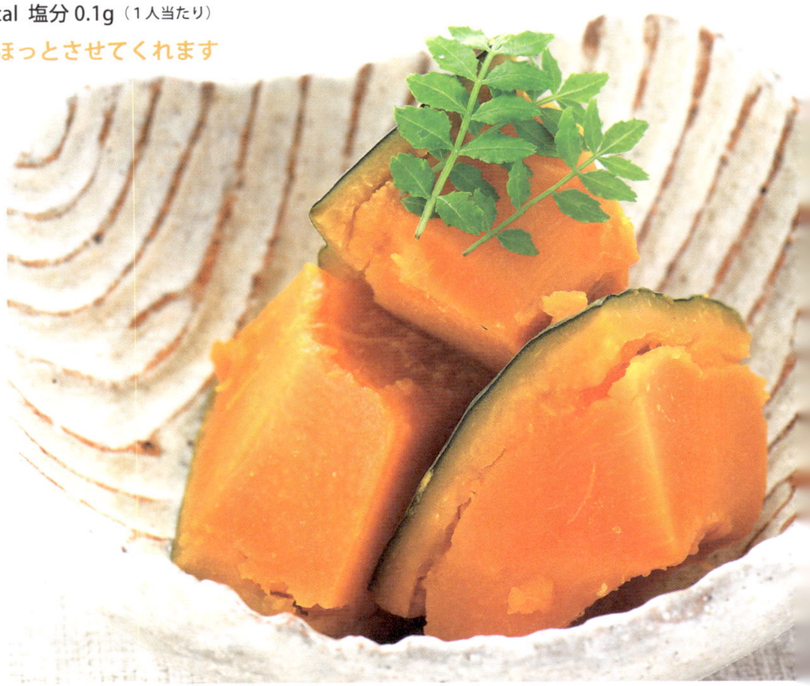

［材料：2人分］

かぼちゃ……1/8 個
木の芽……6 枚

■ A
本みりん……大さじ 1
減塩しょうゆ……小さじ 1/2
水……3/4 カップ

［作り方］

1. かぼちゃは種とわたを取り、ひと口大に切る。
2. 鍋に①と A を入れ、ふたをして沸騰したら弱火で 10 分煮る。
3. ふたをとり、さらに 7 ～ 8 分煮て水分をとばす。
4. ③を器に盛り、木の芽を飾る。

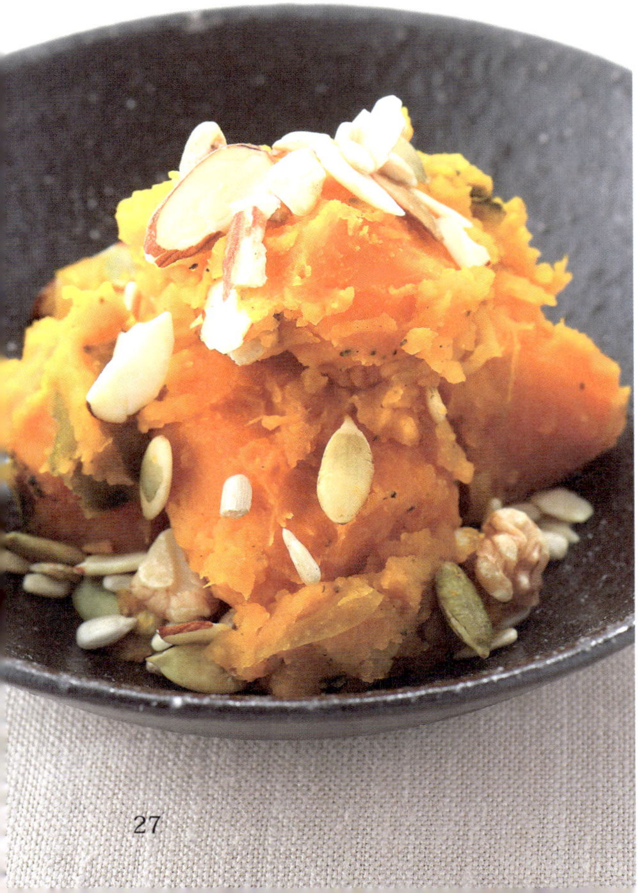

副菜

かぼちゃサラダ 無塩ナッツ添え 152kcal 塩分 0.2g（1人当たり）

やわらかなかぼちゃとナッツの食感が絶妙なハーモニーを奏でます

［材料：2人分］

かぼちゃ……1/8 個
たまねぎ……1/8 個
塩……小さじ 1/10
水……3/4 カップ
酢……小さじ 2
黒こしょう……少々
無塩ミックスナッツ……大さじ 1

［作り方］

1. かぼちゃは種とわたを取り、ひと口大に切る。たまねぎは繊維に垂直にごく薄切りにする。ミックスナッツはいっておく。
2. 鍋にかぼちゃ、塩、水を入れてふたをし、沸騰したら弱火で 10 分煮る。
3. ふたをとり、さらに 7 ～ 8 分煮て水分をとばす。
4. ③に酢とたまねぎを加え粉をふかせて火を止め、こしょうをしてふたをし、余熱で味をなじませる。ナッツの半量を混ぜて器に盛り、残りのナッツをふりかける。

ガンを消す食材07

野菜・発芽野菜

ブロッコリー

［Data］
◎分類：発芽野菜・緑黄色野菜
◎科：アブラナ科
◎旬：11～3月
◎エネルギー：33 kcal／100g
◎デザイナーフーズ：第2群
◎保存：野菜室なら2～3日で鮮度が落ちる。小房に分けてゆでて、冷凍保存するとよい

［ガンに効く成分］
スルフォラファン
カロテン
ビタミンC
カリウム

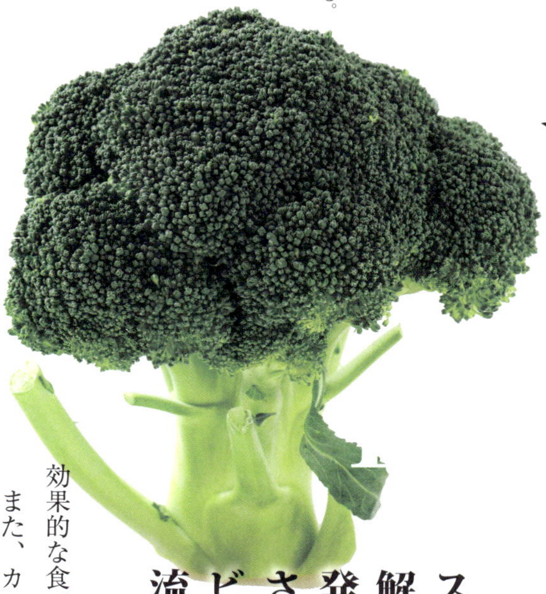

スルフォラファンの解毒作用が発ガン物質を無毒化 さっとゆでてビタミンの流出を防ごう

アブラナ科の野菜に特徴的なイソチオシアネートの抗ガン作用が知られ、一躍注目される野菜のひとつに挙げられるようになったブロッコリー。アメリカの国立ガン研究所が作成した「デザイナーフーズプログラム」でも、ガン予防における重要度の高い食材としてランクインしています。

ガン予防成分の筆頭はイソチオシアネートの一種スルフォラファンという成分。解毒酵素の働きを高めて発ガン物質を無毒化する効果と抗酸化作用が知られています。スルフォラファンは細胞が壊れるときに生成されるので、よく噛んで食べるのが効果的な食べ方といえます。

また、カロテンやビタミンCなどの抗酸化作用や豊富な食物繊維による整腸作用もガン予防につながります。

その他、血圧安定に必須のカリウムや貧血予防の鉄、カリウムやカルシウム摂取を補うビタミンKなどを多く含みます。

水溶性のビタミン流出を防ぐためにはさっとゆでて、ざるにとり、余熱で火を通すといいでしょう。

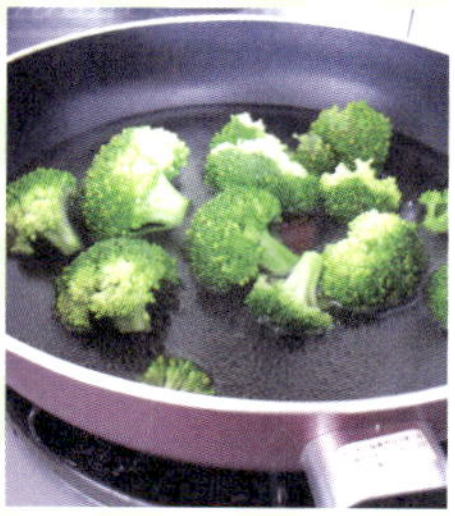

フライパンにひとつまみの塩と小房に分けたブロッコリー、ブロッコリーの半分がつかる程度の水を入れ、ふたをして3分ほど強火にかけます。全体に火が通ったところでゆで汁も一緒に料理に利用すれば、ビタミンの流出も防げます。

Pick up（品種）

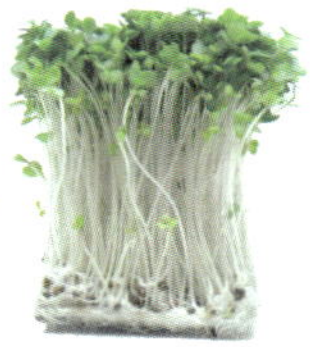

ブロッコリースプラウト

ブロッコリーに含まれるガン予防成分スルフォラファンは、発芽後2～3日にもっとも濃度が高くなる。この時期のものをとくにブロッコリースプラウトとして販売しているので、サラダに加えるなどして摂取するといい。

副菜

ブロッコリーとカリフラワーの蒸しディップ

56kcal　塩分 0.3g（1人当たり）

ディップのおいしさの決め手は
しいたけの旨味にあり！

［材料：2 人分］

ブロッコリー……1/4 個
カリフラワー……1/5 個
ニンニク……1 かけ
しいたけ……1 枚
オリーブ油……小さじ 2
塩……小さじ 1/10
こしょう……少々

［作り方］

1. ブロッコリーとカリフラワーはひと口大に切り、蒸気のあがった蒸し器で6～7分蒸す。
2. フライパンにオリーブ油の半量をひき、ニンニクのすりおろし、しいたけのみじん切りを入れ弱火で香りよく炒める。
3. ②を器にとり、残りの油、塩、こしょうを加えて混ぜ、ディップをつくる。

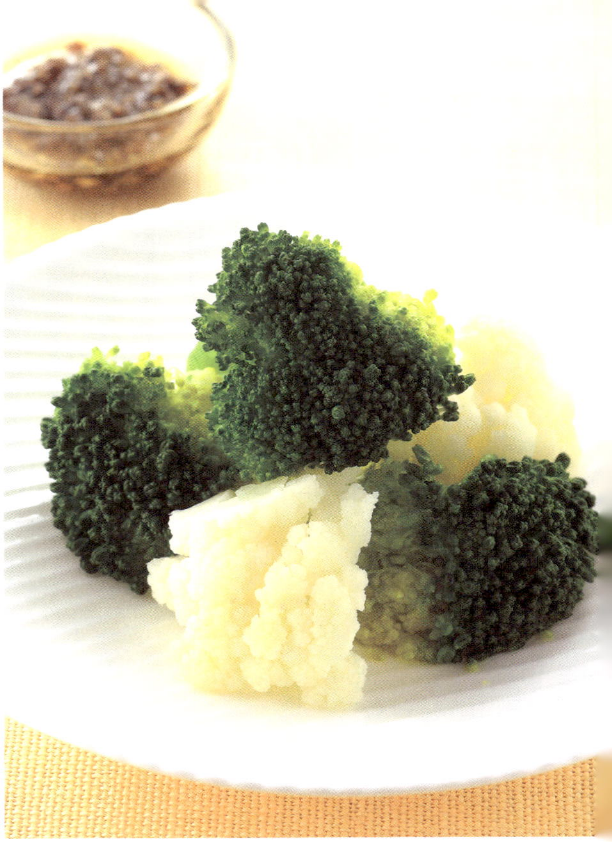

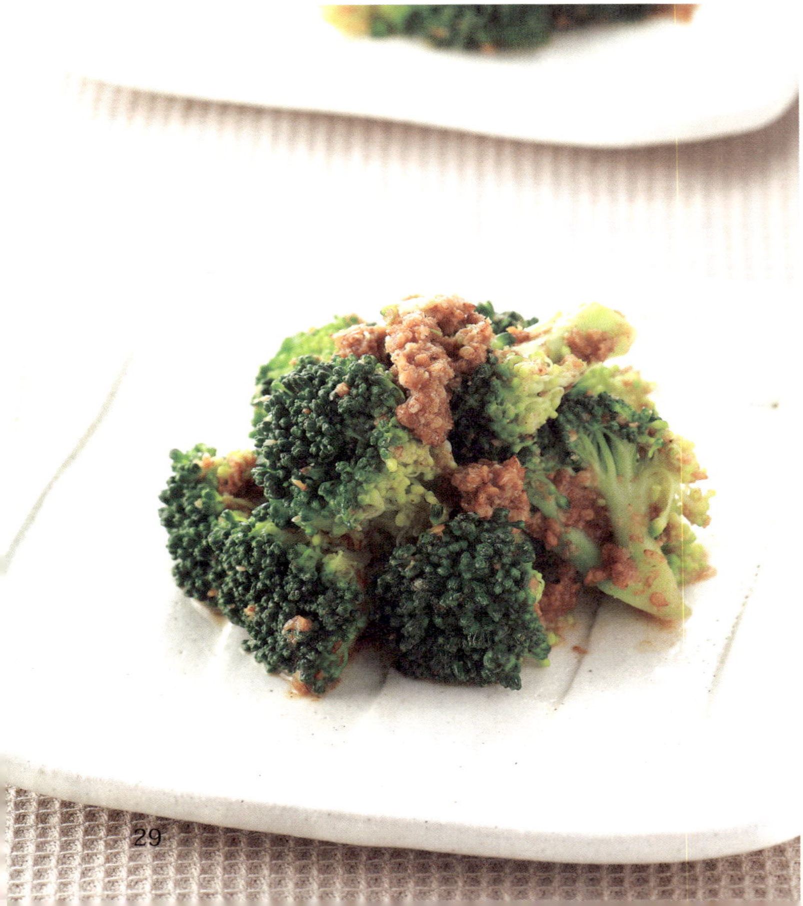

副菜

ブロッコリーのごま酢あえ

38kcal　塩分 0.2g（1人当たり）

香り豊かなすりごまが
ブロッコリーのおいしさを引き出します

［材料：2 人分］

ブロッコリー……1/2 個

■ A
酢……小さじ 1
砂糖（洗双糖）……小さじ 1/3
金すりごま……小さじ 2
減塩しょうゆ……小さじ 1/2

［作り方］

1. ブロッコリーはひと口大に切り、沸騰したお湯で 2～3 分ゆでて、ざるにとる。
2. ボウルに①と A を入れてあえる。

ガンを消す食材08

野菜・根菜類

大根

[Data]
◎分類：根菜類・淡色野菜
◎科：アブラナ科
◎旬：夏大根　7～9月
　　　秋冬大根　10～3月
◎エネルギー：根　18 kcal／100g
　　　　　　　葉　25 kcal／100g
◎保存：ビニール袋に入れて冷蔵庫

［ガンに効く成分］
イソチオシアネート
ジアスターゼ
オキシダーゼ

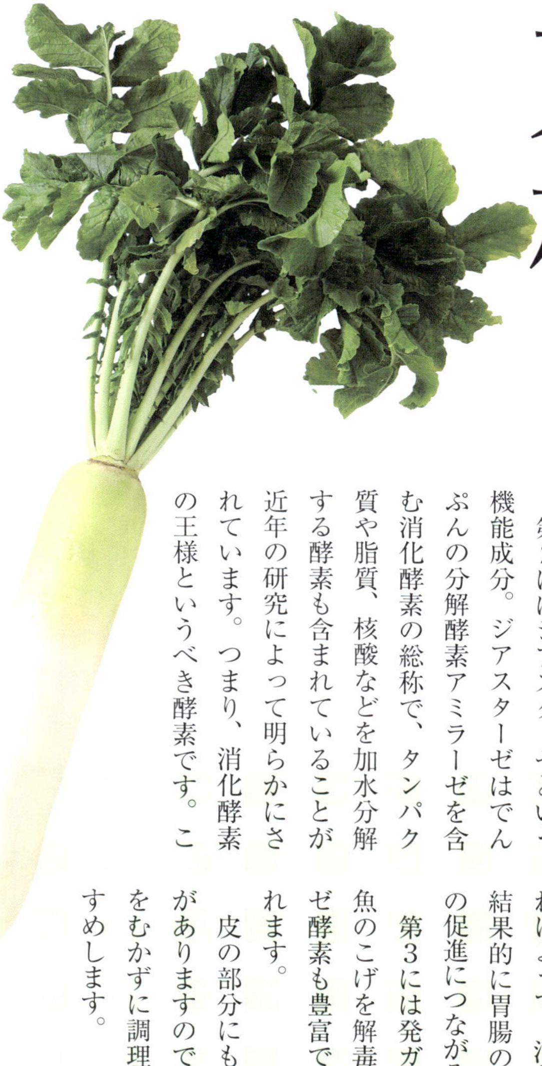

青首大根：形が均一で運びやすく、辛みが少ないことから現在主流になっている。

大根の殺菌作用や消化促進作用で胃腸をいつでも健康に保とう

刺身のつまや焼き魚に大根おろしというように、大根が薬味として利用されるのには大きく3つ理由があり、そのどれもがガン予防につながるものです。

理由の1番目はイソチオシアネートの強力な殺菌作用。アブラナ科特有の成分であるイソチオシアネートには、白血球を活性化して体内の有害細菌を殺したり、力を弱めるなどの作用があります。発ガン物質に対しても同様の効果で無毒化してくれます。なお、イソチオシアネートは細胞が壊れるときに生成されるので、つまのように小さくきざんだり、おろすという調理で効率よく摂取できます。

第2にはジアスターゼという機能成分。ジアスターゼはでんぷんの分解酵素アミラーゼを含む消化酵素の総称で、タンパク質や脂質、核酸などを加水分解する酵素も含まれていることが近年の研究によって明らかにされています。つまり、消化酵素の王様というべき酵素です。これによって、消化不良を解消し、結果的に胃腸の改善、解毒効果の促進につながるのです。

第3には発ガン性のある焼き魚のこげを解毒するオキシダーゼ酵素も豊富である点が挙げられます。

皮の部分にも豊富な栄養成分がありますので、基本的には皮をむかずに調理することをおすすめします。

Pick up（品種）

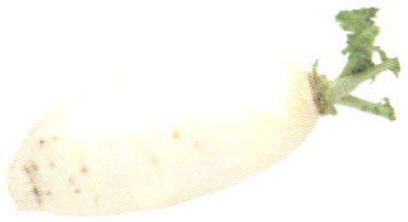

辛味大根
一般に大根と呼ばれる青首大根に比べて、辛み成分のイソチオシアネートの含有量が高い。おろしたてを薬味として用いるとよい。

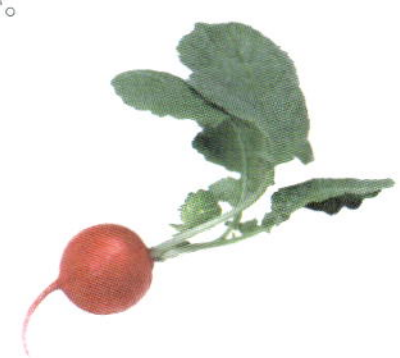

ラディッシュ（赤）
別名「二十日大根」と呼ばれ、種をまいてから20日程度で収穫できる。赤い色素はポリフェノールで、高い抗酸化作用が知られている。皮ごと生食する。

汁物

大根汁 白みそ仕立て 24kcal 塩分 0.6g（1人当たり）

大根は皮をむかず葉も一緒にまるごといただけます

［材料：2 人分］

大根……40g
大根の葉……４本
しいたけ……２枚
さくらえび……大さじ 1
だし汁……1 カップ
白みそ……大さじ 1/2 弱

A
減塩しょうゆ……少々
塩……少々

［作り方］

1. 大根は短冊切りにし、大根の葉は３cm に切る。しいたけは軸をとり、花の飾り切りをしておく。
2. 鍋にだし汁と大根、しいたけを入れふたをして６～７分煮る…＊
3. ②にみそを溶き入れ、A と大根の葉を加えひと煮し、椀にさくらえびとともに盛る。

＊水に昆布と干ししいたけを入れてとっただしでも OK。

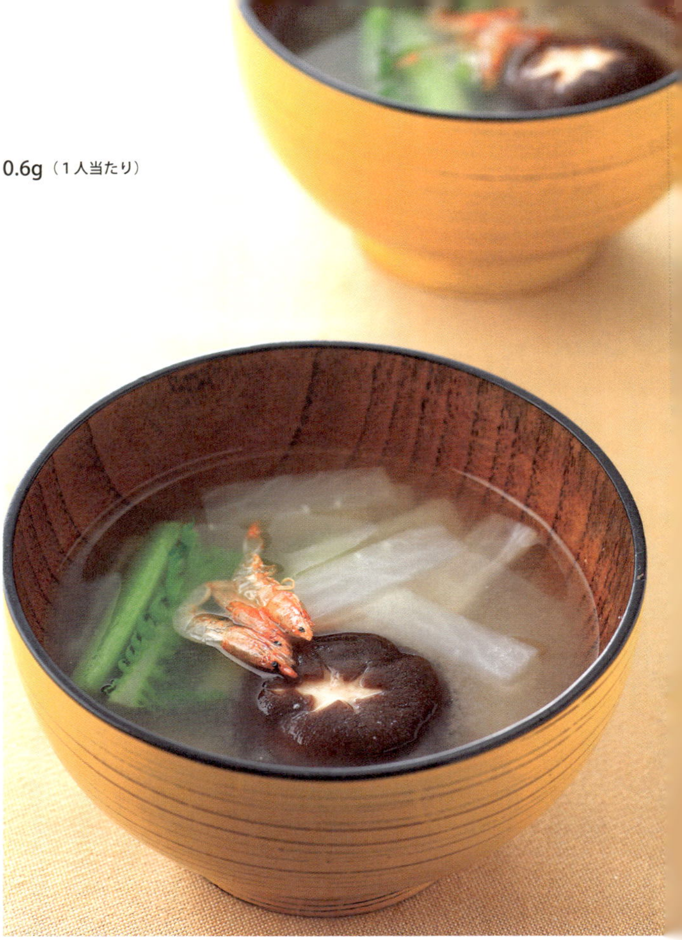

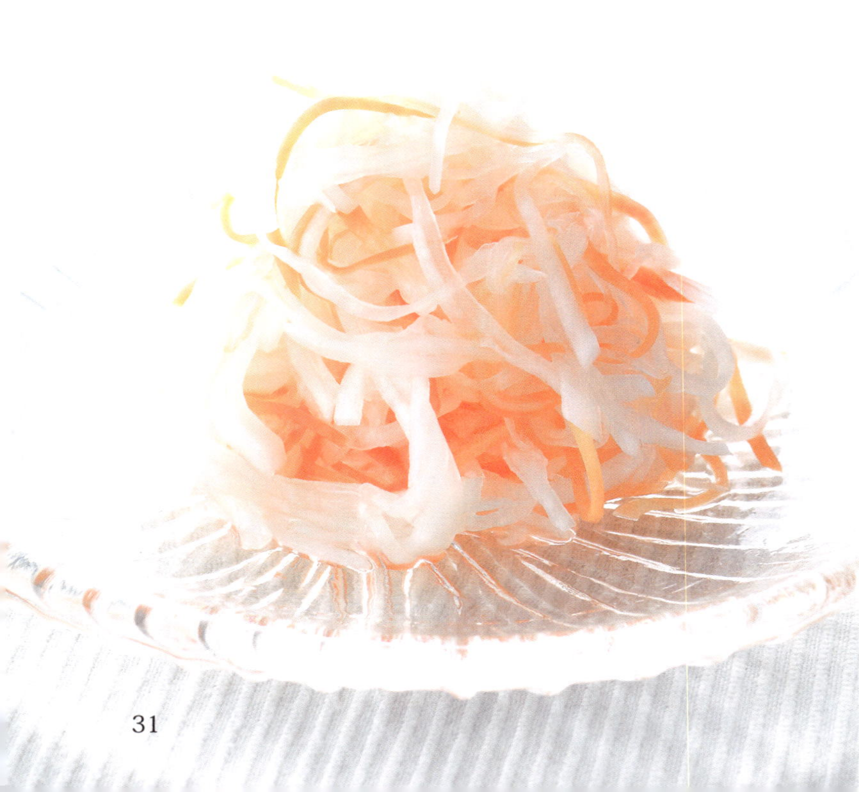

副菜

紅白なます

19kcal 塩分 0.3g（1人当たり）

すっぱさの中にある
ほんのり甘いはちみつが隠し味

［材料：2 人分］

大根……100g
にんじん……10g
塩……小さじ 1/10
酢……大さじ 1
はちみつ……小さじ 1/2

［作り方］

1. 大根、にんじんを斜め薄切りにし、せん切りにする。
2. ①をボウルに入れ塩をしてもむ。余分な水分を除き、酢とはちみつであえる。

ガンを消す食材09

野菜・根菜類

かぶ

[Data]
◎分類：根菜類・淡色野菜
◎科：アブラナ科
◎旬：3〜5月、10〜12月
◎エネルギー：根　20kcal／100g
　　　　　　　葉　20kcal／100g
◎保存：葉と根の部分を切り分け、葉はぬれた新聞紙に包んで、根はビニール袋に入れてそれぞれ冷蔵庫

消化を高めて免疫力アップ 栄養価の高い葉も一緒にいただこう

[ガンに効く成分]
イソチオシアネート
カロテン
ビタミンC
カリウム
食物繊維

かぶは根と葉で栄養成分が大きく異なります。根の大部分は水分ですが、抗ガン成分として呼び声が高いイソチオシアネートを含みます。また、でんぷん消化酵素のアミラーゼをはじめ、さまざまな消化酵素を持ち、消化促進や整腸効果を発揮してくれます。

かぶにおいては、根の部分よりもはるかに栄養成分が高いのが葉の部分。葉は緑黄色野菜で抗酸化作用があるカロテンやビタミンC、貧血予防の鉄やカルシウム、体内のミネラルバランスを整えるカリウム、有害物質を吸着して体外に排出させるのに役立つ食物繊維など、ガン予防に必須といえる機能成分を豊富に含んでいます。

ですから、かぶは根と葉の両方を食べるのが効果的な食べ方といえます。葉は軽く塩ゆでしたものを刻んで炒め物にしたり、味噌汁の具にするなどで活用しましょう。

根は火が通りやすいので、加熱は短時間にします。なお、皮の部分にも貴重な栄養が残っているので、基本的にはむかずに調理することをおすすめします。

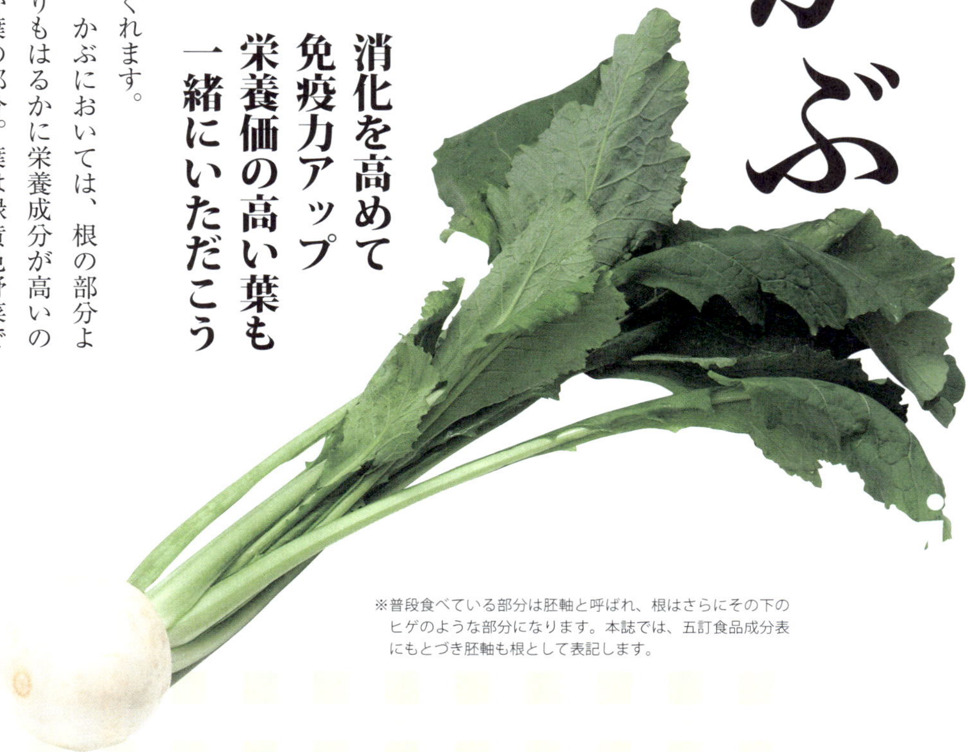

※普段食べている部分は胚軸と呼ばれ、根はさらにその下のヒゲのような部分になります。本誌では、五訂食品成分表にもとづき胚軸も根として表記します。

かぶの葉と根の栄養比較（100g中）

	エネルギー	カリウム	カルシウム	鉄	カロテン	ビタミンC
葉（生）	20kcal	330mg	250mg	2.1mg	2800mg	82mg
根（皮つき・生）	20kcal	280mg	24mg	0.3mg	0mg	19mg

副菜

ふろふきかぶ 酢みそがけ

32kcal 塩分 0.4g（1人当たり）

ふろふき大根のかぶバージョン。酢みそとかぶの相性もGOOD

［材料：2人分］

葉つきかぶ……2個

昆布……3cm

■A

白みそ……小さじ1

塩……少々

酢……小さじ1

［作り方］

1. かぶの葉を2cm分残して根を切る。葉の間についている泥を竹串でのぞく。
2. 鍋にかぶと昆布、たっぷりの水を入れ、かぶが浮いてこないように落しぶたをして弱火で様子をみながら10～15分ゆで、火を止めて余熱で火を通す。
3. Aを合わせ、3等分に切った②にかける。

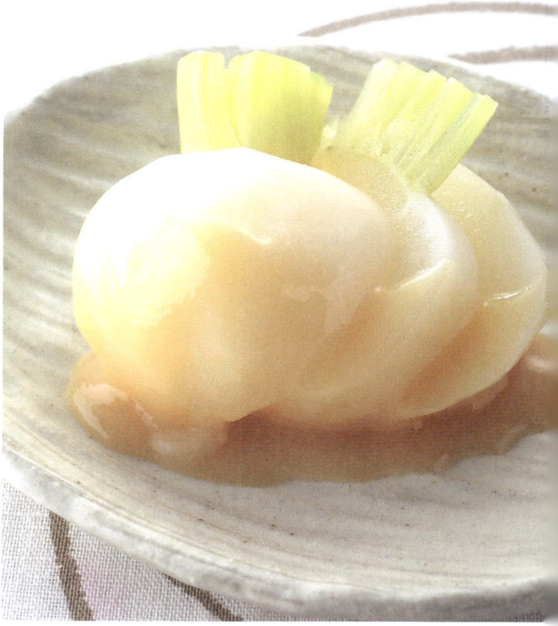

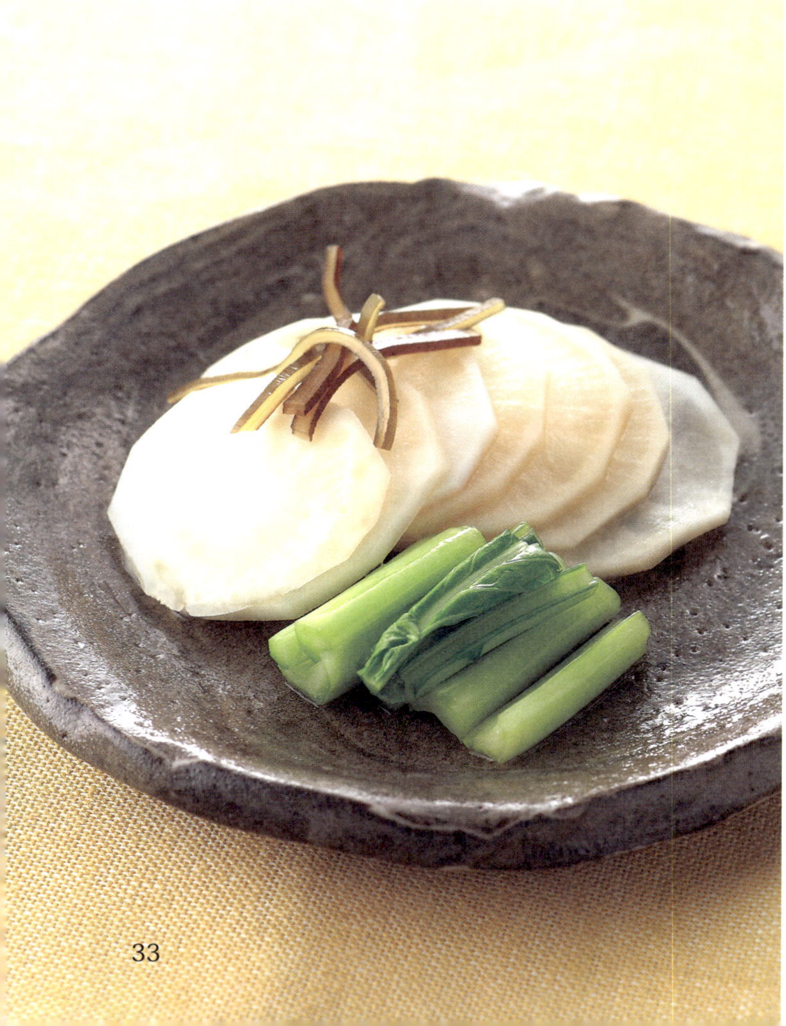

副菜

かぶの塩昆布漬け

18kcal 塩分 0.2g（1人当たり）

塩昆布の旨味がかぶに
じっくり浸透していて味わい深い

［材料：2人分］

かぶ……1個

かぶの葉……2本

■A

酢……大さじ1

砂糖（洗双糖）……小さじ1/3

塩昆布……2g

［作り方］

1. かぶは横に薄切りにする。かぶの葉は3cmに切る。
2. 保存用袋などにAと①を入れ、手でもんでなじませ冷蔵庫に30分おく。

ガンを消す食材10

野菜・根菜類

にんじん

カロテンが抗酸化作用を発揮し免疫力を高める ガン進行を抑える最重要食材のひとつ

[Data]
◎分類：根菜類・緑黄色野菜
◎科：セリ科
◎旬：4〜7月、11〜12月
◎エネルギー：37 kcal／100g
◎デザイナーフーズ：第1群
◎保存：ビニール袋に入れて冷蔵庫。立てて保存したほうが持ちがよい

[ガンに効く成分]
カロテン
カリウム
ビタミンC
食物繊維

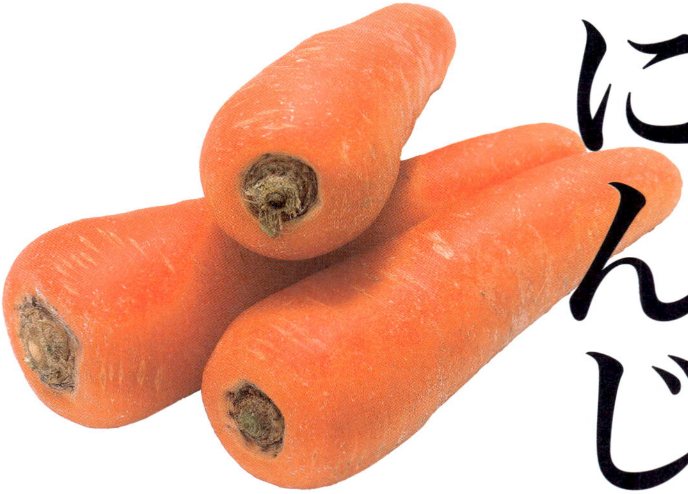

緑黄色野菜の代表格で、カロテンの多さはトップクラス。一般的に1日に必要なカロテン量は6㎎といわれていますが、にんじんならば半分ほどの量で摂取できます。

カロテンとはオレンジ色の色素成分ですが、英語の「キャロット」がそもそもの由来です。カロテンの強い抗酸化作用によって、細胞のガン化が抑えられることが知られています。

また、免疫作用の中心的役割を果たすマクロファージの攻撃能力を高めます。

カリウムやカルシウムも豊富で、ビタミンCや食物繊維も含まれています。

にんじんの栄養は皮に近い部分にとくに多いので、皮はむかずに食べるようにしましょう。

食事療法においてにんじんが持つ意味は大きく、フレッシュジュースとしても積極的に利用したい野菜です。一例を挙げれば、食事療法の第一人者である甲田光雄先生は、各種疾患への治療方法として「にんじん・りんご断食」を推奨していますし、ゲルソン療法の日本での指導者である星野仁彦医師も『がんの芽をつむにんじんジュース健康法』の中で、にんじんジュースを大量に摂取することによるガン克服法を紹介しています。

ただし、生食ではアスコルビナーゼというビタミンCを壊す酵素が働くので、ジュースやサラダで食べるときはレモン汁や酢を一緒に加えるようにしてください。

Pick up（品種）

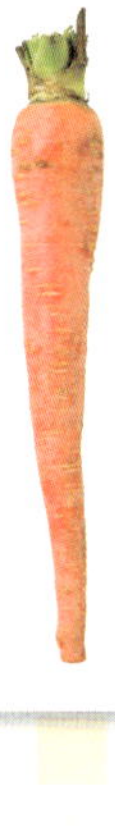

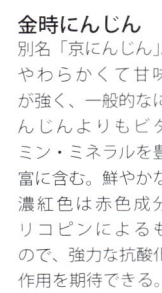

金時にんじん

別名「京にんじん」。やわらかくて甘味が強く、一般的なにんじんよりもビタミン・ミネラルを豊富に含む。鮮やかな濃紅色は赤色成分リコピンによるもので、強力な抗酸化作用を期待できる。

副菜

にんじんの南蛮漬け風

62kcal　塩分 0.3g（1人当たり）

**南蛮だれにじっくり漬けて
冷めてもおいしくいただけます**

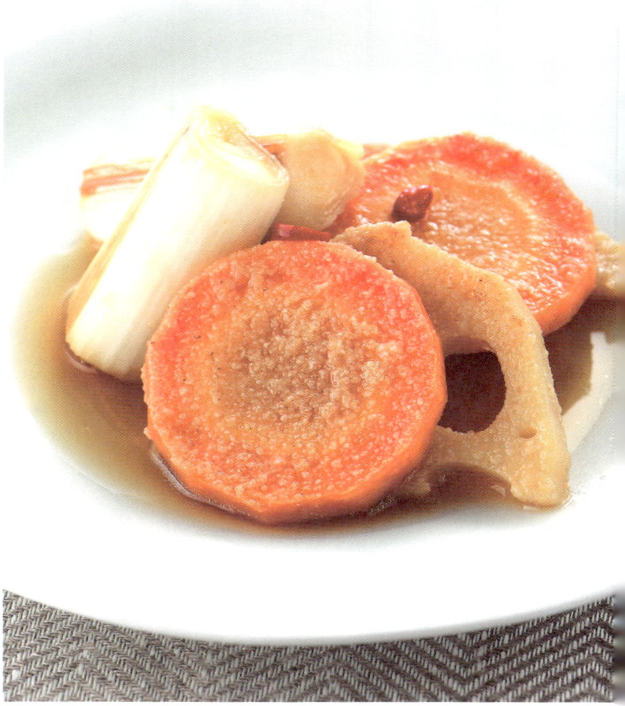

［材料：2人分］

にんじん……3cm
れんこん……2cm
長ねぎ……1/2本
ごま油……小さじ1
全粒粉……小さじ1

■A
だし汁……1/2カップ
減塩しょうゆ……小さじ1
酢……小さじ1
砂糖（洗双糖）……小さじ1/2
たかの爪輪切り……4つ

［作り方］

1. にんじんは5mm幅の輪切り、れんこんは5mm幅の半月切りにし、長ねぎは長さ5cmに切る。…＊
2. フライパンに油を熱し、①に全粒粉を薄くつけ弱火でじっくり焼く。
3. ボウルにAを混ぜ、②を熱いうちに加えて15分漬ける。

＊切り方は材料の大きさにより半月切りやいちょう切りに。

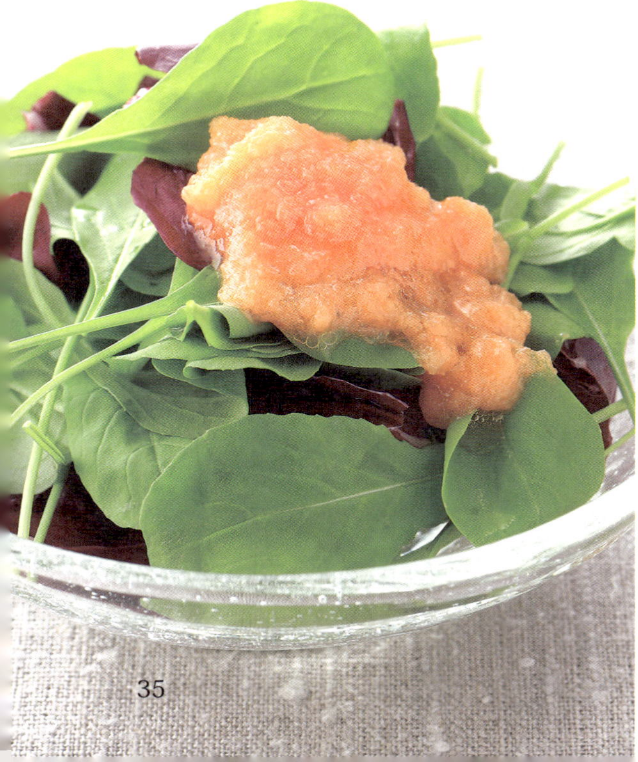

副菜

葉っぱのサラダ にんじんドレッシング

22kcal　塩分 0.3g（1人当たり）

**にんじんドレッシングは
どんな葉野菜にもよく合います**

［材料：2人分］

ベビーリーフ……1袋
トレビス……2枚
にんじん……5g
たまねぎ……8g
ニンニク……少々

■A
塩……小さじ1/10
オリーブ油……小さじ1
酢……小さじ1弱
白こしょう……少々

［作り方］

1. トレビスはひと口大にちぎり、ベビーリーフとともに水につけパリッとさせ、水気をしっかり拭く。…＊
2. にんじん、たまねぎ、ニンニクをすりおろし、Aを混ぜ合わせドレッシングをつくり、①にかける。

＊キャベツやミックスリーフ、水菜などの野菜でも代用OK。

ガンを消す食材 11

野菜・根菜類

ごぼう

[Data]
◎分類：根菜類・淡色野菜
◎科：キク科
◎旬：4～5月、11～1月
　新ごぼう／6～7月
◎エネルギー：65 kcal／100g
◎保存：泥つきのものは新聞に包んで冷暗所。洗ってあるものはラップに包んで冷蔵庫

[ガンに効く成分]
セルロース（食物繊維）
リグニン（食物繊維）
クロロゲン酸
モッコラクトン
ポリフェノール

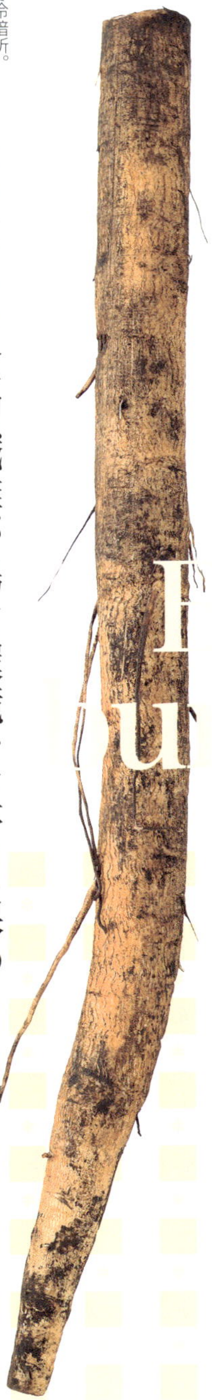

たっぷりの食物繊維が腸内環境を正常に保つ ごぼうの旨味を味わうために皮つきのまま調理したい

ごぼうにはカリウム、マグネシウム、亜鉛、銅などのミネラル成分が多いですが、目立った栄養素はありません。しかし、特徴的なのがセルロースやリグニンといった豊富な食物繊維。水溶性と不溶性の両方の食物繊維を持ち、腸に適度な刺激を与えて便秘を解消し、コレステロールや一部の有害物質を吸着して体外に排出してくれます。結果として、腸内環境が整えられて大腸ガンや直腸ガンの予防につながります。

　最近では、リグニン自体にも抗菌作用があり、大腸ガンにとどまらずガン細胞全般の発生を抑えることも明らかにされてきています。

　リグニンは切り口に多く生成され、時間の経過によって増加することが知られています。ささがきにして表面積を広くし、しばらくおいて調理すると効果的に摂取できます。

　また、ごぼうに含まれる抗酸化物質のクロロゲン酸や正常細胞からガン細胞に変異するのを抑える香り成分のモッコラクトンもガン予防に働く成分といえます。

　さらに、水にさらすと色が出ますが、その正体はポリフェノール。ポリフェノールにも抗酸化作用がありますので、その成分を失わないためにも水に長時間さらしてアク抜きをする必要はありません。

　ごぼうの独特な旨味や香りは皮の部分に多く含まれていますので、泥や汚れはたわしなどでよく洗い、皮付きのまま食べるようにしましょう。

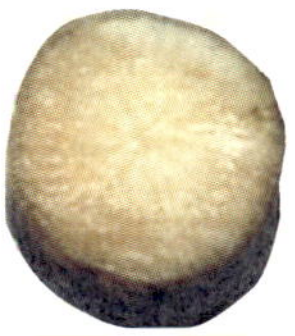

ごぼうの切り口は時間とともに茶色くなりますが、これはクロロゲン酸が切り口の酸化を防止しているために起こるといわれています。

副菜

ごぼうとしめじのしょうがみそ炒め

71kcal　塩分 0.4g（1人当たり）

しょうがの香りがしっかり移るまで
じっくり炒めるのがポイント

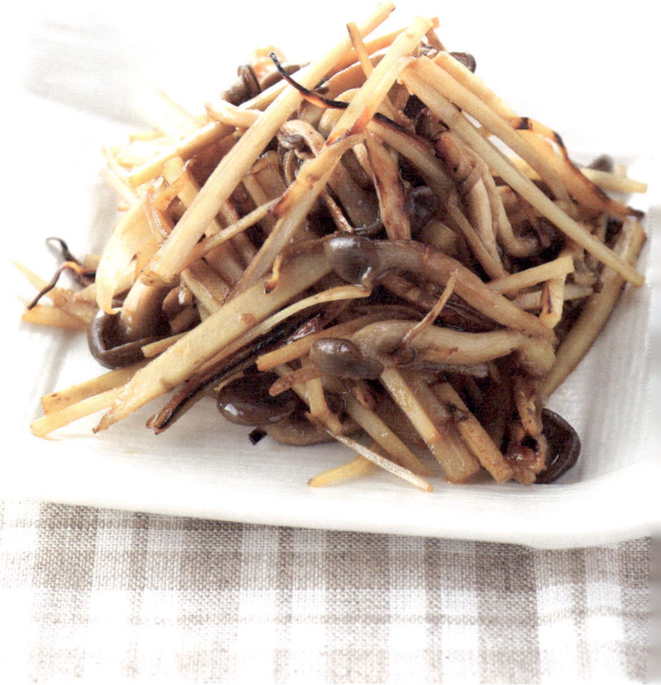

[材料：2人分]

ごぼう……小1本
しめじ……1/2 パック
オリーブ油……小さじ1
しょうがのせん切り……1かけ分

■ A
みそ……小さじ1
酒……大さじ1
本みりん……小さじ1
だし汁……大さじ1

[作り方]

1. ごぼうは4cm 長さの細切りにする。しめじは石づきを切り、ほぐしておく。
2. フライパンに油を熱してしょうがを入れ、①を加え弱火でじっくり炒める。
3. 香りがしてきたら、A を加え、手早くからめる。

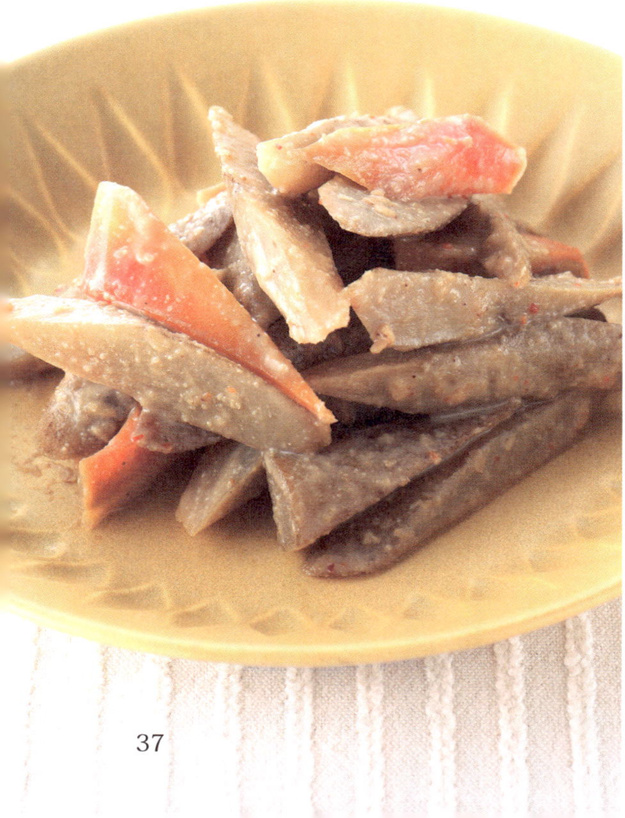

副菜

ごま酢はちみつのごぼうサラダ

57kcal　塩分 0.4g（1人当たり）

マヨネーズを使用しなくても
おいしくヘルシーなできあがり！

[材料：2人分]

ごぼう……小1本
にんじん……4cm
だし汁……1/2 カップ
減塩しょうゆ……小さじ 1/2 強

■ A
一味とうがらし……少々
はちみつ……小さじ 1/3 弱
白みそ……小さじ1強
酢……小さじ1
白すりごま……小さじ1
白ねりごま……小さじ1

[作り方]

1. ごぼう、にんじんは乱切りにする。
2. 鍋に①とだし汁、しょうゆを入れて弱火で水分がなくなるまでじっくり煮る。
3. 火を止めたら、A を加えてあえる。

ガンを消す食材 12

野菜・茎葉類

たまねぎ

[Data]
◎分類：茎葉類・淡色野菜
◎科：ユリ科
◎旬：新たまねぎ　4～5月
◎エネルギー：37 kcal／100g
◎デザイナーフーズ：第2群
◎保存：風通しのよい日陰にネットに入れて吊るす

[ガンに効く成分]
アリシン
ケルセチン

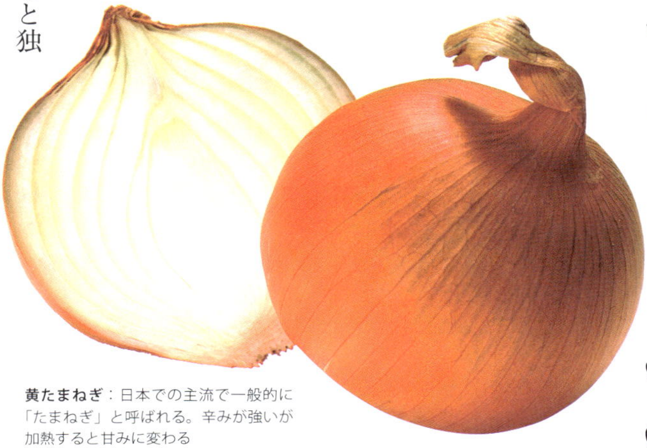

黄たまねぎ：日本での主流で一般的に「たまねぎ」と呼ばれる。辛みが強いが加熱すると甘みに変わる

たまねぎをきざんでいると独特のにおいを発して、目にツンとした刺激を与えます。この刺激成分のもとはアリインという成分で、そのままではにおいません。

しかしひとたび細胞が壊されると、酵素の働きでイオウ化合物のアリシンという催涙成分に変化します。このアリシンには、コレステロールを下げたり、血小板凝集を抑制するなどの効果が認められています。

また、発ガン物質を不活性化させたり、体外に排出させる解毒作用を促すことも発見されています。

摂取できる抗ガン成分は調理法によって異なる血液サラサラ効果は生食で

イオウ化合物は揮発性なので、生で食べる場合は食べる直前に調理すると効率よく摂取できます。新たまねぎや赤たまねぎは生でも辛みが少なく、食べやすいです。

また、たまねぎに含まれるポリフェノールの一種ケルセチンにも腫瘍《しゅよう》の発生やガン細胞の成長を抑制するなど、高い効果の抗ガン作用が認められています。とくに、紫外線から皮膚を守るのに役立ち、皮膚ガン予防に期待されています。

ケルセチンは水に溶けやすく、熱には強いという性質を持ちますので、スープや煮込み料理、炒め物などにすると摂取しやすくなります。

Pick up（品種）

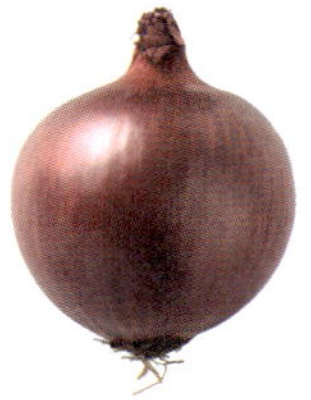

赤たまねぎ
紫たまねぎともいわれ、代表的な品種は「湘南レッド」。特徴的な赤紫色はポリフェノールの一種アントシアニンで、強い抗酸化力を持つ。辛みが少ないので生食向き。

副菜

たまねぎグリル はちみつしょうゆソース

51kcal 塩分 0.2g（1人当たり）

じっくり焼いてたまねぎの甘味を引き出してあげましょう

［材料：2人分］

たまねぎ……1個
オリーブ油……小さじ 1/2

■A
減塩しょうゆ……小さじ 2/3
はちみつ……小さじ 1/3

［作り方］

1. たまねぎは 1.5cm の厚さの輪切りにする。
2. フライパンにオリーブ油を熱し、たまねぎの両面に焼き色がつくようにじっくり焼く。…＊
3. ②を器に盛り、A を混ぜてかける。

＊たまねぎを串でとめ、網焼きにすると油を使わず甘味のある仕上がりに。

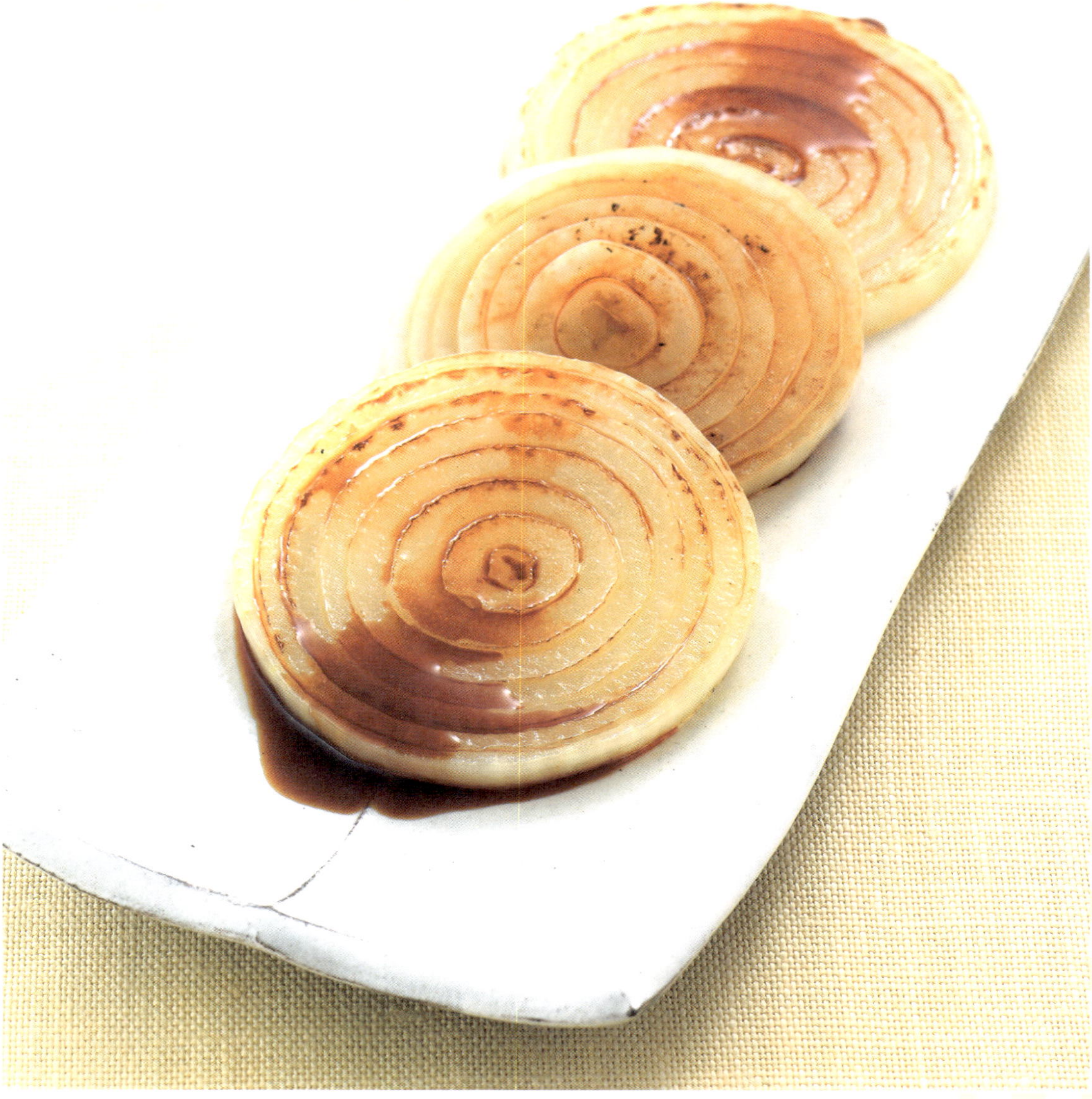

副菜

赤たまねぎの酢漬け

32kcal　塩分 0.2g（1人当たり）

辛みが強い赤たまねぎも
酢漬けにすることでマイルドな口当たりに

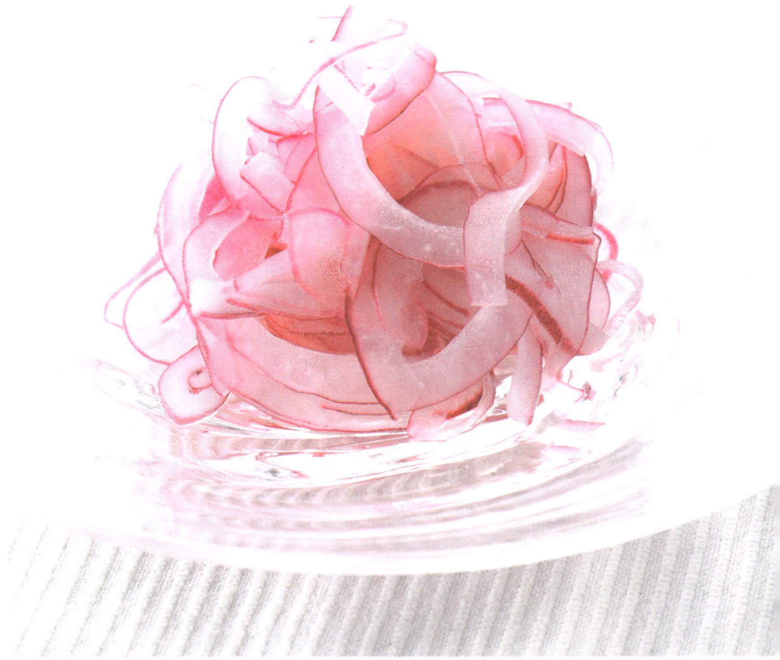

［材料：2人分］

赤たまねぎ……1個

■ A

熱湯……大さじ2

酢……1/4 カップ

砂糖（洗双糖）……小さじ1

塩……小さじ 1/10

［作り方］

1. たまねぎは繊維に垂直にごく薄く切り、ざるに10分広げておく。
2. ボウルにAを混ぜ、①を加えて常温で10分置く。…＊

＊保存袋に入れ、冷蔵庫で1～2日漬けると味もなじんでまろやかに。

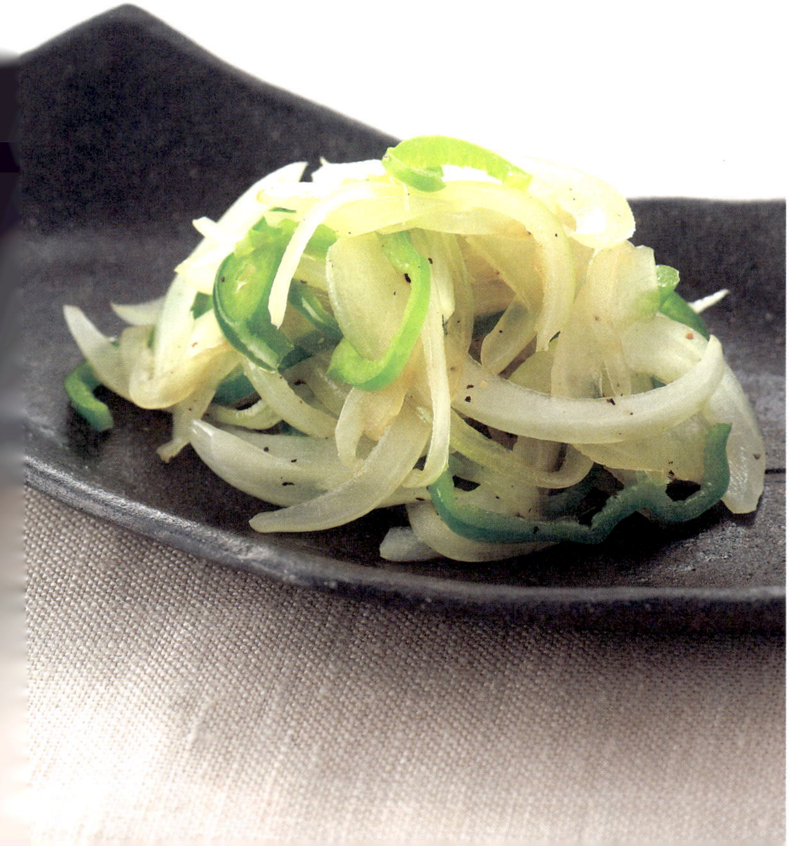

副菜

たまねぎとピーマンの炒めもの

31kcal　塩分 0.2g（1人当たり）

シンプルな料理だからこそ
野菜の甘味が味わえます

［材料：2人分］

たまねぎ……1/2個

ピーマン……2個

オリーブ油……小さじ 1/2

塩……小さじ 1/10

こしょう……少々

［作り方］

1. たまねぎは薄切り、ピーマンは半分に切り種を取りせん切りにする。
2. フライパンにオリーブ油を熱して①を炒め、塩、こしょうをふる。…＊

＊カレー粉を少々まぶしてもおいしい。

汁物

モッツァレラチーズのオニオングラタン

106kcal 塩分 0.8g（1人当たり）

軽食としても OK！ 身体がぽかぽかと温まります

［材料：2 人分］

たまねぎ……1/2 個
ニンニク……1/2 かけ
パセリ……適宜
オリーブ油……小さじ 1
塩……小さじ 1/10
胚芽パン……2 切
モッツァレラチーズ……1/3 個

■ A
水……1 カップ
こしょう……少々
固形コンソメ……1/4 個

［作り方］

1. たまねぎは繊維に垂直にごく薄切りにする。ニンニクはすりおろし、パセリはみじん切りにする。

2. 鍋にオリーブ油とニンニクを熱し、香りがしてきたらたまねぎを入れ、塩をしてきつね色になるまで弱火で炒める。…＊

3. ②に A を入れ、3 分煮る。

4. 器に③を盛り、パン、モッツァレラチーズをのせ、オーブントースターで 3～4 分チーズがとけるまで焼き、仕上げにパセリをちらす。…＊＊

＊一般的にはあめ色になるまで炒めますが、ここでは軽く炒めましょう。
＊＊焼くものはオーブンや魚焼きグリルでも OK。

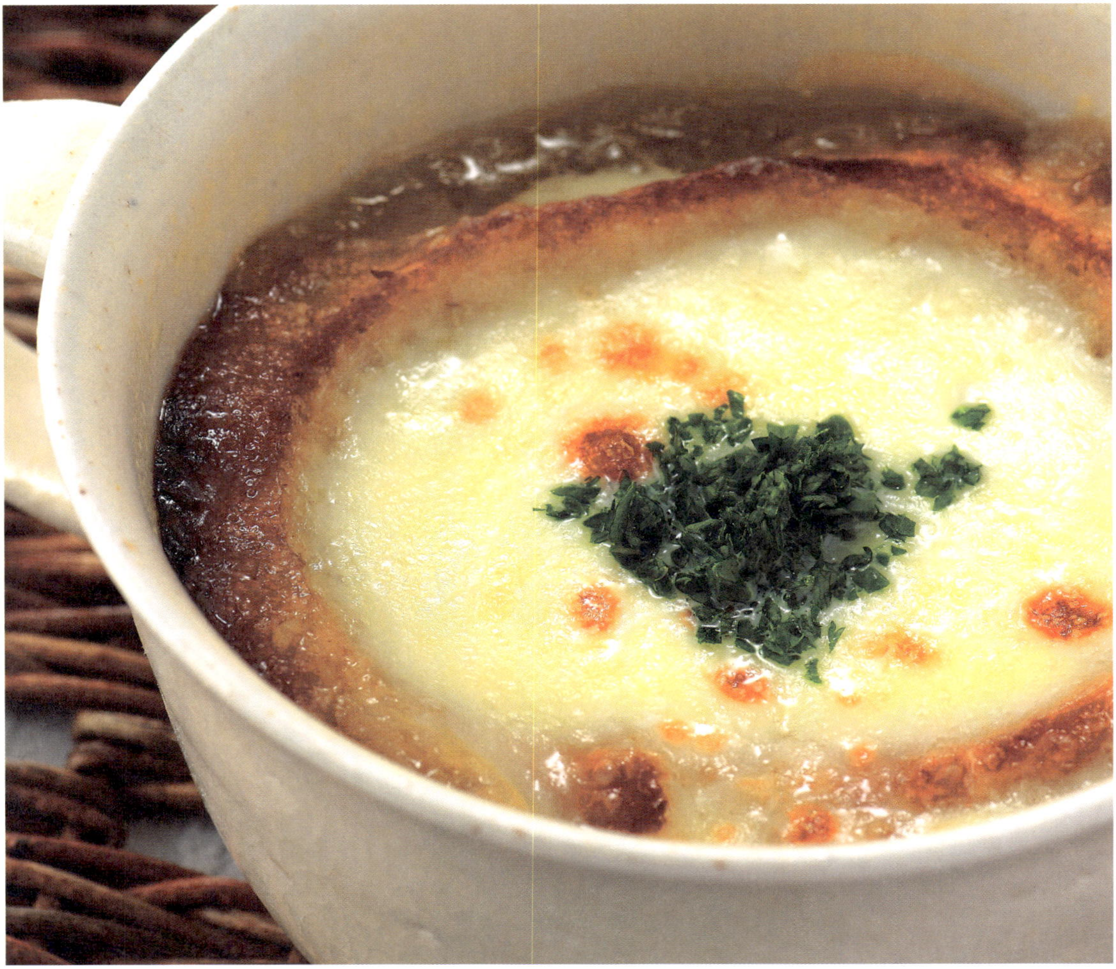

ニンニク

[Data]
◎分類：茎葉類・淡色野菜
◎科：ユリ科
◎旬：4〜7月
◎エネルギー：134kcal／100g
◎デザイナーフーズ：第1群
◎保存：風通しのよい日陰にネットに入れて吊るす

[ガンに効く成分]
アリシン
カリウム
ビタミンB_1
ビタミンB_6

ニンニクパワーの秘密は機能性成分アリシン デザイナーフーズプログラムのガン予防トップ食材

「デザイナーフーズプログラム」でもっとも重要度が高いとされるニンニクは、細胞が壊れるときに発生するにおい成分アリシンに多くの機能性があると、近年の研究で明らかにされています。

イオウ化合物のアリシンは、エネルギーを生み出すクエン酸回路（ＴＣＡ回路）を賦活《ふかつ》させて莫大なエネルギーを発生させるため、疲労回復や免疫力アップにつながります。慢性の代謝病と考えられるガンにおいて、代謝が改善されることは非常に重要です。また、血栓形成防止や脂肪の代謝を改善して、中性脂肪やＬＤＬ（悪玉）コレステロールを減らします。

そのほかには、カリウム、ビタミンB_1・B_6が主成分です。

ニンニクの抗ガン作用が注目されたきっかけは、ニンニクを年間1.5kg食べるグループと0.1kg食べるグループを比較すると、胃ガンの発生率が前者で半数以下になったというアメリカと中国山東省との共同調査（１９８９）によるもの。イタリアでの調査でも同じような結果が得られています。また、米国サウスカロライナガンセンターでの大腸ガンの発生実験（１９９８）でも、ニンニクがガン抑制の力を持っていることが証明されています。

古くは『ガン食事療法』の先駆者であるマックス・ゲルソン博士も、50年以上も前にその著書で、ニンニクをよく食べる南イタリア、ギリシア、旧ユーゴスラビアでガンの発生率が低いことを記述しています。

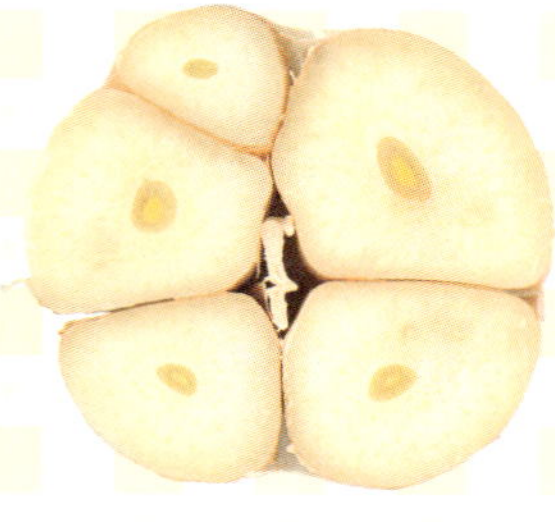

ニンニク片の中心にある芽は刺激が強いので、胃腸の弱い人は取り除くようにしましょう。また、油で炒める場合はこげやすいので注意しましょう。

主菜

ニンニク入りがんもおでん

170kcal　塩分 0.7g（1人当たり）

ニンニクを入れるだけでおいしさが一段とアップします

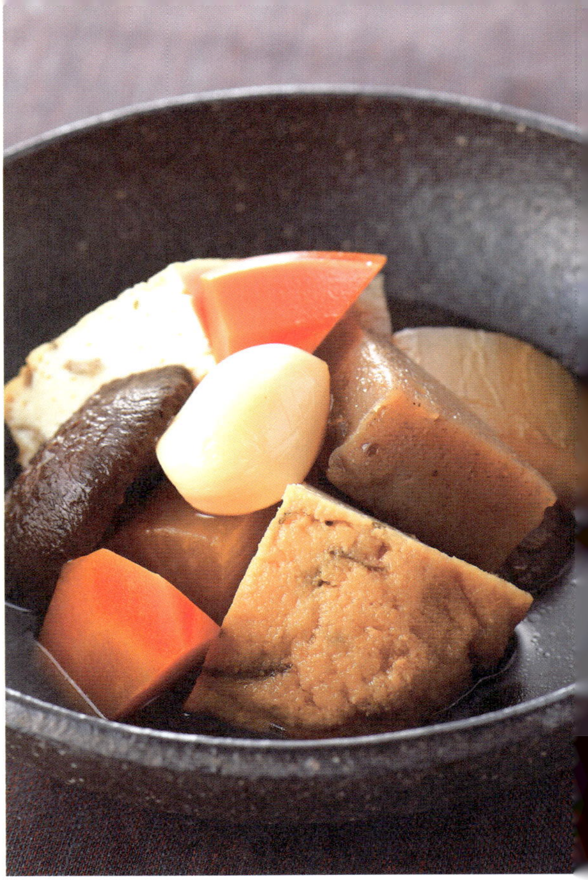

［材料：2人分］

がんもどき……1個
大根……3cm
にんじん……3cm
干ししいたけ……2枚
板こんにゃく……1/4切
ニンニク……3かけ
練りからし……少々

■ A
昆布……3cm
本みりん……大さじ1
水……1カップ
減塩しょうゆ……大さじ1/2

［作り方］

1. がんもどきは油抜きをして4等分に切る。大根は厚さ3cmの半月切り、にんじんは乱切り、戻した干ししいたけは半分に切る。こんにゃくはあくぬきをし、かのこ状の切込みを入れ、三角に切る。ニンニクは皮をむく。…＊
2. 鍋にAとがんもどき以外を入れ、弱火で20分煮る。
3. ②にがんもどきを加えさらに10分煮、器に盛りからしを添える。…＊＊

＊干ししいたけはさっとあらい水につけ、皿などで重石をして冷蔵庫で一晩もどしておく。
＊＊練りからしなどの香辛料を使うと、少ない塩分でもおいしい。

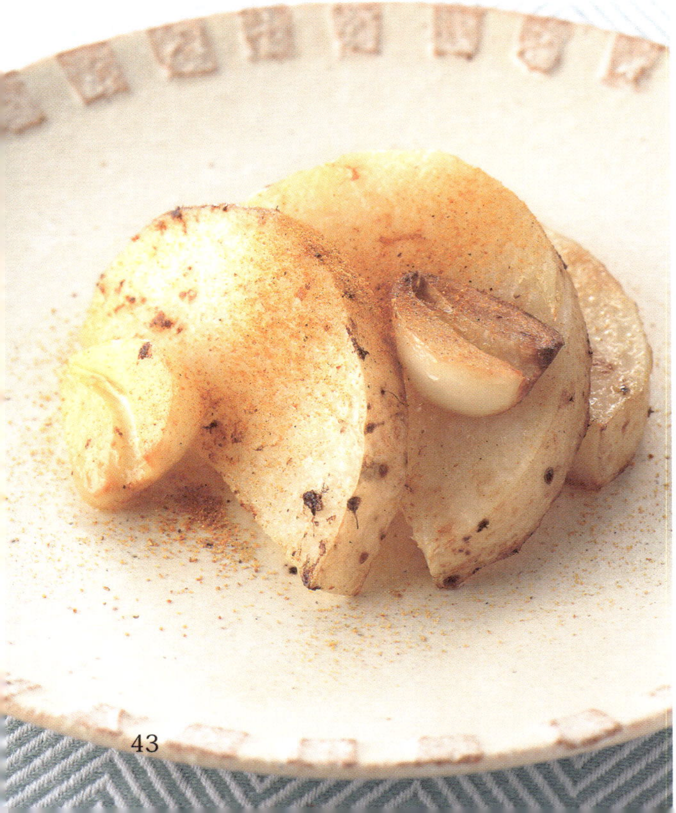

副菜

長いもの ガーリックオリーブ焼き カレー風味

55kcal　塩分 0.2g（1人当たり）

ガーリック＆カレー風味のホクホク長いもに大満足

［材料：2人分］

長いも……5cm
ニンニク……1かけ
オリーブ油……小さじ1

■ A
塩……小さじ1/10
カレー粉……小さじ1/4

［作り方］

1. 長いもは直火にかざしてひげ根を焼き、厚さ1cmの半月切りにする。ニンニクは半分に切り、つぶす。
2. フライパンに油とニンニクを入れて熱し、香りがでてきたら長いもを入れ、焼き色がつくように両面をじっくりと焼く。
3. ②を器に盛り、Aをふる。

ガンを消す食材14

野菜・イモ類

じゃがいも

[Data]
◎分類：根菜類・イモ類
◎科：ナス科
◎旬：5～8月
◎エネルギー：76 kcal／100g
◎デザイナーフーズ：第3群
◎保存：新聞紙に包んで冷暗所

［ガンに効く成分］
ビタミンC
カリウム
食物繊維

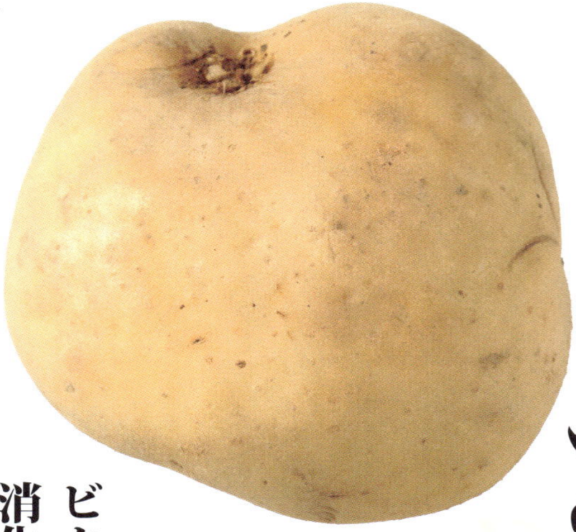

男爵：でんぷん質が多く、ホクホクした食感が特徴。粉ふきいもやマッシュポテトなどに向く。

クロロゲン酸は皮に近い部分ほど含有量が多くなるので、皮ごと蒸して食べるのがおすすめです。ゆでるときも水溶性成分の損失を防ぐように、大きめにカットして調理しましょう。

ビタミンCとカリウム、食物繊維の宝庫
消化・吸収がスムーズなエネルギー源でもある

ビタミンCとカリウムが豊富なじゃがいもの主成分はでんぷんで、主食にもなる野菜として世界中で栽培されています。

じゃがいものビタミンC量の多さは、キウイやすだちと肩を並べるほどです。ビタミンCは身体の結合組織であるコラーゲン合成に必須で、血管や皮膚、胃腸粘膜、骨を強化する働きがあります。さらに注目したいのが、抗酸化作用を発揮して免疫力を高めることでガン予防に効果的な働きをすることです。

ビタミンCは水溶性ビタミンのひとつなので、調理中に失われやすいのですが、じゃがいものビタミンCはでんぷんと結合していて失われにくいというのが特徴です。

塩分排出を助けて体内のミネラルバランスを正常化するカリウムにも注目です。ミネラルバランスがくずれると細胞が傷ついたり、老化し、ひいてはガン化したりするのです。

じゃがいもは食物繊維も豊富で、腸内のコレステロール排出を促進し、腸内環境を整える働きも担ってくれます。皮の近くにはクロロゲン酸という抗酸化物質も含まれているので、芽はとってなるべく皮ごと食べるのがおすすめ。包丁を入れて放置すると茶褐色に変色してきますが、これはクロロゲン酸が酸化を防ごうとしている結果です。

Pick up（品種）

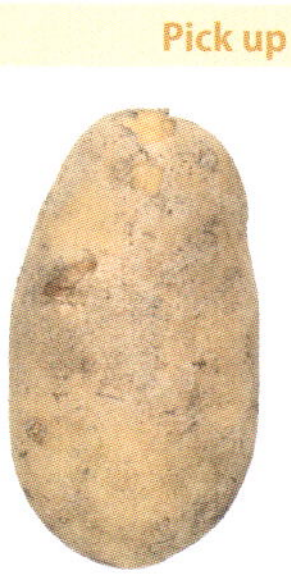

メークイン
長細い楕円型でくぼみは少なく粘りがある。煮くずれしにくいので、煮込み料理に適している。

副菜

ひと口じゃが煮 99kcal 塩分 0.3g（1人当たり）

塩を使わないぶん
じゃがいも本来の甘味を感じることができます

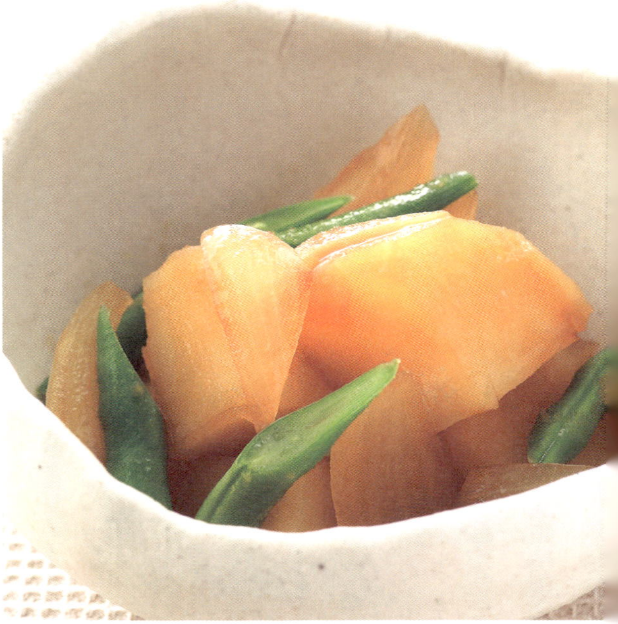

［材料：2 人分］

じゃがいも……2 個
さやいんげん……3 本
たまねぎ……1/4 個

■A
だし汁または水……1 カップ
本みりん……小さじ 1
減塩しょうゆ……小さじ 1

［作り方］

1. じゃがいもは半分に切り、2cm 幅のいちょう切りにする。さやいんげんは斜めに切る。たまねぎはくし形を半分に切る。
2. 鍋に A とじゃがいも、たまねぎを入れふたをして 8 分煮、さやいんげんを加えさらに 2 分煮る。

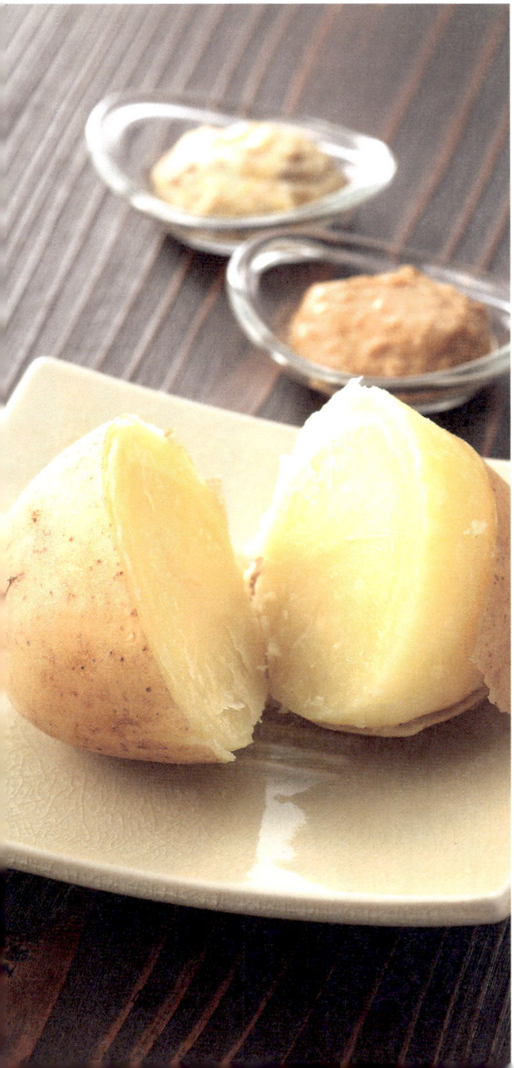

副菜

丸ごとふかしいも ごまだれ&ハニーマスタード添え

76kcal 塩分 0g（じゃがいも 1 人当たり）

ほっくほくのじゃがいもを 2 つのたれで楽しんで！

［材料：2 人分］

じゃがいも……2 個

■ごまだれ（4 回分）
白ねりごま……大さじ 1
ごま油……小さじ 1
減塩しょうゆ……小さじ 1
酢……大さじ 1
はちみつ……小さじ 1/2
白いりごま……小さじ 1
白こしょう……少々

■ハニーマスタードだれ（2 回分）
粒マスタード……大さじ 1/2
オリーブ油……小さじ 1
はちみつ……小さじ 1
酢……小さじ 2
白こしょう……少々
塩……小さじ 1/10
白すりごま……小さじ 1

［作り方］

1. じゃがいもはよく洗い、たっぷりの水分量で水からゆでる。…＊
2. ごまだれとハニーマスタードだれの材料をそれぞれ混ぜてたれをつくる。…＊＊

＊じゃがいもは蒸しても OK。
＊＊たれは油のものに液体を加えるとき、少しずつ加えて分離させないように注意。ごまだれ：42kcal 塩分 0.1g（1 回分）／ハニーマスタードだれ：49kcal 塩分 0.4g（1 回分）

野菜・イモ類

ガンを消す食材15

さつまいも

Sweet potato

[Data]
◎分類：根菜類・イモ類
◎科：ヒルガオ科
◎旬：9～11月
◎エネルギー：132kcal／100g
◎保存：新聞紙に包んで冷暗所

[ガンに効く成分]
ビタミンC
食物繊維
ヤラピン
クロロゲン酸

食物繊維とヤラピンの相乗効果で腸環境を正常化
抗酸化物質のクロロゲン酸にも期待

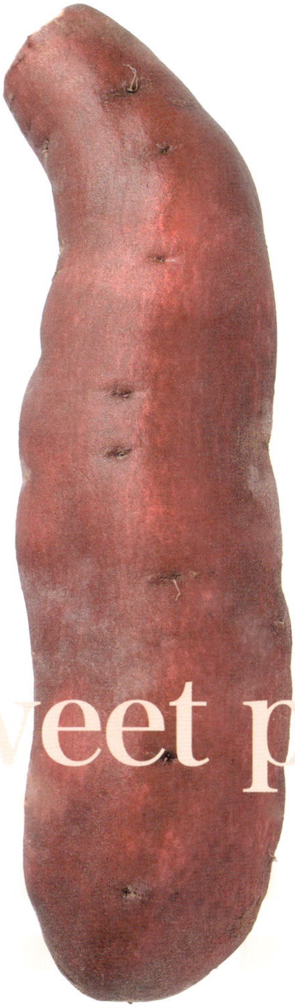

秋の味覚の代表であるさつまいもには、ビタミンCが豊富に含まれています。

ビタミンCはたくさんの機能が知られていますが、身体の細胞をつなぎ合わせたり、丈夫な骨を作るのに欠かせないコラーゲンを生成する際に不可欠な成分です。また、抗酸化作用によって活性酸素による酸化を防ぎ、免疫力をアップさせることにも一役買っています。

さらに胃ガンや肝臓ガンの原因のひとつといわれるニトロソアミンの生合成を阻害することも知られています。

さつまいもは、腸内環境を整える食物繊維が豊富なことも特徴です。とくに不溶性の食物繊維が多く、繊維が水分を吸収して数倍に膨らみ、これが腸を刺激してぜん動運動を活発にさせます。これによって、腸内の老廃物を排泄して便秘解消へとつながるのです。

しかも、それだけではありません。食物繊維の繊維成分は腸内の善玉菌の栄養となって繁殖を促してくれるのです。

さつまいもを切ったときに包丁につく白い液体ヤラピンにも、腸のぜん動運動を促進させて、便をやわらかくする効果があります。食物繊維とヤラピンの相乗効果で腸内バランスを整えてくれるのです。

さらに、切り口を褐色に変色させるクロロゲン酸には抗酸化作用が認められているので、なるべく皮ごといただきます。

●水溶性と不溶性の食物繊維量比較（g／生100g）

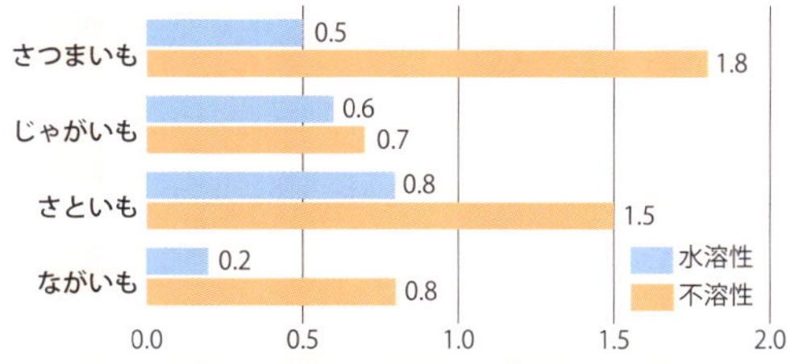

副菜

蒸し大学芋

89kcal　塩分 0.1g（1人当たり）

**さつまいも本来の甘味を
充分に堪能できる一品**

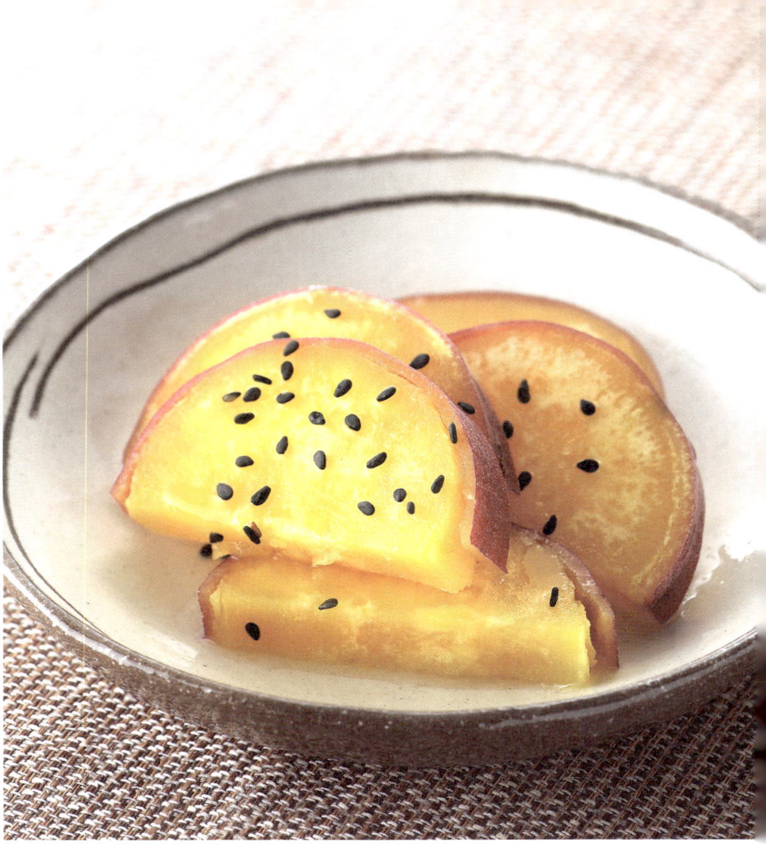

［材料：2 人分］

さつまいも……1/2 本
塩……少々
水……1/2 カップ
黒ごま……小さじ 1/3

［作り方］

1. さつまいもはよく洗い半月切りにする。
2. 鍋に①と塩、水を加えふたをして弱火で 7 ～ 8 分蒸し煮にする。
3. ふたをとり、水分をとばす。
4. 器に盛り、黒ごまをふる。

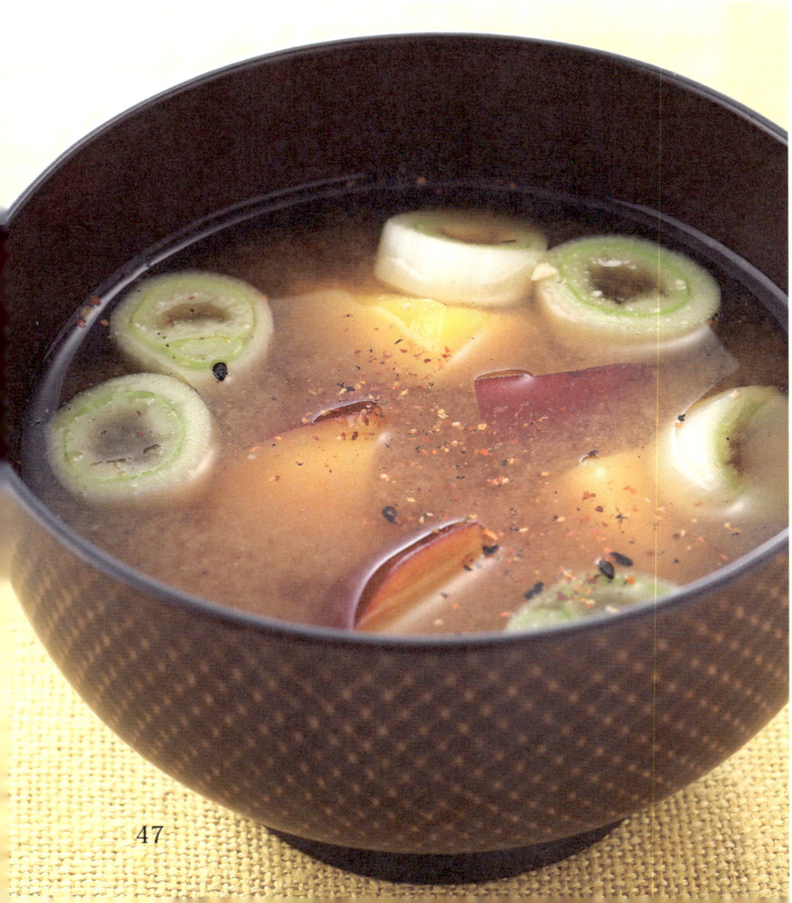

汁物

さつまいもと長ねぎのみそ汁

51kcal　塩分 0.5g（1人当たり）

**甘味のある具にピリリと効かせた
七味唐辛子がアクセントに**

［材料：2 人分］

さつまいも……1/4 本
長ねぎ……1/4 本
だし汁……1 カップ
みそ……小さじ 1
七味唐辛子……適宜

［作り方］

1. さつまいもはよく洗いいちょう切りにする。長ねぎは小口切りにする。
2. 鍋にだし汁とさつまいもを入れ、ふたをして 5 ～ 6 分煮、長ねぎを加えさっと煮、みそを溶き入れ火を止める。
3. ②を椀に盛り、七味唐辛子をふる。

ガンを消す食材16

豆類

大豆・まめ

[Data]

◎分類：豆類

◎科：マメ科

◎旬：年間通して出回る。その年に採れたものは春先まで新豆と呼ぶ

◎エネルギー：大豆（ゆで）　180kcal／100g
レンズ豆（乾）　353kcal／100g
豆腐（木綿）72 kcal／100g
納豆　200kcal／100g
油揚げ　386kcal／100g

◎デザイナーフーズ：第1群（大豆）

◎保存：乾燥豆はびんなどに入れて湿気の少ない冷暗所。豆腐・納豆・油揚げは冷蔵庫

[ガンに効く成分]
カリウム
ビタミンB_1
食物繊維
イソフラボン
サポニン

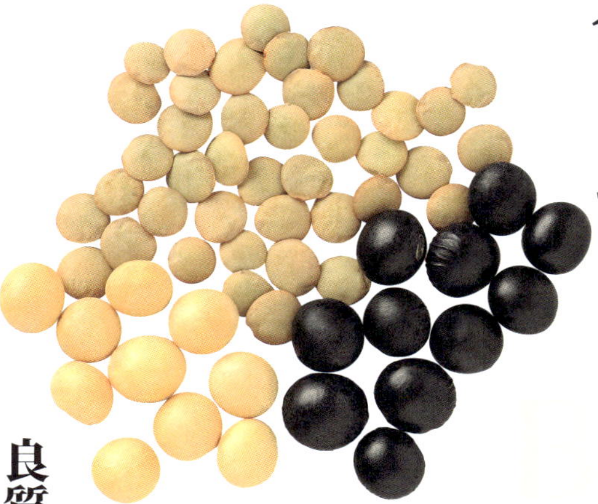

大豆：「畑の肉」といわれるように良質のタンパク質を含む。食事療法においては、肉に代わる主菜となる大切な食材。
黒大豆：大豆の品種のひとつ。皮にアントシアニン系の色素を含むが、栄養成分は大豆と変わらない。
レンズ豆：直径4～7cmの緑褐色をした豆で、世界最古の豆のひとつ。下ゆでなしに調理できるので便利。

良質のタンパク質をたっぷり含む大豆 加工にもガンにも強い完全栄養食

豆類、とくに大豆は良質のタンパク質と脂質を兼ね備え、かつカルシウムやカリウム、ビタミンB_1、食物繊維をバランスよく含んだ、まさに完全栄養食材といえます。豆腐や納豆をはじめ、しょうゆやみそといった調味料にまで形を変化させて、日本の食文化を支えています。

そして、ガンの予防食材としても「デザイナーフーズプログラム」においてトップクラスに位置します。なかでも、前立腺ガンや乳ガンなど、女性ホルモンや男性ホルモンがガン細胞と結合することで進行するタイプのガンにとくに有効です。

これは、大豆に含まれるイソフラボンの構造が女性ホルモンのエストロゲンと似ていることが影響しています。女性ホルモンに似たイソフラボンがエストロゲンに代わって細胞の受容体に結合することで、ガンの進行が抑えられるわけです。

また、大豆にはサポニンという機能成分も含まれています。サポニンは、ガン治療に使用される漢方薬にも含まれている成分で、抗酸化作用や免疫力をアップさせる働きを持ちます。

Pick up（加工食品）

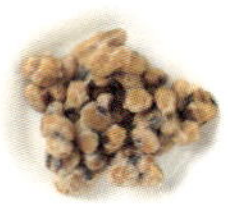

納豆
大豆パワーは納豆になるとさらにレベルアップ。発酵する過程でタンパク質、脂肪、でんぷんなどを分解する複数の酵素が生成される。その中には体内の活性酸素を除去するものまで含まれる。

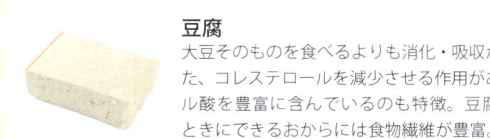

豆腐
大豆そのものを食べるよりも消化・吸収がよい。また、コレステロールを減少させる作用があるリノール酸を豊富に含んでいるのも特徴。豆腐をつくるときにできるおからには食物繊維が豊富。

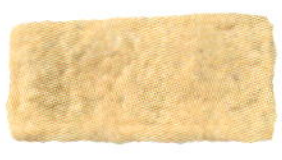

油揚げ
うすい豆乳でつくった豆腐を揚げてつくるのが油揚げ。高カロリーではあるがビタミンEは豊富で、湯通ししたり煮込後の煮汁を捨てることでカロリーを抑えられる。

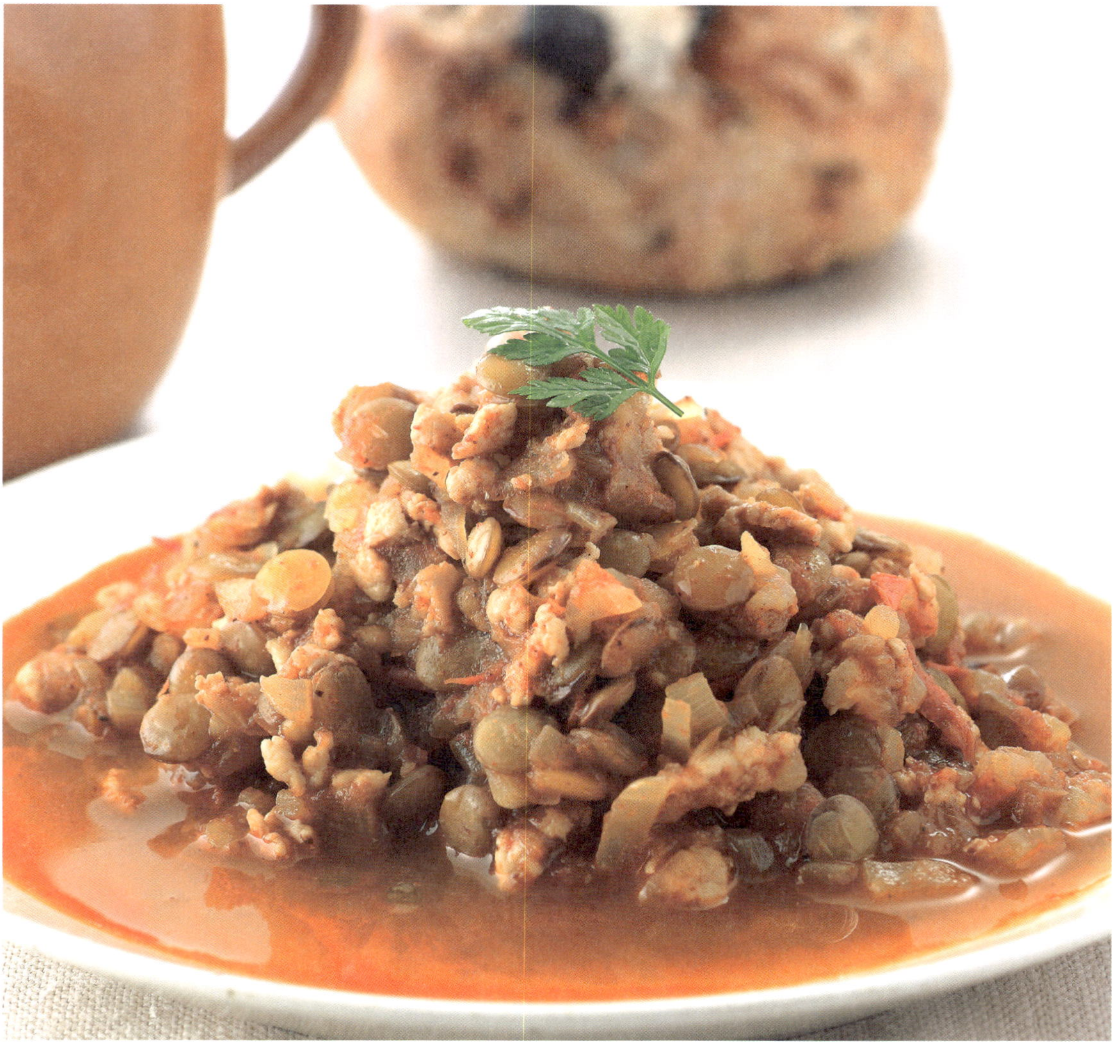

主 菜

レンズ豆と鶏肉のチリビーンズ

167kcal　塩分 0.6g（1人当たり）

ピリッと刺激的なトマトソースがレンズ豆にしっかりしみこんでいます

［材料：2人分］

レンズ豆（乾）……大さじ 3
ささみひき肉……50g
たまねぎ……1/2 個
トマト……小 1 個
ニンニク……1 かけ
オリーブ油……小さじ 1
チリパウダー……小さじ 1
こしょう……少々
セルフィーユ……適宜

■ A
固形コンソメ……1/4 個
水……1/2 カップ
塩……小さじ 1/10

［作り方］

1. レンズ豆はたっぷりの湯で 20 ～ 30 分ゆでる。たまねぎはみじん切り、トマトは 1 cm の角切り、ニンニクはすりおろす。
2. フライパンに油、ニンニク、ひき肉を入れよくほぐし、たまねぎを入れ、透き通るまで炒め、トマトを加えてひと混ぜする。
3. ②にレンズ豆と A を入れて 5 ～ 6 分煮込む。
4. チリパウダーとこしょうを加えひと混ぜし、器に盛りつけセルフィーユを飾る。

主 菜

厚揚げとなすのしょうが炒め

158kcal　塩分 0.3g（1人当たり）

厚揚げの香ばしい香りがただよってきたらできあがり！

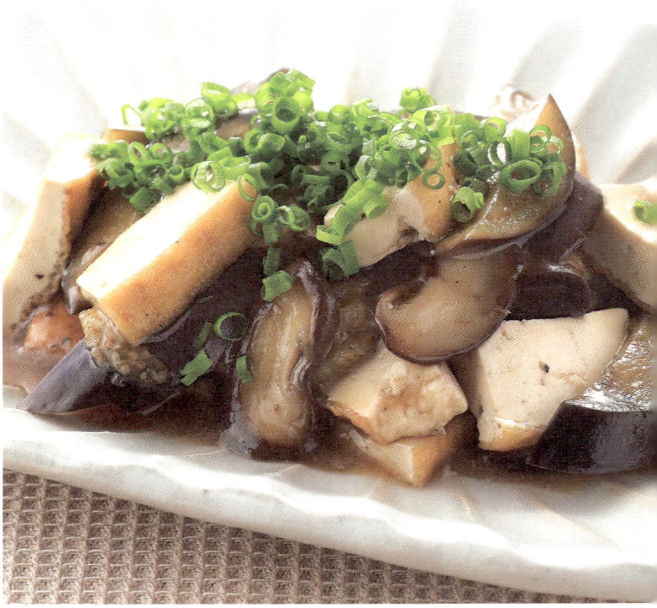

［材料：2人分］

生揚げ……1枚
なす……3本
しいたけ……3枚
しょうが……1かけ
こねぎ……2本
ごま油……小さじ1

■ A（合わせておく）
減塩しょうゆ……大さじ1/2
酒……小さじ1
本みりん……小さじ1
片栗粉……小さじ1
水……1/2カップ

［作り方］

1. 生揚げは油抜きをし、ひと口大に切る。なすは縦半分に切り斜めに1cm幅に切る。しいたけは薄切りし、しょうがはすりおろし、こねぎは小口切りにする。
2. フライパンに油としょうがを入れて熱し、なすとしいたけを入れひと混ぜし、ふたをして3分蒸し焼きにする（途中上下を返したときに生揚げを入れる）。
3. Aを加え、とろみがついたら器に盛り、こねぎをふる。

主 食

納豆手巻きずし

309kcal　塩分 0.3g（1人当たり）

塩・砂糖を入れない酢飯でも
風味のある具材で味わい豊かに

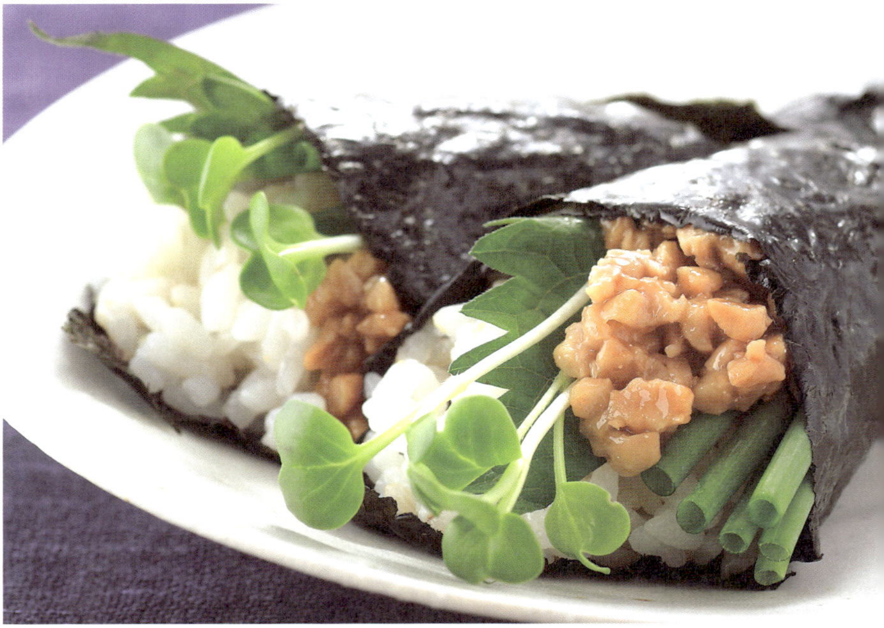

［材料：2人分］

押麦（1割）入り胚芽ごはん……2膳
酢……大さじ2
ひきわり納豆……小2パック
減塩しょうゆ……小さじ1
砂糖（洗双糖）……小さじ1/6
練りからし……少々
あさつき……3本
かいわれ大根……15g
しそ……2枚
焼きのり……2枚

［作り方］

1. ごはんに酢をふり入れ、よく混ぜる。
2. 納豆にしょうゆと砂糖を入れて切るように混ぜ、からしを加える。あさつきとかいわれ大根は5cmに切る。しそとのりは半分に切る。
3. 材料をすべて4等分にし、のりにごはん、しそ、納豆、かいわれ大根、あさつきをのせて巻く。

副菜

五目豆 45kcal 塩分 0.1g（1人当たり）

だしの旨味をたっぷり吸い込んだ大豆は ふっくらとしてジューシー

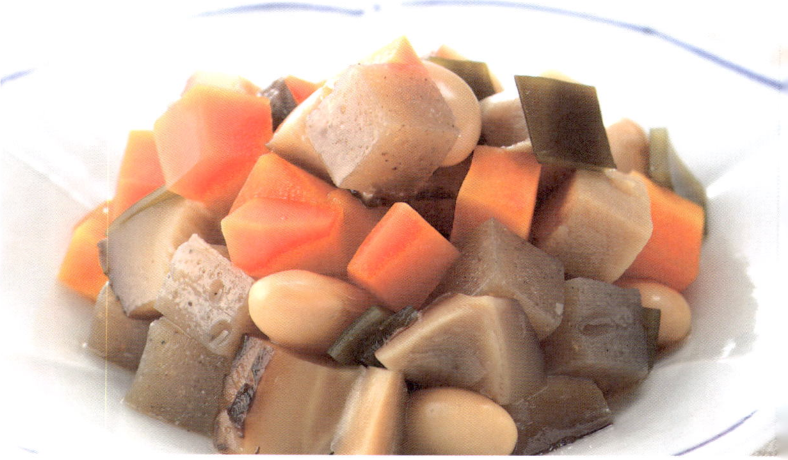

［材料：2人分］
ゆで大豆……50g
にんじん……3cm
凍り豆腐……1/2枚
板こんにゃく……1/4枚
干ししいたけ（水でもどす）……2枚
だしをとった後の昆布……1枚
はちみつ……小さじ1/2

■A
減塩しょうゆ……小さじ2/3
本みりん……小さじ1
だし汁……1/2カップ

［作り方］
1. にんじんは1cmの角切り、凍り豆腐はもどして1cmの角切りにする。こんにゃくは水からゆでで、1cmの角切りにする。戻したしいたけとだしをとった後の昆布は1cmの色紙切りにする。
2. 鍋にAと①、大豆を入れて弱火で汁がほぼなくなるまで7～8分煮る。
3. 粗熱がとれたらはちみつを混ぜる。

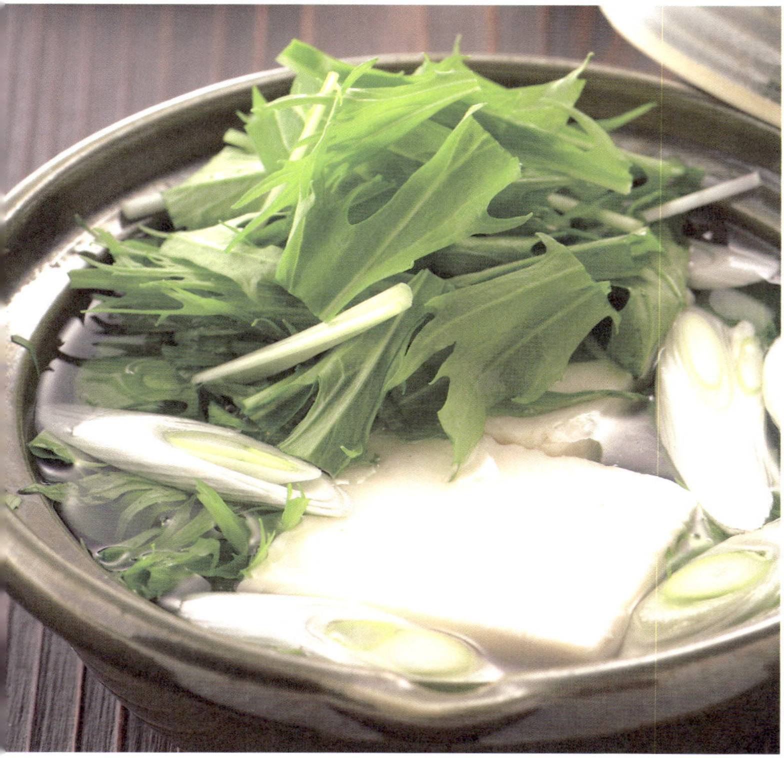

主菜

湯豆腐 126kcal 塩分 0.8g（1人当たり）

酒と昆布、塩を入れることで 口当たりのいい湯豆腐に

［材料：2人分］
絹ごし豆腐……1丁
長ねぎ……1/2本
水菜…… 1/2パック

■A
昆布……5cm
塩……少々
酒……大さじ1
水……1カップ

■薬味
こねぎ……3本
白すりごま
……小さじ1/2
しょうが……1かけ

■B
減塩しょうゆ……小さじ1
かつおぶし……1/5袋
本みりん……小さじ1

［作り方］
1. 土鍋にAを入れておく。
2. 豆腐は4等分に切り、長ねぎは斜めに切り、水菜は3cmに切っておく。薬味のこねぎは小口切り、しょうがはすりおろしておく。
3. 鍋に豆腐を入れて火にかけ、野菜を加えさっと加熱し、Bのたれと薬味でいただく。

[Data（しいたけ）]
◎分類：きのこ類
◎科：キシメジ科
◎旬：3〜5月、9〜11月
◎エネルギー：18 kcal／100g
◎保存：ひだを上にして密閉容器に入れて冷蔵庫。保存性が低いので、干すか冷凍保存してもよい

きのこ

[ガンに効く成分]
β-グルカン
食物繊維
エリタデニン

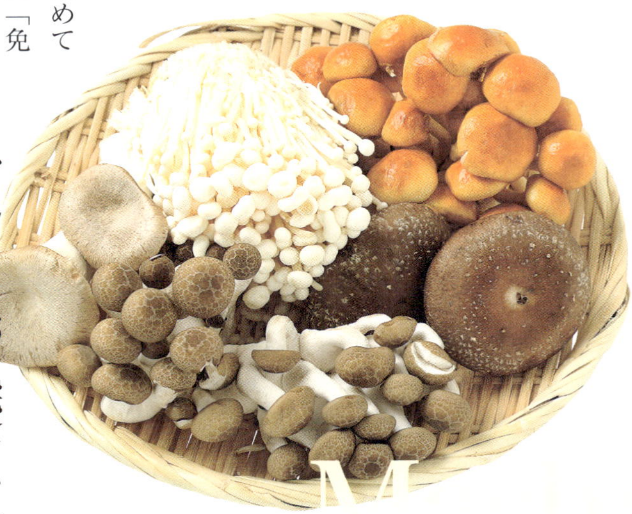

なめこ（右上）：なめこ特有のぬめりはムチンというムコ多糖類の一種で、タンパク質の吸収や消化を高める働きや肝機能を高める働きがある。
しいたけ（右中）：生はもちろん日光干しした乾燥しいたけには、ビタミンＤが豊富。
しめじ（中央下）：一般的にしめじとして流通しているのは「ぶなしめじ」や「ひらたけ」で、うまみ成分のアミノ酸を豊富に含んでいる。
エリンギ（左中）：原産地はイタリアで、食物繊維が豊富なほか、きのこ類の中でもカリウムの含有量が多いことで知られている。
えのきたけ（左上）：市場に出回っているものは長細くて白いものがほとんどだが、野生種は茶褐色。抗ガン作用が期待されるβ-グルカンの一種であるレンチナンの含有量はしいたけ以上。

β-グルカンが免疫力を向上させる特徴あるいろいろなきのこをいただこう

きのこ類が近年注目を集めている重要な機能のひとつに「免疫賦活《ふかつ》パワー」があります。しいたけをはじめとして、きのこには「β-グルカン」と呼ばれる免疫力を高める成分が含まれています。

β-グルカンは、腸のリンパ組織であるパイエル板を刺激し、抵抗力を増進させるのに欠かせないマクロファージやリンパ球を増殖させるのです。これによって、増殖されたリンパ球が血中に移行して、免疫力を向上させます。

この作用が見出され、かねてからβ-グルカンの一部は注射薬（レンチナン）としてガン治療に用いられてきました。しかし、残念ながら進行ガンへの効果の低さが露呈されていました。

ところが、今ではナノテクノロジーの進歩によってβ-グルカンを非常に小さな粒子にすることに成功し、これを経口摂取することでリンパ球を増やし、進行ガンや再発胃ガンの症例においてとくに有効であることが認められています。

また、豊富な食物繊維によって腸内環境を整えたり、含有成分のエルゴステロールは日光に当たると野菜からはとることのできないビタミンＤに変わり、カルシウムの吸収を助けます。

さらに、しいたけに含まれるエリタデニンには、ＬＤＬ（悪玉）コレステロールを酸化させたり、血管に直接作用して動脈硬化を引き起こす「ホモシステイン」の生成を抑制する働きもあります。

汁物

きのこの豆乳ポタージュ 66kcal 塩分 0.6g（1人当たり）

あっさりながらコク深い きのこの香りを存分に味わって

［材料：2人分］

エリンギ……1/2本
まいたけ……20g
たまねぎ……1/6個
ニンニク……1かけ
じゃがいも……1/3個
オリーブ油……小さじ1
塩……小さじ1/10
だし汁……1/2カップ
無調整豆乳……1/2カップ
こしょう……少々
パセリ……適宜

［作り方］

1. エリンギ、まいたけ、たまねぎをみじん切りにする。
2. 鍋に油、ニンニクのすりおろし、①を入れ、弱火で6～7分炒める。
3. 塩を加えさらに炒め、だし汁とじゃがいものすりおろしを加えて混ぜ、とろみがついたら火からおろす。豆乳を加えよく混ぜてもう一度火にかけ、こしょうをふって温める。…＊
4. 器に盛り、パセリをちらす。

＊豆乳は分離しやすいので、加熱しすぎに注意。じゃがいもは変色を防ぐために、入れる直前にするとよい。

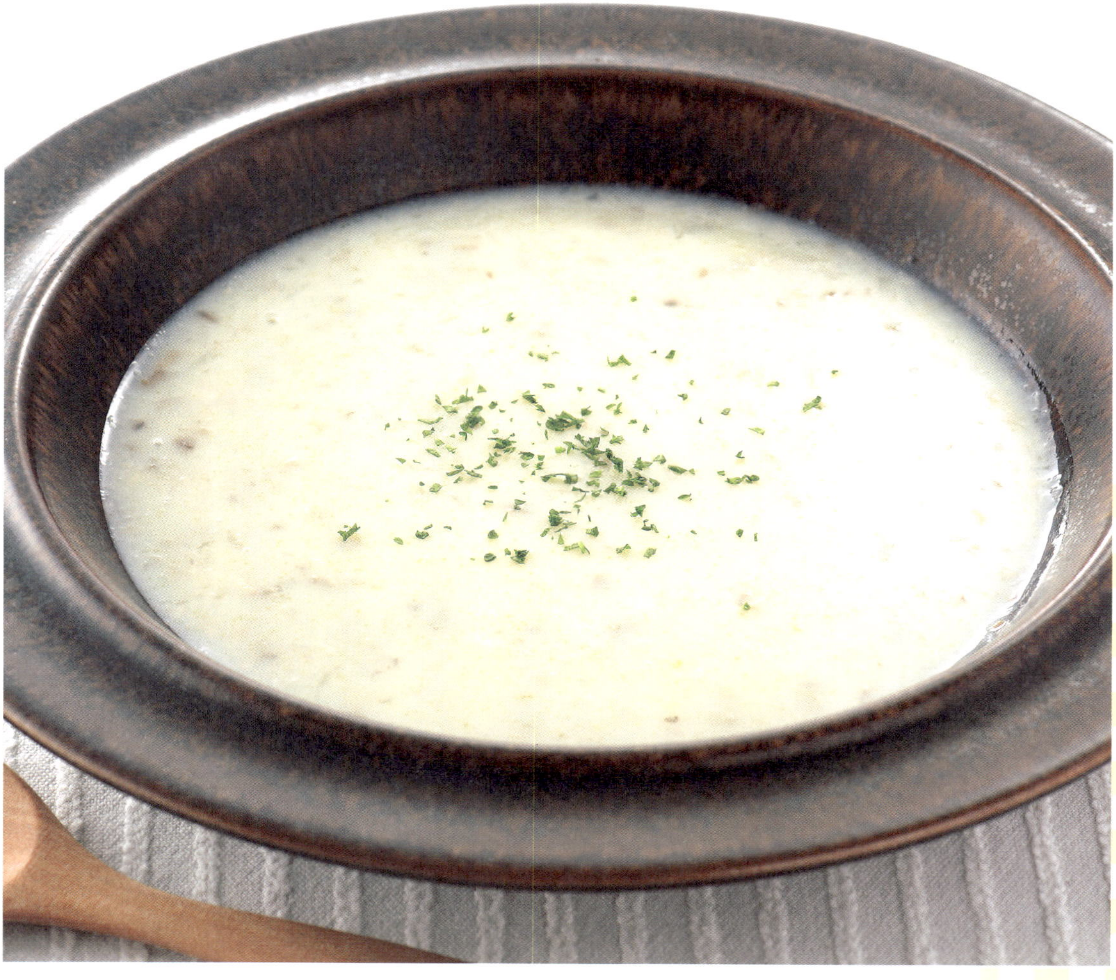

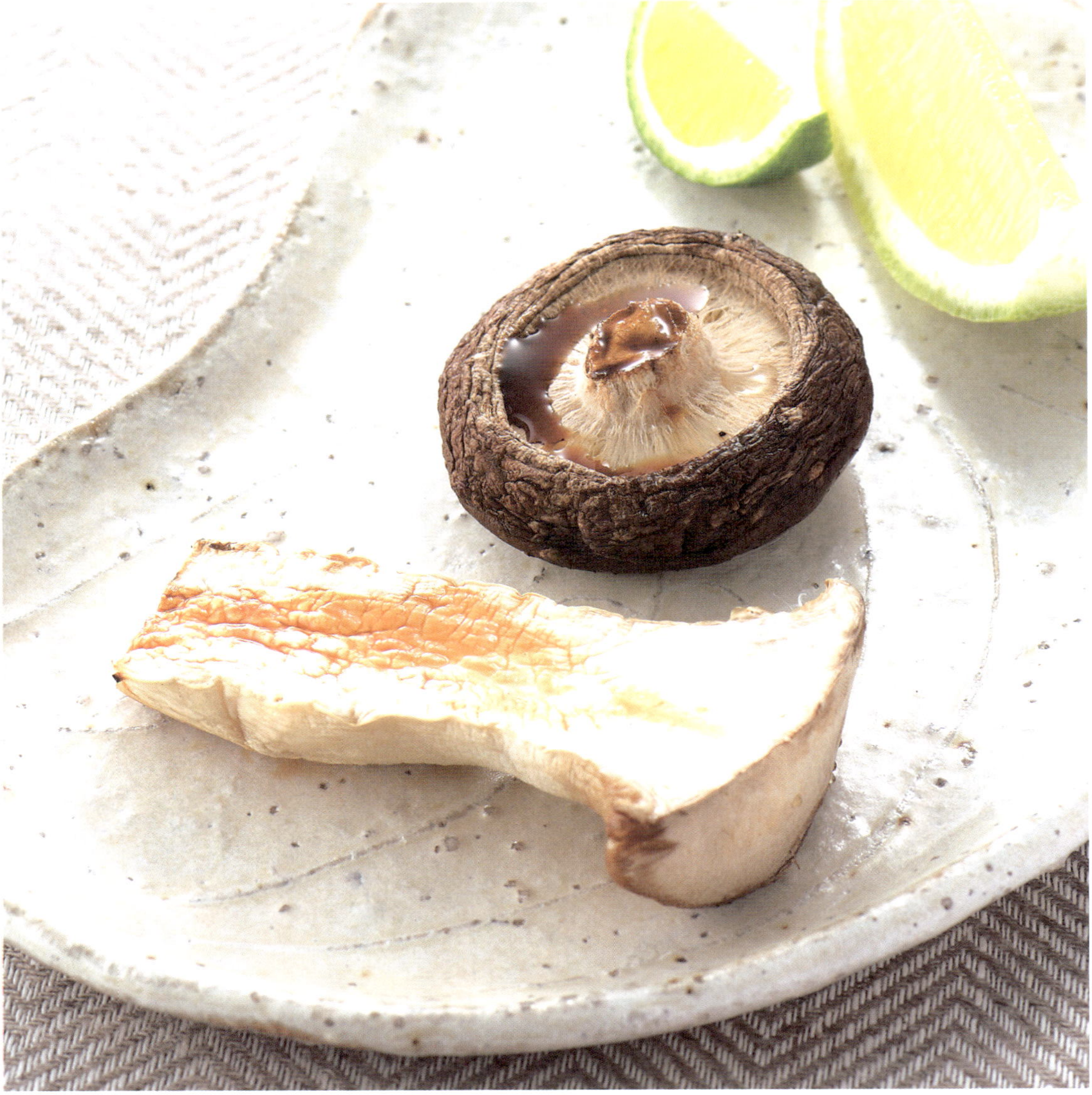

副菜

しいたけとエリンギのグリル

17kcal　塩分 0.1g（1人当たり）

レモン＆すだちの酸味を利用して素材そのものの味を楽しめます

［材料：2人分］

しいたけ……2枚
エリンギ……2本
水……適宜
減塩しょうゆ……小さじ 1/2
レモン……1/4個
すだち……1/4個

［作り方］

1. しいたけは軸を取り、エリンギは半分にさく。
2. 焼き網を熱し、霧吹きで水分を補いながら①を焼く。
3. 器に盛りしょうゆをかけ、レモンとすだちを添える。

汁物

きのこと里芋のしょうゆ汁

21kcal　塩分 0.5g（1人当たり）

ゆずの香り高いきのこ汁で
身体がぽかぽかにあたたまります

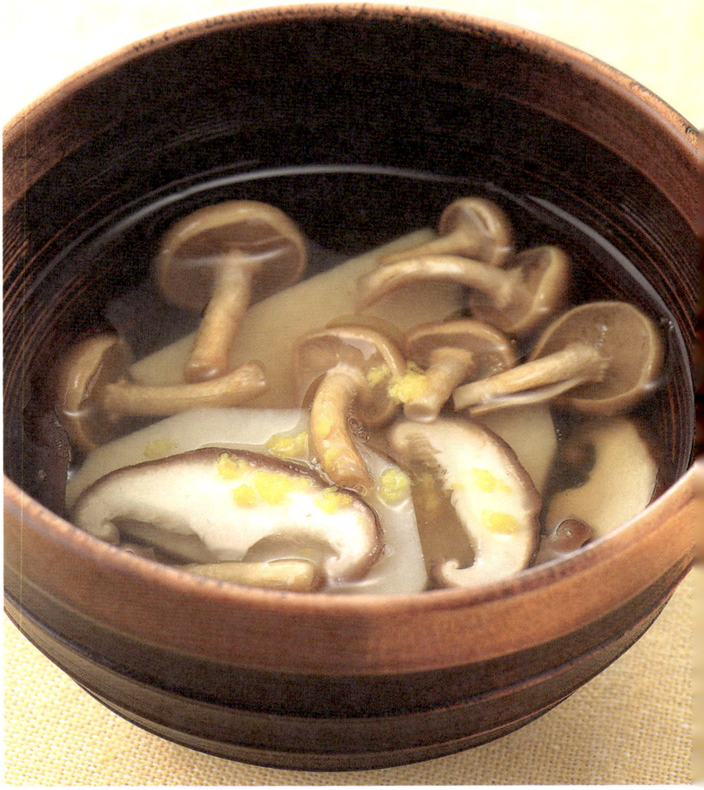

［材料：2人分］

しいたけ……2枚
なめこ……20g
里芋……1個
だし汁……1カップ
塩……小さじ 1/10
減塩しょうゆ……少々
ゆずの皮……適宜

［作り方］

1. しいたけは薄切りにし、なめこはさっと洗っておく。里芋はよく洗い皮をむき、1cm 幅の半月切りにする。
2. 鍋にだし汁と①を入れ、里芋がやわらかくなるまで 6 ～ 7 分煮る。
3. 塩としょうゆで調味し椀に盛り、ゆずをふる。

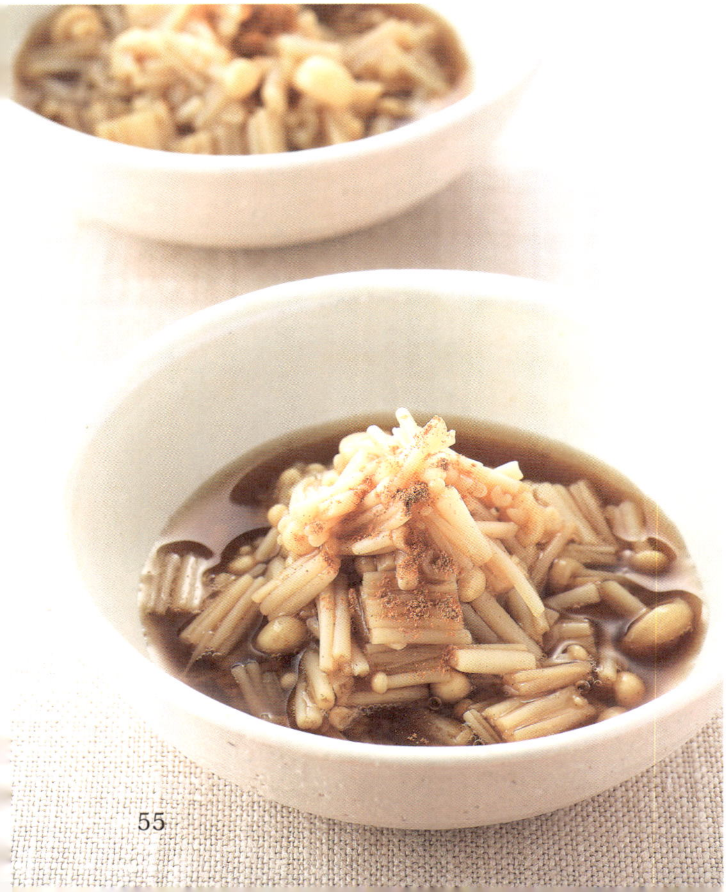

副菜

えのきたけのシナモン煮

14kcal　塩分 0.1g（1人当たり）

シナモンがじんわりしみ込んだ
えのきたけの食感と香りを楽しんで

［材料：2人分］

えのきたけ……1/2袋
シナモン……少々

■ A
だし汁……大さじ 2
減塩しょうゆ……小さじ 1/2
本みりん……小さじ 1

［作り方］

1. えのきたけは石づきをのぞき、長さ 1cm に切る。
2. 鍋に A と①を入れとろみがでるまで 5 ～ 6 分煮る。火を止めシナモンをふり、ひと混ぜする。

ガンを消す食材18

海藻類

海藻

［Data（昆布）］
◎分類：海藻類
◎科：コンブ科
◎旬：7～10月
◎エネルギー：羅臼昆布　138kcal／100g
◎保存：密封容器に入れて、乾燥した冷暗所

［ガンに効く成分］
カリウム
ヨード
食物繊維

海藻類に多く含まれるミネラルは、身体の成長や代謝に欠かせない栄養素であり、古来より風土病から日本人を守ってきました。近年では、海藻類の多糖体にガンの予防効果があることがわかり、見直されています。

海藻は欧米では食用にする習慣が少なく、英語では一般的に「Seaweed（海の雑草）」と呼ばれていましたが、近年のヘルシー志向から海藻を身体によい食材として食べる機会も増えており、「Sea Vegetable（海の野菜）」と呼んで重宝するようになっています。

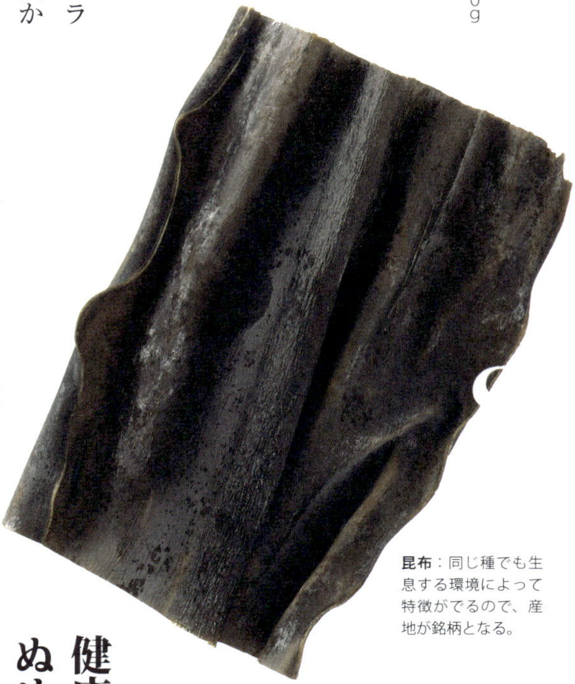

昆布：同じ種でも生息する環境によって特徴がでるので、産地が銘柄となる。

健康長寿の秘密は海藻にあり ぬめり成分フコイダンの免疫賦活パワーに期待

海藻の代表格である昆布には、カリウムやカルシウム、ヨード、鉄などのミネラル類が含まれています。

注目すべきは海藻類のなかでもヨードを豊富に含むこと。ヨードはヨウ素とも呼ばれ、甲状腺に集まって甲状腺ホルモンの材料となります。甲状腺ホルモンは、基礎代謝をさかんに

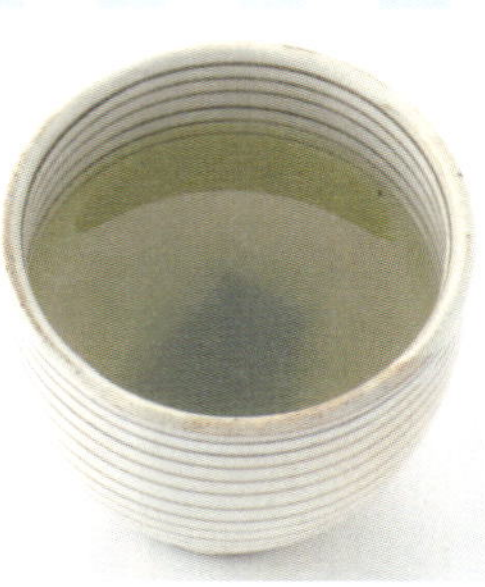

小さく切った根昆布を緑茶に入れて飲むのがおすすめ。さらに、やわらかくなった根こんぶも味わいながらいただきましょう。

する働きがあることから、ヨードはガンの治療食として評価されています。ただし、甲状腺ガンの方は、ヨードを多く含んだものをとってはいけません。

食物繊維のフコイダンやアルギン酸（水溶性）、セルロース（不溶性）も豊富で、コレステロールやナトリウムを吸着して体外に排泄させることもガン予防につながるものと考えられます。

ぬめり成分のフコイダンには血液中で免疫賦活《ふかつ》作用を発揮するインターフェロンを増やし、ガン予防に効果があると期待されています。しかも、ガン細胞にプログラミングされているガン自らが死滅する働き（アポトーシス）のスイッチを入れる作用も認められています。

さらに、カリウムがナトリウムの2倍も含まれていて、細胞内外のミネラルバランスを調整し、ガン化した細胞を正常化させることに役立ちます。

Pick up（品種・加工食品）

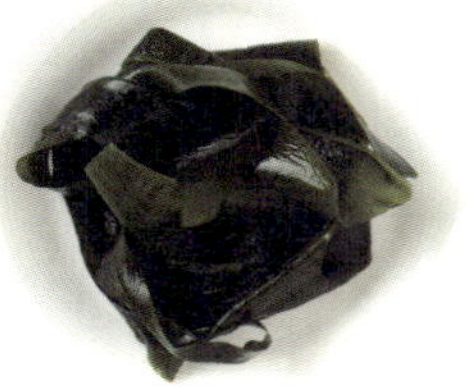

わかめ
昆布同様、各種ミネラル、ビタミン、食物繊維が豊富。また、色素成分のカロテンには抗酸化作用があり、コレステロールの酸化を防いで発ガンを抑制したり、動脈硬化を予防するなどの働きがある。

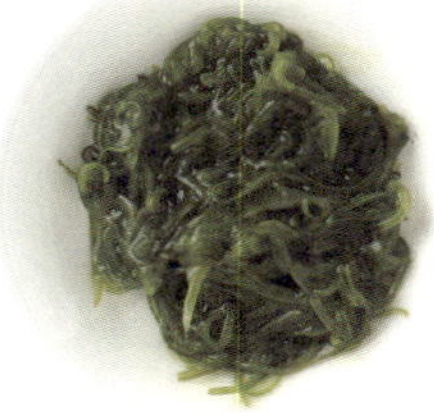

めかぶ
めかぶはわかめの根元（付着器）の上部にある帯状の螺旋《らせん》葉体といわれるもので、わかめの生殖機能部分。アルギン酸やフコイダンというぬめり成分である食物繊維や各種ミネラルを葉の数倍も多く含んでいる。

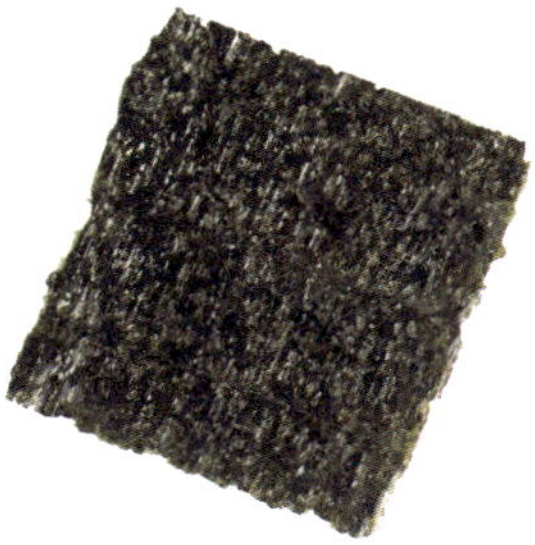

のり
食用とする海藻を漉《す》いて紙状に乾燥させた食品。食物繊維やビタミン類、タウリンが豊富。のりに不足している栄養素は大豆で補えるので、大豆食品と一緒に食べると効果的。

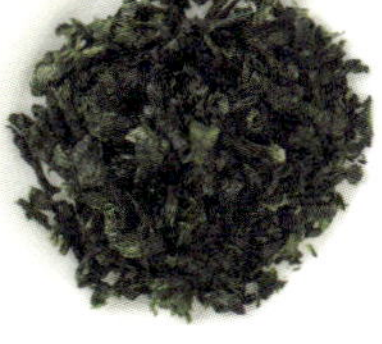

あおさ
鮮やかな緑が特徴的な海藻の一種。青のりやのりの佃煮の原料になる。生でも食べられるが乾燥状態で市販されているものが多い。風味が豊かでみそ汁や炊き込みごはんの具などに用いるとおいしい。

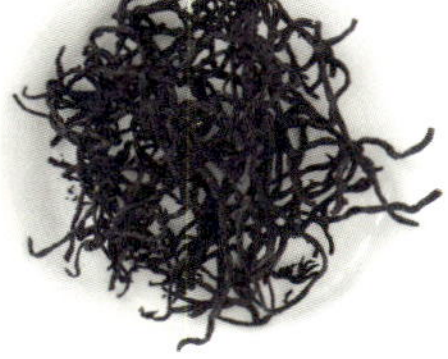

ひじき
褐色類の海藻。カロテノイドのひとつであるフコキサンチンは、ガン抑制作用が知られている。乾燥ひじきとして販売されることが多く、水で戻してからしょうゆと砂糖などで煮て食べる料理が知られている。

寒天
寒天の原料はテングサやオゴノリという紅藻類の海藻。成分のほとんどは食物繊維で腸内環境を整えてくれる。また、寒天に含まれる寒天オリゴ糖には抗酸化作用やガン抑制作用があることがわかってきている。

汁物

おぼろ昆布とかいわれの即席汁 6kcal 塩分 0.5g（1人当たり）

アツアツのだし汁を注ぐだけでできる手軽さがうれしい

［材料：2 人分］

おぼろ昆布……4g
かいわれ大根……10g
梅干し……少々
白すりごま……小さじ 1/2
だし汁……1 カップ
減塩しょうゆ……小さじ 1/3

［作り方］

1. 梅干しは包丁でたたいておく。かいわれ大根は根を切り、半分に切っておく。
2. 鍋にだし汁としょうゆを入れ温める。
3. 椀におぼろ昆布、白すりごまを入れて②を注ぎ、かいわれ大根、梅干しをそえる。

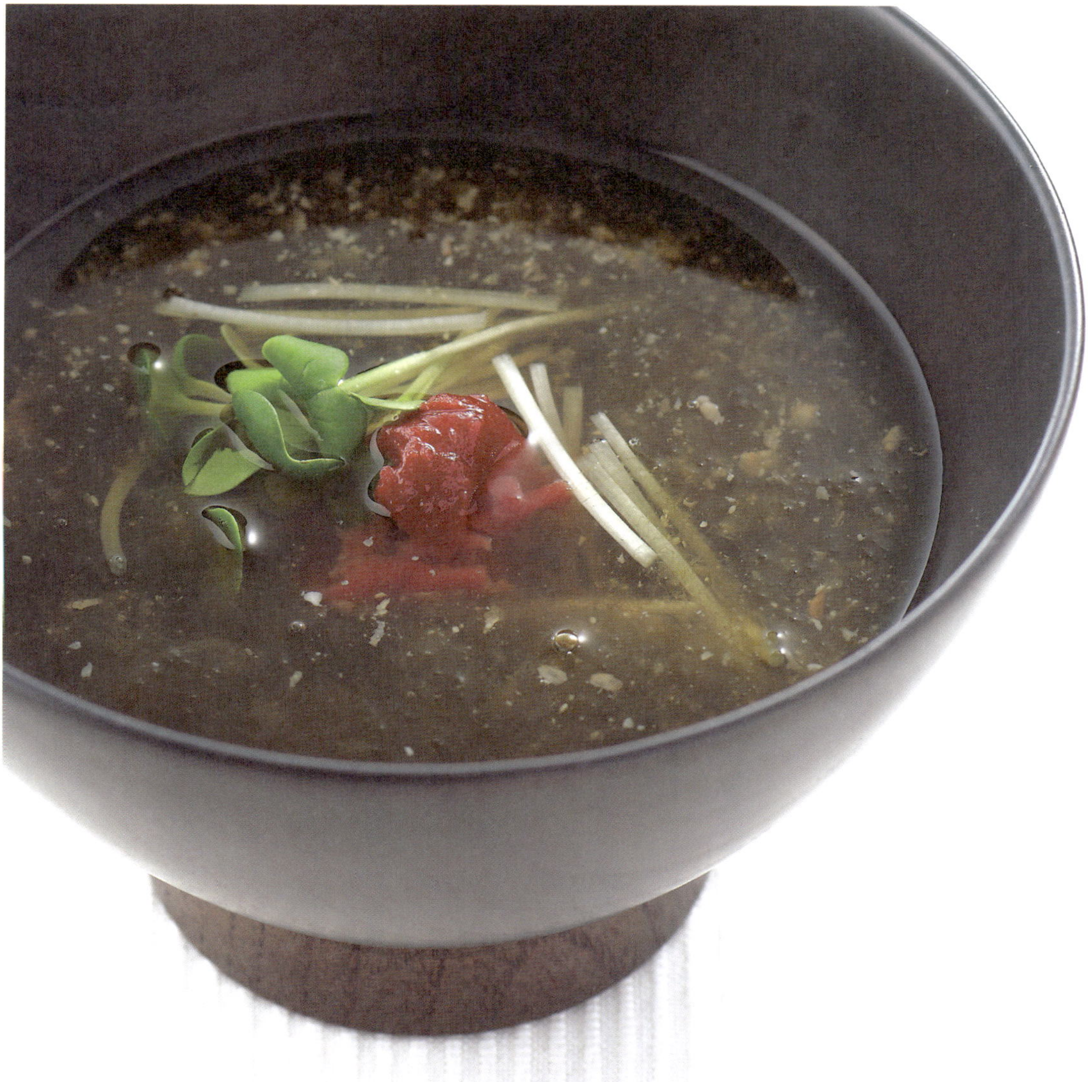

副菜

わかめとレタスの酢の物 しょうが風味

15kcal　塩分 0.2g（1人当たり）

しょうがの辛み成分が適度な刺激を与えて消化を助けてくれます

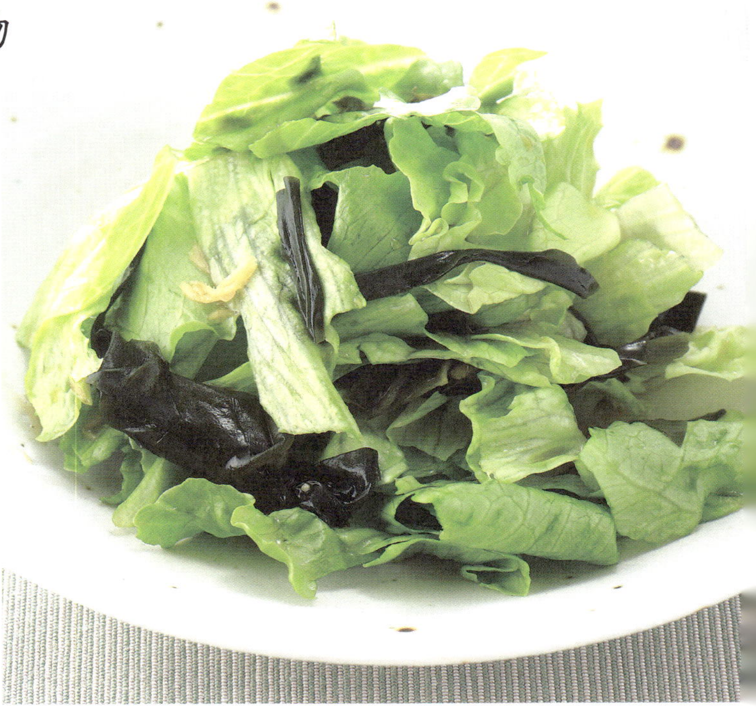

［材料：2 人分］

塩蔵わかめ……10g
レタス……5 ～ 6 枚
しょうが……1 かけ

A
減塩しょうゆ……小さじ 1 弱
酢……大さじ 1
はちみつ……小さじ 1/3 弱

［作り方］

1. わかめはもどして 3cm 幅に切る。レタスはひと口大にちぎる。しょうがはせん切りにする。
2. ①を A であえる。

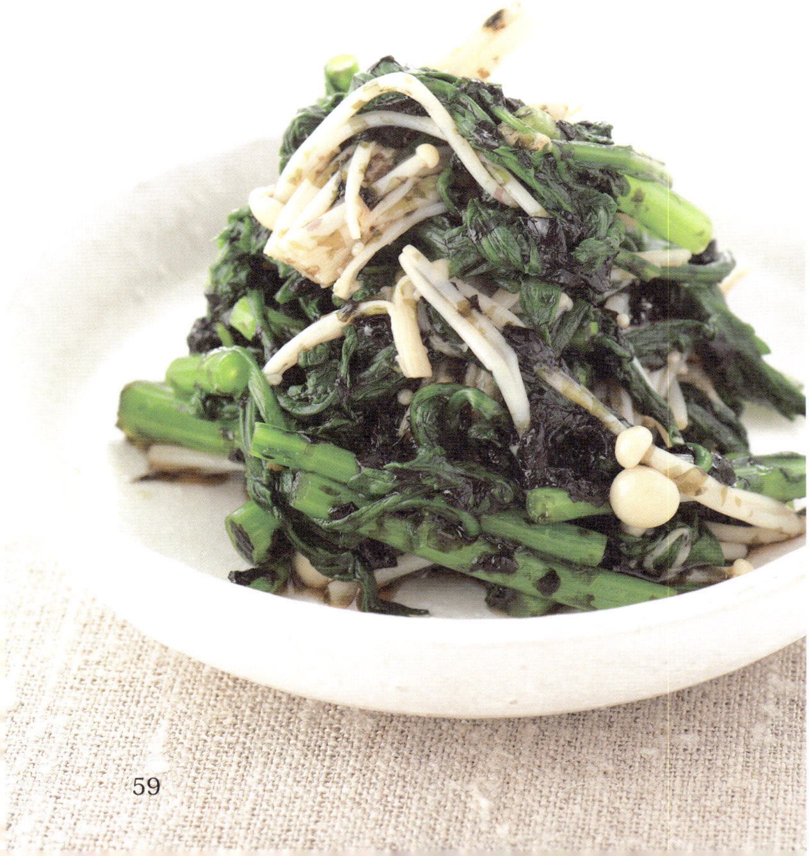

副菜

春菊の磯あえ

17kcal　塩分 0.2g（1人当たり）

のりの風味が春菊独特の苦みと絶妙にからみます

［材料：2 人分］

春菊……1/2 袋
えのきたけ……1/2 袋
だし汁……大さじ 2
減塩しょうゆ……小さじ 1 弱
焼きのり……1 枚

［作り方］

1. えのきたけは石づきを切り、長さを半分に切って沸騰した湯でさっとゆでる。春菊はゆでて水にとり、水気をよくしぼって 3 cm に切る。
2. ボウルにだし汁としょうゆを合わせ、焼きのりをちぎって入れておく。
3. ②に①を加えてあえる。

ガンを消す食材19

種実類

ごま・ナッツ

[Data(ごま)]
◎分類：種実類
◎科：ゴマ科
◎エネルギー：乾燥　578kcal／100g
いり　599kcal／100g
◎保存：密封容器に入れて乾燥した場所に保管

[ガンに効く成分]
ビタミンE
カリウム
ゴマリグナン

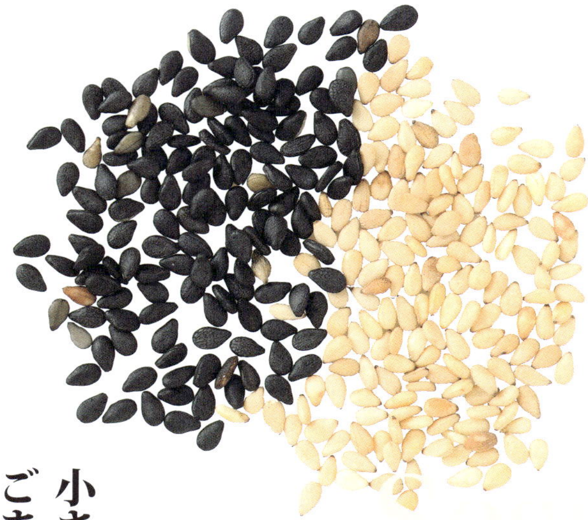

白ごま：含有油分が多く、ごま油としても利用される。
黒ごま：種皮にはポリフェノール色素を豊富に含んでいる。

小さくても栄養満点!! ごまの風味やナッツの食感を料理に取り入れよう

古来より「不老長寿の薬」として愛されているごまは、まさしく栄養の宝庫です。不飽和脂肪酸のリノール酸やオレイン酸をはじめ、ビタミンB群・Eやカルシウム、リン、カリウムなどのミネラル、さらには無機元素のマンガンやチタン、バリウムなどをバランスよく含んでいます。

種皮の色によって白ごま、黒ごま、金ごまなどに分けられますが、栄養成分にはほとんど差がありません。

ごまの成分のなかでも注目されるのが話題のゴマリグナンです。ゴマリグナンとは、ごまに含まれる脂溶性抗酸化物質の総称で、セサミン、セサミノール、セサモリンなどがあります。

とくにセサミンには強力な抗酸化作用があることが知られていて、細胞膜の脂質が酸化するのを防いで、細胞の老化やガン化から守ってくれます。

粒のまま食べると大半が消化されないので、すりごまやねりごまにして摂取するといいでしょう。また、ごま油は香り高く酸化しにくい油として高い利用価値を誇ります。

[ナッツ・種子類]
アーモンドやくるみなどのナッツ類やひまわりの種・かぼちゃの種・松の実などの種子類は、種類によって栄養成分は異なりますが、総じて植物性タンパク質やビタミン、カリウム、マグネシウム、カルシウム、鉄などのミネラル、食物繊維が豊富で栄養価の高い食品といえます。無塩のものを摂取しましょう。

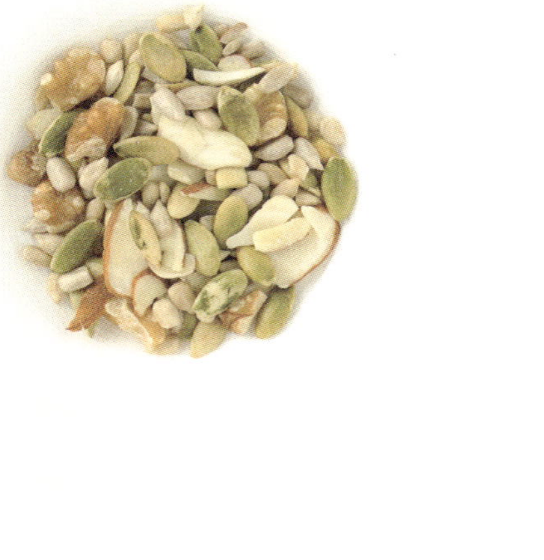

副菜

小松菜の黒ごまあえ

46kcal 塩分 0.1g（1人当たり）

黒すりごまの芳醇な香りが
小松菜とよく合います

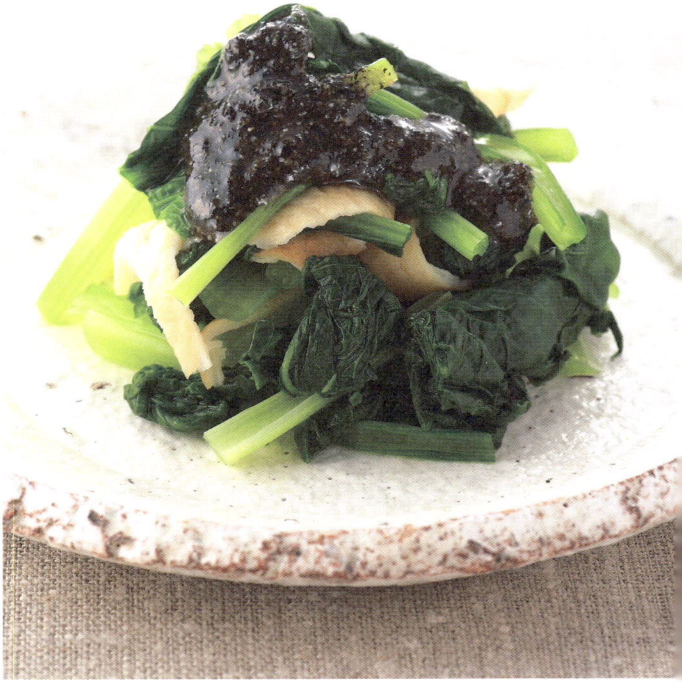

［材料：2人分］

小松菜……1/2袋
焼き麩《ふ》……5g

■ A

減塩しょうゆ……小さじ1/2
はちみつ……小さじ1
黒すりごま……小さじ2

［作り方］

1. 沸騰した湯で小松菜をゆでてざるにあげ、冷めたら水気をしぼって3cmに切る。
2. 水かぬるま湯で焼き麩をもどし、食べやすい大きさに切る。
3. ①と②を混ぜて器に盛り、Aを合わせたたれをかける。

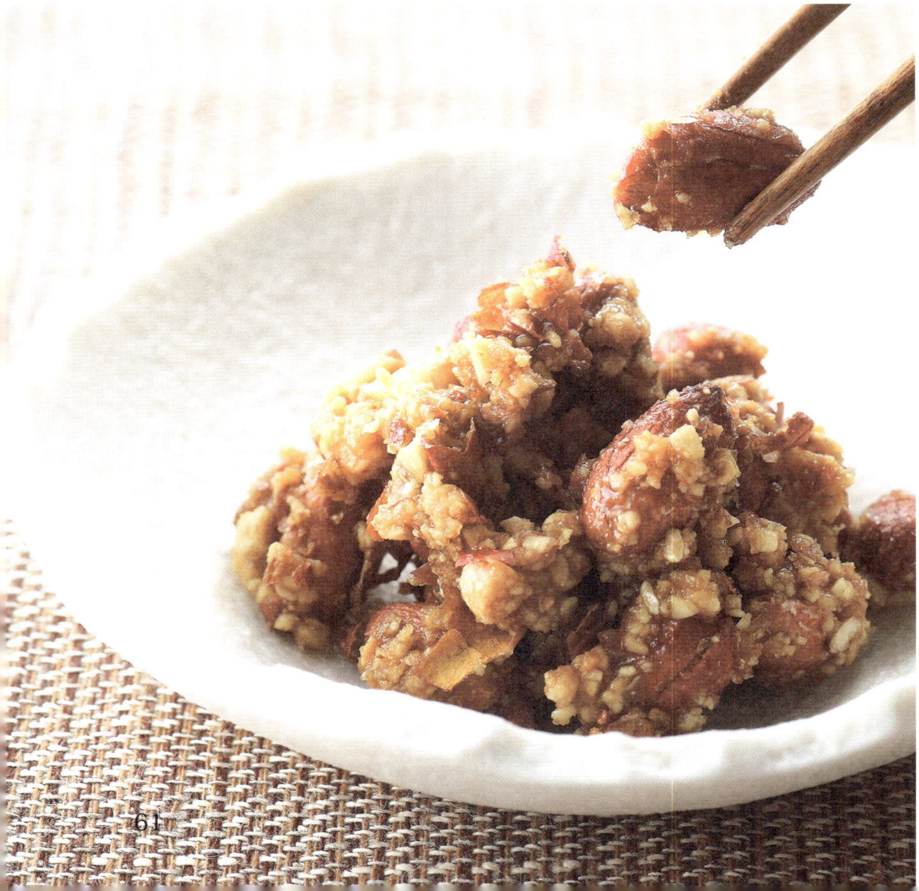

副菜

ピーナッツみそ

111kcal 塩分 0.2g（1人当たり）

香ばしいピーナッツと
甘い味噌の絶妙な組み合わせ

［材料：2人分］

皮つき落花生……大さじ3

■ A

みそ……小さじ1/2
はちみつ……小さじ1

［作り方］

1. 落花生は皮つきのまま半量を刻んでおく。
2. ボウルにAと①、残りの落花生を入れて混ぜる。…＊

＊他のナッツや小魚、ドライフルーツを加えても。

玄米・発芽玄米・胚芽米

[Data]
◎分類：穀類
◎科：イネ科
◎旬：新米　10～11月
◎エネルギー：玄米　165kcal／100g
発芽玄米　165kcal／100g
胚芽米　167kcal／100g
◎デザイナーフーズ：第2群
◎保存：直射日光を避け、できるだけ涼しい場所で保管

[ガンに効く成分]
食物繊維
リグナン
フィチン
ビタミンB_1
ビタミンE

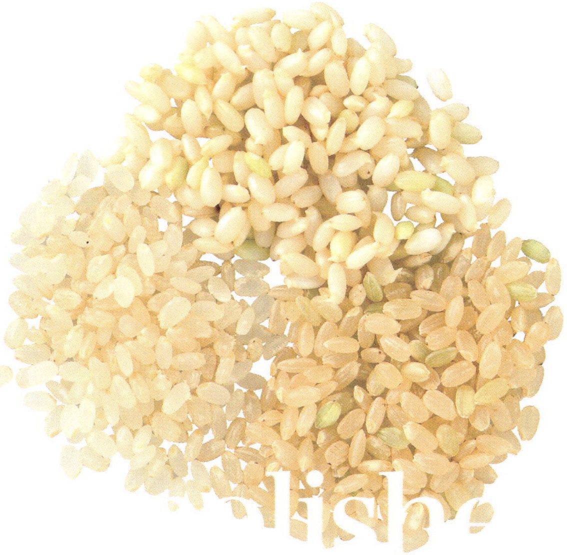

玄米（右下）：炊飯器で上手に炊けるものも出回っているが、圧力鍋があると便利。
発芽玄米（上）：発芽玄米としても売られているが、玄米から発芽させることもできる。
胚芽米（左下）：消化吸収もよく米を洗う必要もないので、手軽に食べることができておすすめ。

ガン食事療法における主食は栄養たっぷりの玄米がベスト

食事療法の基本として「玄米・菜食・乳酸菌」という3本柱を掲げていますが、玄米はそのうちの1番はじめにくる重要な食材です。

白米はぬかと胚芽を取り除いた胚乳という部分でほとんどがでんぷんです。消化吸収がよく食べやすいという点で一般的ですが、ガンに対する機能成分はほとんどありません。

重要な栄養成分がつまっているのは「芽」の部分、つまり「胚芽」なのです。

この胚芽を摂取するには、玄米を常食することをおすすめします。玄米は米のもみ殻だけを取り除いて種皮と胚芽を残したものですが、消化吸収が弱い人や炊きにくさ、味が苦手な人も多いかもしれません。どうしても苦手だという人は、種皮も取り除き、胚芽を残した胚芽米を食べるようにしましょう。

また、玄米を水に2～3日浸けておけば簡単に発芽玄米になります。発芽玄米にすると玄米よりもやわらかくて食べやすいというメリットがあります。

玄米には、食物繊維や抗酸化作用のあるリグナンやフィチン、ビタミンEやビタミンB群などが豊富に含まれています。

とくに代謝を正常に機能させるように働くビタミンB_1が豊富なことが、抗ガンにとって大切な役割のひとつであると考えています。ただし、農薬は胚芽部分に蓄積されやすいので、無農薬栽培であるか必ず確認するようにしましょう。

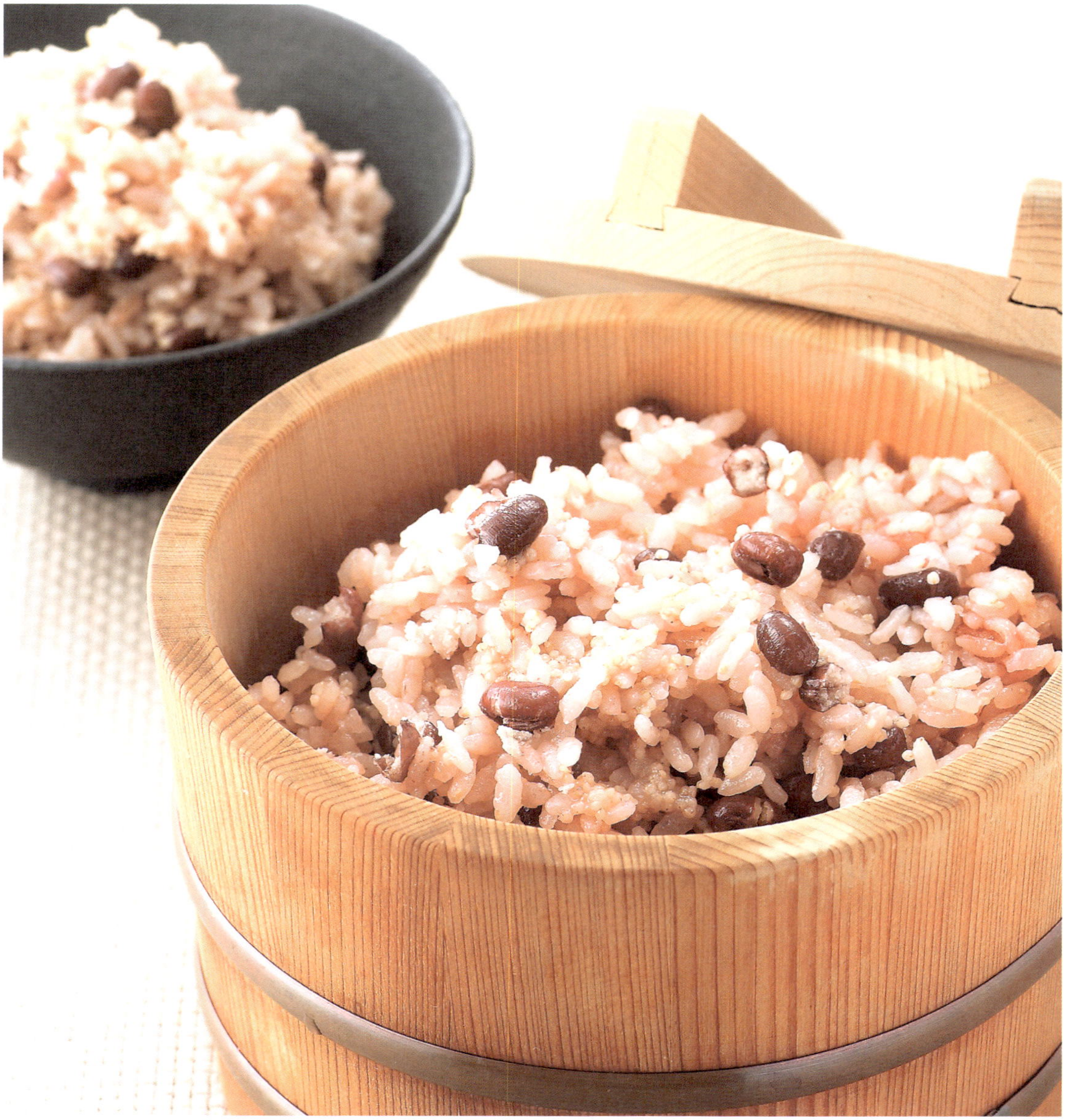

主 食

もち粟入り小豆ごはん 259kcal 塩分 0g（1人当たり）

もっちりしたお米の食感とふっくら小豆で贅沢な気持ちになれます

［材料：2人分］

胚芽米……2カップ

もち粟……45g

小豆……40g

［作り方］

1. 鍋に小豆と水をひたひたに入れて火をかけ、沸騰したらざるにあげ、ゆで汁はとっておく。再度鍋に水と小豆を入れ、やわらかくなるまでゆでる。もち粟は目の細かいざるに入れ、2～6時間水にひたしてアクをぬく。
2. 炊飯器に胚芽米ともち粟、①のゆで汁を入れ、足りないときは水をたし、普通の水加減にする。小豆を加え炊飯する。

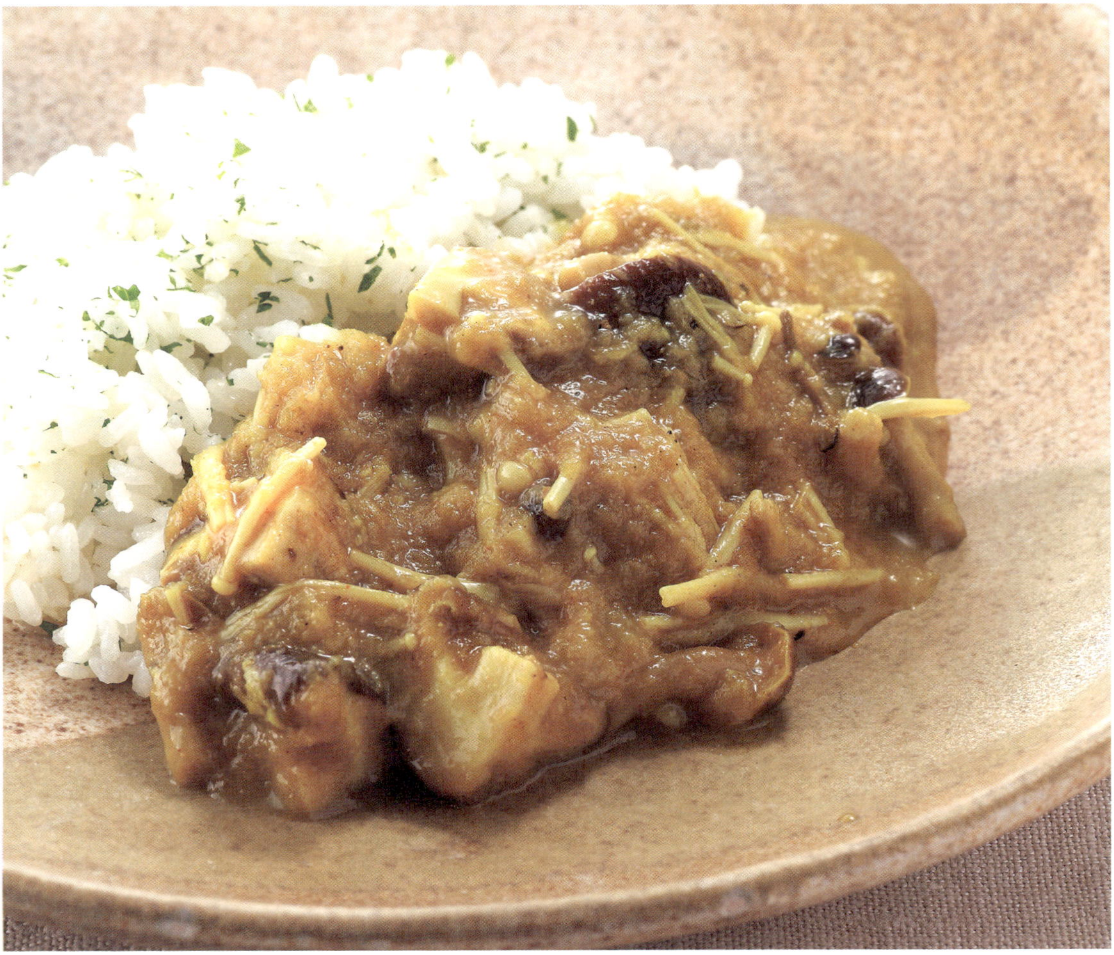

主食

きのこたっぷりカレー 264kcal 塩分 0.6g（1人当たり）

きのこの旨味が凝縮　ごはんとカレーの相性ばっちり

［材料：2人分］

しいたけ……2枚
しめじ……1/5パック
えのきたけ……1/5袋
ニンニク……1かけ
しょうが……5g
たまねぎ……1/2個
オリーブ油……小さじ1
はちみつ……少々
胚芽米ごはん……2膳分（250g）
パセリ……適宜

■A
塩……小さじ1/10
だし汁……1カップ
カレー粉……小さじ1と1/2
こしょう……少々

［作り方］

1. しいたけは軸をとり4等分にし、しめじは石づきを取り手でほぐす。えのきたけは石づきを取り、1.5cm長さに切る。
2. ニンニク、しょうが、たまねぎはすりおろす。
3. 鍋に油と②を入れ、たまねぎの甘みがでるまで弱火で炒める。さらに①を加え5～6分弱火で香りがでるまで炒める。
4. ③にAを加えて2～3分煮たら火を止め、はちみつを加えひと混ぜする。
5. ごはんにパセリを混ぜて盛りつけ、④をかける。

主食

健康いなりずし 392kcal 塩分 0.4g（1人当たり）

煮込んだ油揚げの旨味がごはんにしみわたっています

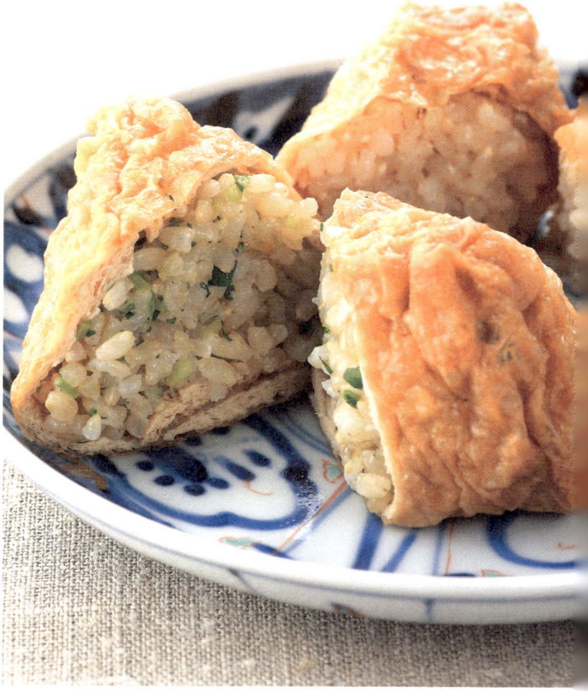

［材料：2 人分］

油揚げ……2 枚
発芽玄米ごはん……200g
酢……大さじ 2
三つ葉……3 本
はちみつ……小さじ 1/3

■ A
水…… 1 カップ
減塩しょうゆ……小さじ 2 弱
本みりん……大さじ 1

［作り方］

1. 油揚げは半分に切って袋状にさき、油抜きをする。三つ葉はみじん切りにする。
2. 鍋に A と油揚げを入れてふたをして 15 分煮る。汁が残っているようなら、ふたをはずして煮含める。粗熱が取れたらはちみつをからめる。
3. ごはんに酢を混ぜ、その半量には三つ葉を混ぜておく。…＊
4. にぎっておいたごはんを②につめる。

＊ごはんにひじきやごまを混ぜてもおいしい。

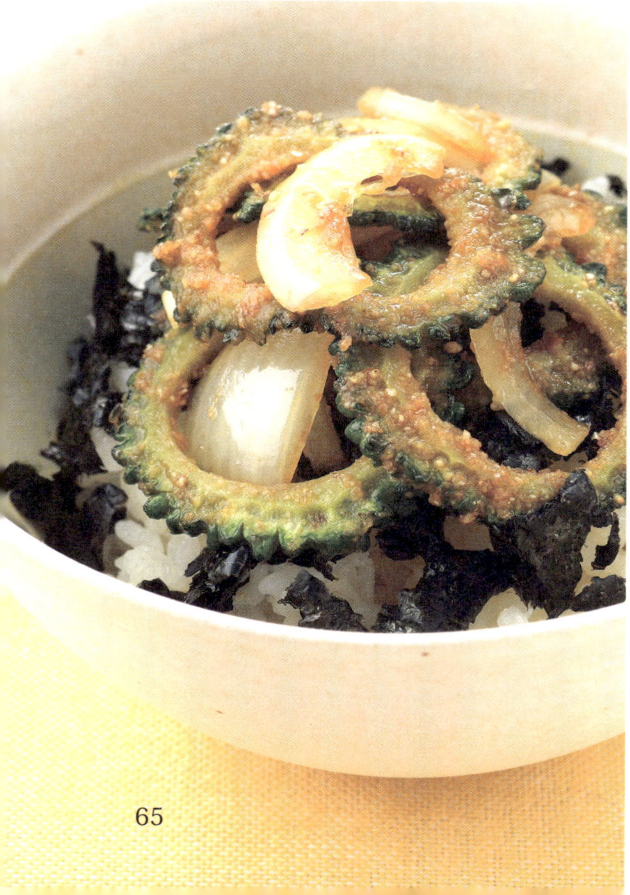

主食

ゴーヤ天丼 269kcal 塩分 0.2g（1人当たり）

ゴーヤの苦みも旨味に変わる
絶妙な味付けでごはんがすすみます

［材料：2 人分］

ゴーヤ……1/4 本
たまねぎ……1/4 個
焼きのり……1 枚
全粒粉……大さじ 1
ごま油……小さじ 1
胚芽米ごはん……2 膳（250g）

■ A
減塩しょうゆ……小さじ 1
本みりん……小さじ 1
水……大さじ 1

［作り方］

1. ゴーヤは縦半分に切って種を抜き、5mm 厚さに切る。たまねぎは薄切りにする。
2. フライパンにごま油を熱し、薄く粉をまぶしたゴーヤを弱火でじっくり焼く。粉をまぶしたたまねぎも加えて焼く。
3. ②の火を止めて A をからめ、ちぎった焼きのりをのせたごはんの上に盛る。

ガンを消す食材21

穀類

全粒粉

[Data]
◎分類：穀類
◎科：イネ科
◎エネルギー：328kcal／100g
◎デザイナーフーズ：第2群
◎保存：密閉容器に入れて湿気のない日陰に保管

［ガンに効く成分］
食物繊維
リグナン
フィチン
ビタミンB_1
ビタミンE

米でいうところの玄米に当たるのが、小麦粉でいえば全粒粉です。小麦粉は精白して胚乳だけになった小麦を粉にしたものですが、全粒粉は小麦の表皮、胚芽、胚乳のすべてを粉にしたものです。

全粒粉は不純物を含むために粉の色はやや茶褐色を帯びていますが、一般の小麦粉と比べてはるかに栄養価が高い点において評価されています。小麦の胚芽はバランスのとれた栄養価の高さから「食物の卵」と称されるほどです。ただし、農薬は胚芽部分の蓄積しやいすので必ずオーガニックのものを選ぶようにします。

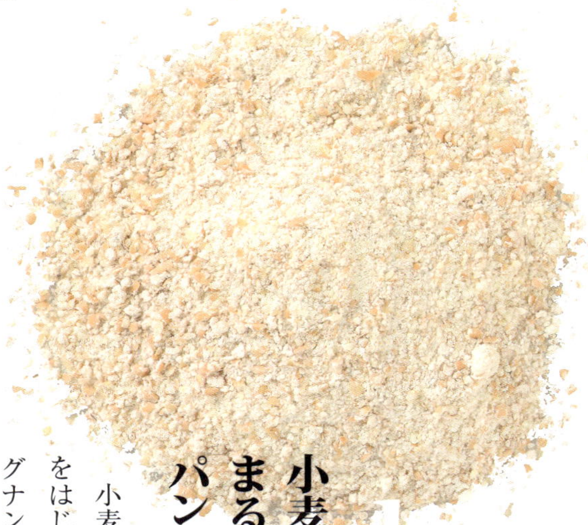

小麦の滋養はまるごといただくのがもっとも効果的 パンやパスタなどの加工品も全粒粉のものを

小麦の胚芽部分には食物繊維をはじめ、抗酸化作用があるリグナンやフィチン、ビタミンE、代謝の改善に働くビタミンB_1、その他カルシウムや鉄、マグネシウムなどのミネラル類を豊富に含んでいて、ガンへの効果を発揮します。また、全粒粉は血糖値の上昇がなだらかなので、ガンだけでなく糖尿病の予防や治療にもおすすめできます。

小麦からつくられるパンや麺、シリアルなども全粒粉が原料のものを選んでください。

玄米食を中心にしながらも、週に何回か全粒粉のパンや麺、シリアルなどを食べることで食事のバリエーションが広がります。ただし、パンや麺には塩分がありますので、メニューと調整しながら、塩分摂取量が増えないように注意しましょう。

Pick up（加工食品）

全粒粉パン

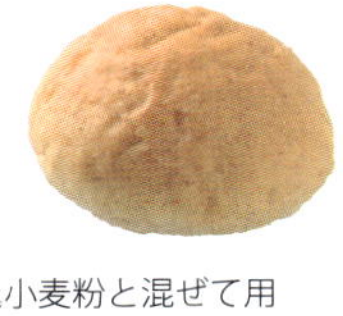

全粒粉を材料にして焼いたパン。グルテンの形成がよくないので、口当たりをよくするために精白した小麦粉と混ぜて用いられることもある。全粒粉の割合が多いものを選ぼう。

全粒粉スパゲティ

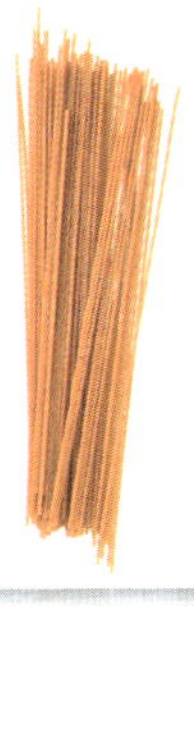

自然食品を扱う店などで購入することができる全粒粉スパゲティ。パスタはアルデンテが好まれるが、全粒粉スパゲティはパサパサした感じがあるため、汁をたっぷり吸わせてやわらかくしたほうがおいしい。

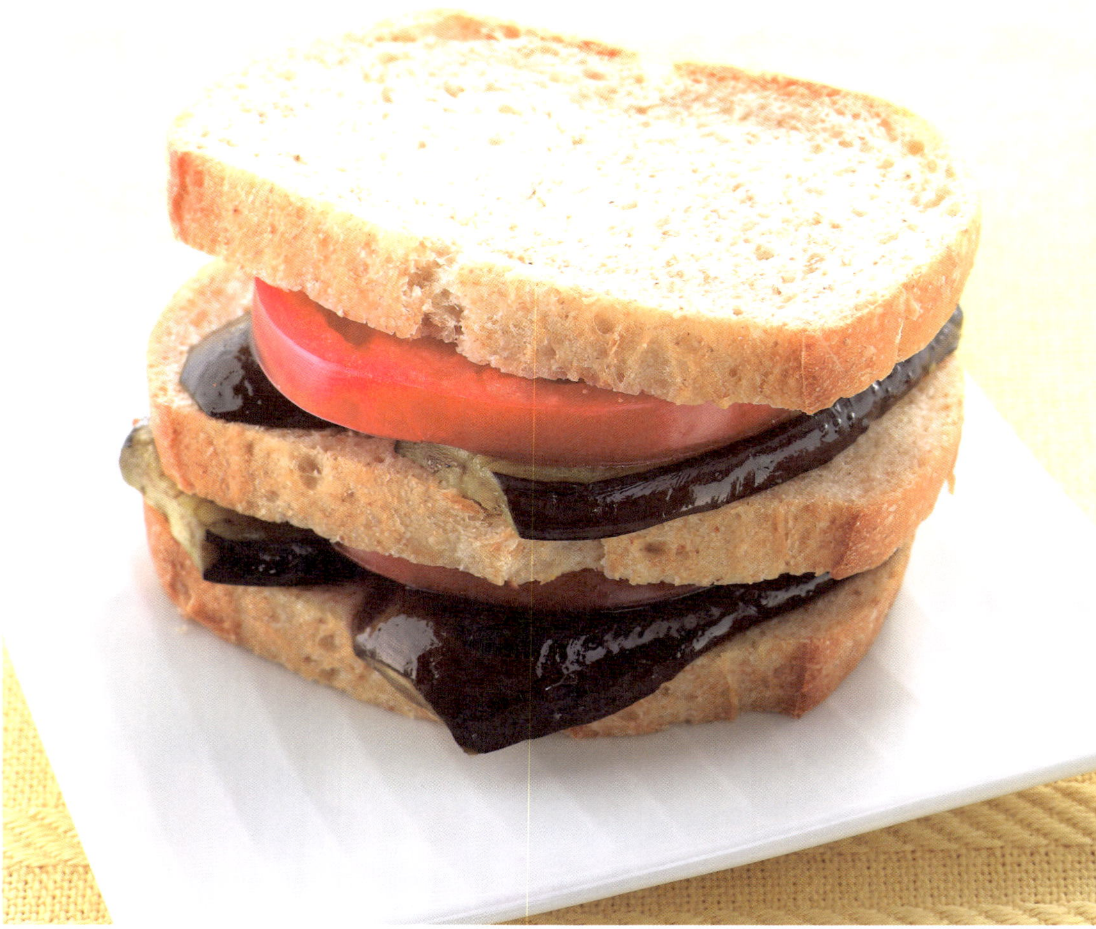

主 食

焼きなすとトマトのサンドウィッチ 203kcal 塩分 1.0g（1人当たり）

レモン汁とこしょうであえたアボカドやモッツァレラチーズをはさんでも

［材料：2人分］

胚芽パン……1cm6 枚（120g）
トマト……1 個
なす……2 本
ニンニク……1 かけ
オリーブ油……小さじ 1
塩……小さじ 1/10
こしょう……少々
粒マスタード……小さじ 1/2

［作り方］

1. なすはへたを切り、縦に 4 枚に切る。トマトはへたをとり、横に 1 cm 幅の輪切りにする。
2. フライパンに油とつぶしたニンニクを入れて熱し、なすを入れ、塩、こしょうをして両面を焼く。
3. パンに粒マスタードをぬり、②とトマトをはさみ、好みで食べやすい大きさに切る。…＊

＊パン（60g）のエネルギーと塩分　食パン（6 枚切り 1 枚）158kcal　塩分 0.8g ／フランスパン 167kcal　塩分 1.0g ／ライ麦パン 158kcal　塩分 0.7g ／ぶどうパン 161kcal　塩分 0.6g ／ロールパン 167kcal　塩分 0.7g ／

主 食

あさりの全粒粉スパゲティ　337kcal　塩分 0.6g（1人当たり）

あさりのだしをたっぷり吸い込んだパスタは文句なしにおいしい

［材料：2 人分］

スパゲティ（乾）……140g
あさり……殻付 300 g
しめじ……1/2 パック
たまねぎ……1/2 個
ニンニク……2 かけ
オリーブ油……小さじ 1
たかの爪輪切り……4 つ
酒……大さじ 2
こしょう……少々
パセリ……適宜

［作り方］

1. あさりは砂抜き（バットに並べ 3%の塩水につけアルミホイルをかぶせて暗い所に置く）し、流水で洗っておく。しめじは石づきを取ってほぐしておく。たまねぎ、ニンニクは薄切りにする。パセリはみじん切りにする。…＊
2. スパゲティをゆでる。
3. フライパンに油とニンニクを入れて熱し、たまねぎ、しめじを入れて炒める。たかの爪を加えてひと混ぜしたら、あさりと酒を加え、ふたをして蒸し焼きにする。殻が開いたら半量は殻をはずしておく。
4. ③に②を加え、こしょうをふってさっと混ぜる。
5. 器に盛り、パセリをちらす。

＊春にはしめじの代わりにセロリでも。

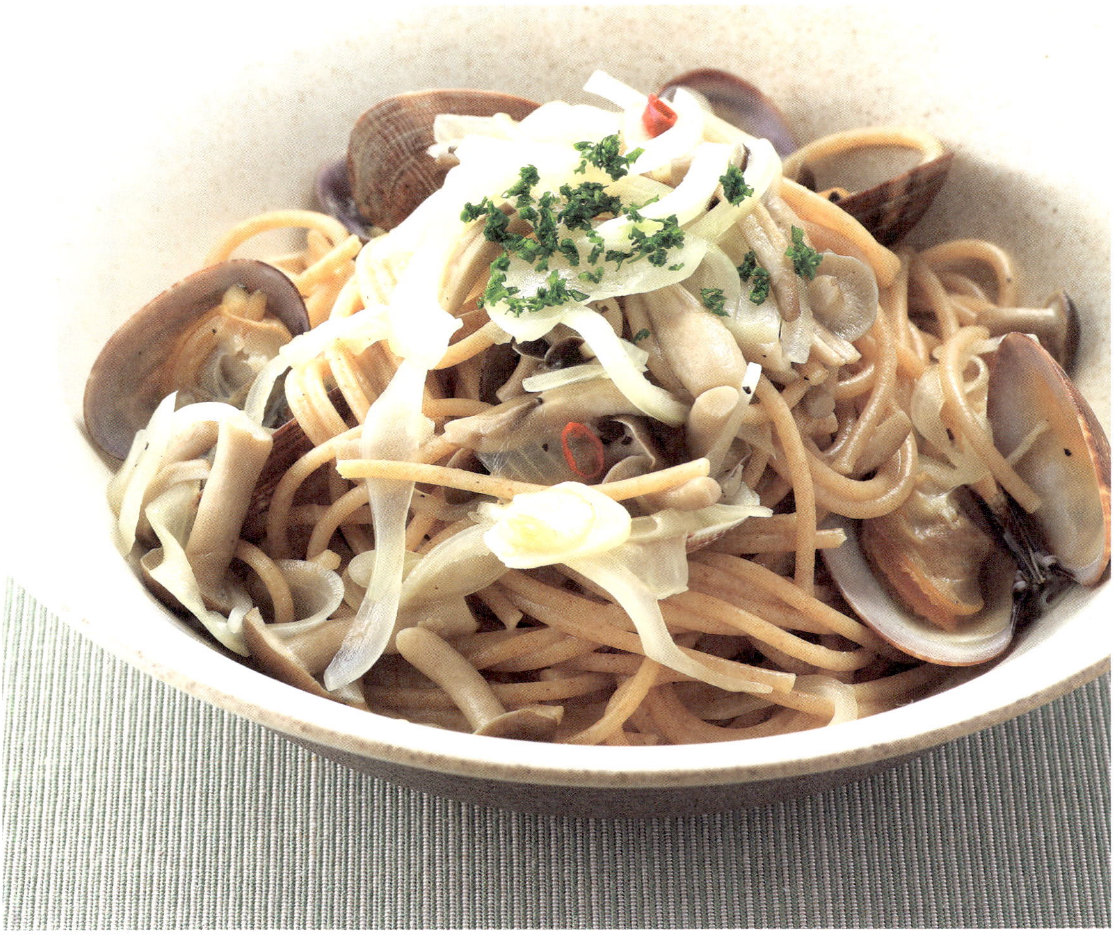

主食

しいたけ入りのあったかつけそば

323kcal　塩分 0.7g（1人当たり）

そばを温めて
熱盛りにアレンジしても GOOD

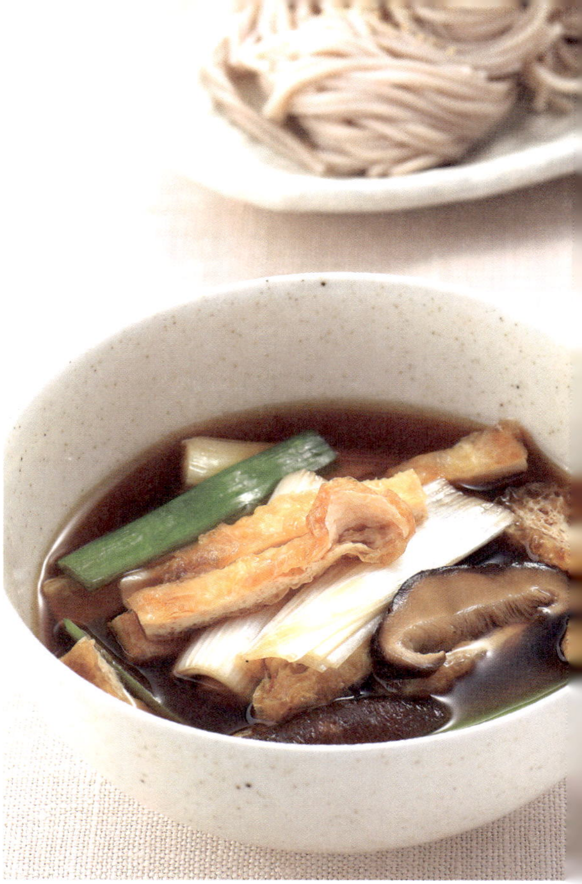

［材料：2 人分］

そば（乾）……140g
油揚げ……1/2 枚
しいたけ……2 枚
長ねぎ……1/2 本

■ A

減塩しょうゆ……小さじ 2
だし汁……1 カップ弱
本みりん……大さじ 1

■薬味

白すりごま……小さじ 1/2
しょうが……1 かけ

［作り方］

1. 油揚げは油抜きし、厚さを半分に切ってから 1 cm 幅に切る。しいたけは薄切り、ねぎは 4 cm 幅に切り、2 つ割りにする。…＊
2. そばをゆでる。
3. A を鍋に入れて火にかけ、しいたけと油揚げを加え 5 〜 6 分煮る。最後にねぎを加えて火を止める。
4. 薬味を入れた③の汁にそばをつけて食べる。…＊＊

＊しいたけを干ししいたけにすると違った旨味が楽しめる。
＊＊つけて食べる方が口に入る塩分量が少なくなる。

※そばは、そばの実をひいた粉からつくられる麺類。全粒粉ではありませんが、ガン食事療法においても有効とされる食材です。

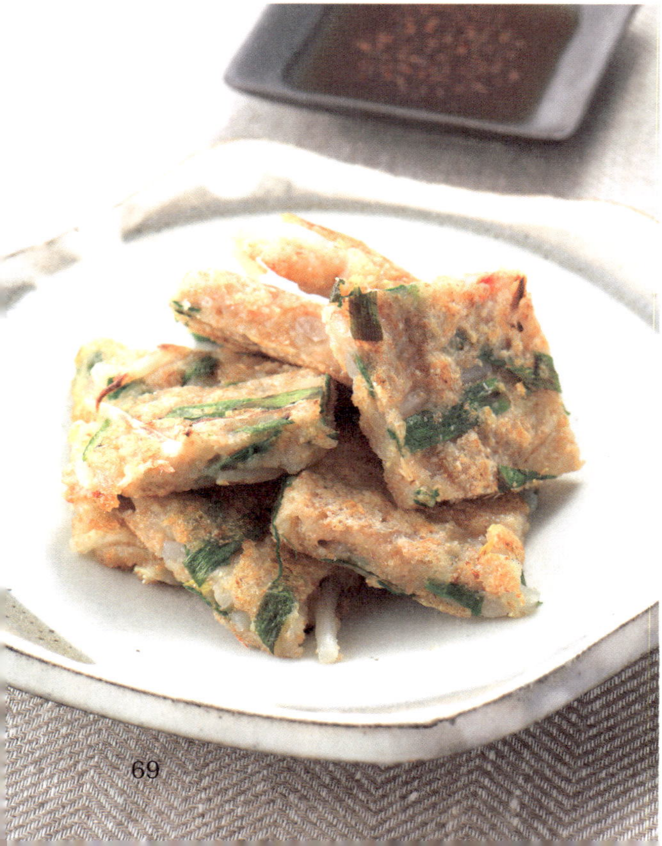

副菜

じゃがいもチヂミ

210kcal　塩分 0.2g（1人当たり）

もっちり生地の秘密は
じゃがいものすりおろしにあり

［材料：2 人分］

じゃがいも……小 2 個
ニラ……4 本
ごま油……大さじ 1/2

■ A

全粒粉……1/2 カップ強
水……1/2 カップ弱
もやし……60g
さくらえび……大さじ 1

■たれ

減塩しょうゆ……小さじ 1/2
酢……大さじ 1
一味唐辛子……適宜

［作り方］

1. ニラは 3cm に切り、じゃがいもはすりおろす。
2. ボウルに①と A を混ぜ合わせる。
3. フライパンにごま油を熱し、②を薄くのばす。ふたをして弱火で焼き、焼き色がついたら裏返して同様に焼く。
4. ③を切り分け、合わせたたれをつけていただく。

ガンを消す食材22

卵類

[Data]
◎分類：卵類
◎エネルギー：鶏卵　151kcal／100g
　　　　　　　うずら卵　179kcal／100g
◎保存：とがったほうを下にして、10℃以下の冷蔵庫。ドアの開閉による温度変化の影響を受けにくい場所に保管

たまご

重要な栄養素をバランスよく含む『完全食品』質のよい新鮮なものを1日1個まで

[ガンに効く成分]
ビタミンB群
ビタミンA（レチノール）
シスチン
ヒスチジン

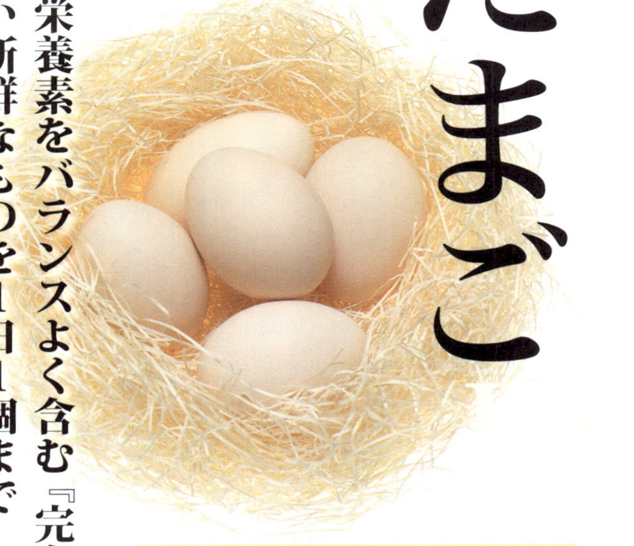

鶏卵には体内で合成できないために食べ物から摂取する必要がある必須アミノ酸9種がバランスよく含まれています。

また、カルシウムや鉄分、リンなどの各種ミネラルやビタミンに富んでおり、ビタミンC以外の重要な栄養素をすべて含むために『完全食品』としてみなされています。

そのため、主食＋野菜・果物・卵・牛乳のみを食べる「オボ・ラクトヴェジタリアン」（卵と乳製品は食す菜食主義者）は健康的な食生活の典型としてあげられることもあります。

卵黄にはコレステロールや鉄、ビタミンB群のほか、植物性由来のものよりも吸収性のいい抗酸化ビタミンのひとつであるビタミンA（レチノール）が豊富に含まれていて、皮膚・粘液の代謝や免疫力の向上に役立ちます。

また、卵白のタンパク質には殺菌力や抗酸化活性が備わっていると認められてきています。将来「ひよこ」になる卵子（卵黄部）が細菌に感染したり、変性される危険から守るためです。この卵白のタンパク質を構成するアルブミンには、シスチンやヒスチジンといった抗酸化アミノ酸が含まれていて、リノール酸の酸化を抑えたり、強力な活性酵素の働きを促進させるのに役立ちます。

これらの機能はすべてガン予防において重要な働きといえます。

とくに、卵を加熱すると抗酸化活性が増大することが知られていて、半熟状態をいただく温泉卵やオムレツ、玉子とじなどの食べ方は効果的です。

ただし、卵1個につきコレステロールが約250㎎含まれていて、これは成人における1日の必要量500㎎の半分にも当たります。コレステロールの多さやアレルギーへの懸念により敬遠されがちですが、本来は栄養バランスにすぐれた食品で適量の摂取は心配ありません。

摂取量は1日に1個までとし、ブロイラーではなく平飼いで育った鶏の卵など、質のいいものを選ぶようにしてください。

Pick up（加工食品）

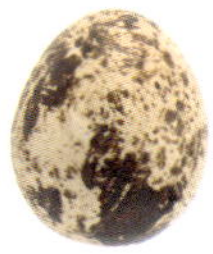

うずらの卵
栄養成分だけを比較すれば鉄、銅、脂質、ビタミンA（レチノール）、ビタミンB_2とも鶏卵よりも多い。そばつゆに加えたり、納豆と一緒に食べるなどで食卓に加えるとよい。

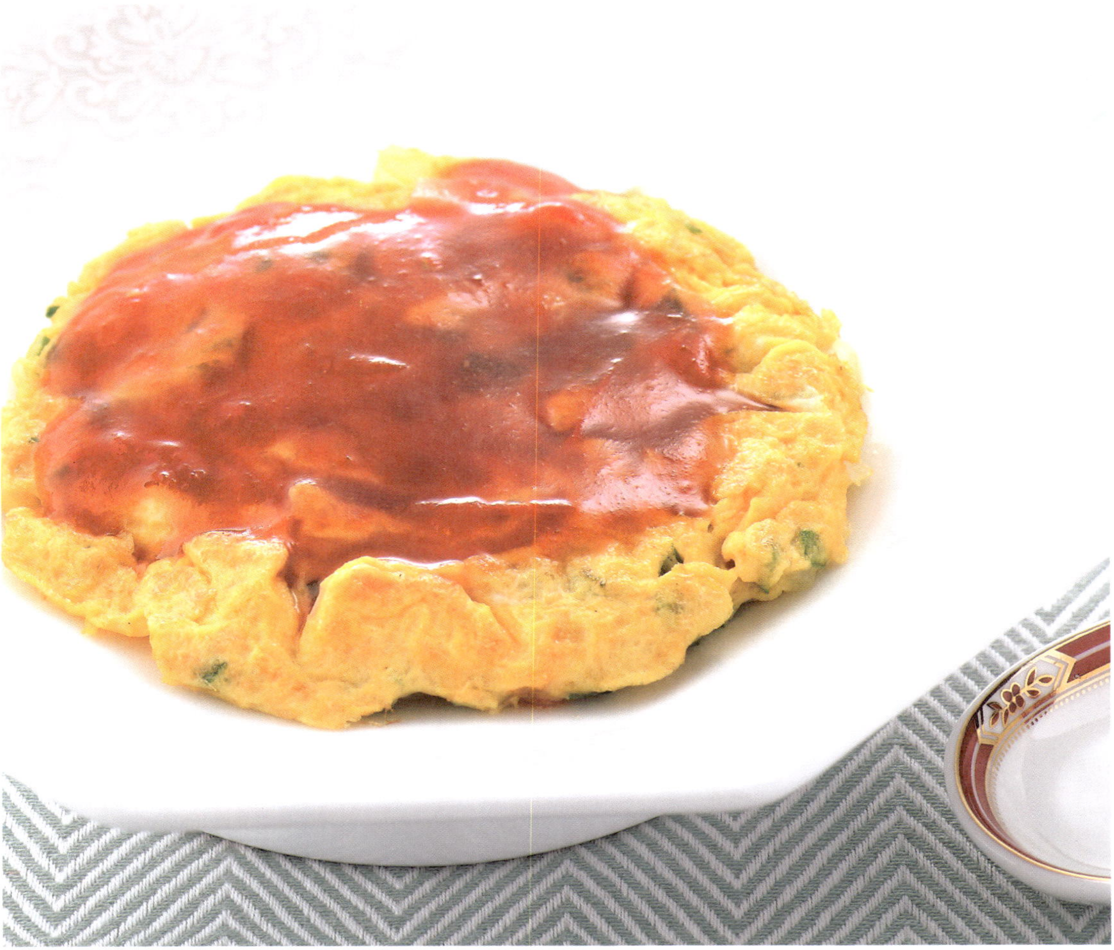

主 菜

ニラ玉の甘酢あんかけ 120kcal 塩分 0.4g（1人当たり）

ケチャップを使わなくてもコクのあるとろ〜りあんがつくれます

［材料：2人分］

卵……2個
ニラ……3本
たまねぎ……1/8個
こしょう……少々
トマト……1/8個
ごま油……小さじ1

■A
減塩しょうゆ……小さじ2/3
酢……小さじ1
砂糖（洗双糖）……小さじ1
片栗粉……小さじ1/3
水……小さじ2

［作り方］

1. ボウルに卵を割りほぐす。ニラとたまねぎをみじん切りにして加え、こしょうをふり、よく混ぜる。
2. トマトはすりおろし、Aと混ぜておく。…＊
3. フライパンに油を熱し、①を入れてふんわりと焼き、器に盛る。
4. 同じフライパンに②を入れ、とろみがついたら③にかける。

＊トマトは粗みじん切りにしても OK。

副菜

茶碗蒸し

57kcal　塩分 0.8g（1人当たり）

ツルンとしたなめらかな口当たりで上品な仕上がりです

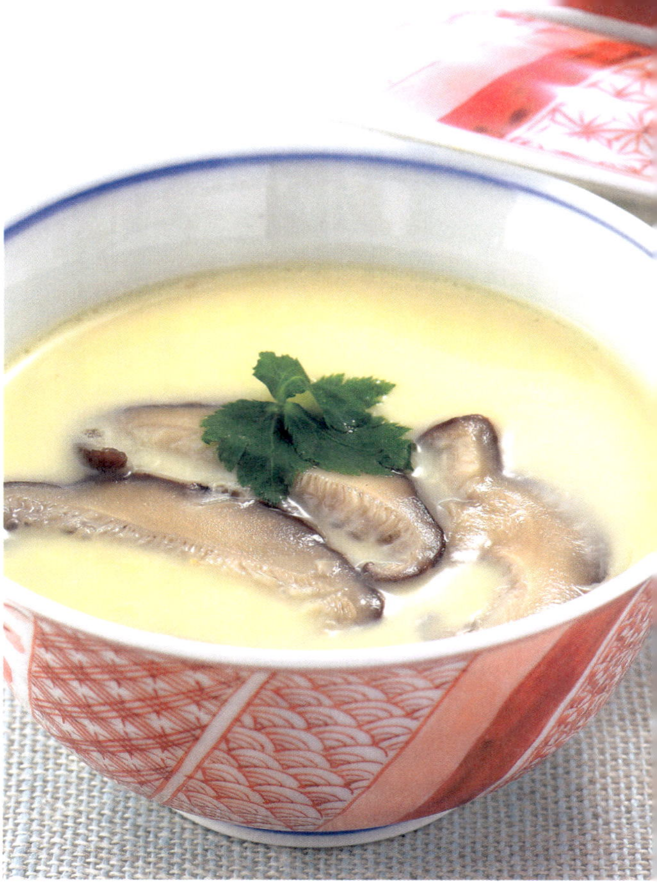

［材料：2人分］

卵……1個
しばえび……2個
しいたけ……1枚
三つ葉……2本

■A
だし汁……1カップ
塩……小さじ 1/10
減塩しょうゆ……小さじ 1/6
酒……小さじ 1

［作り方］

1. ボウルに卵を割りほぐし、A を加えて泡立てないように混ぜ、こし器でこす。…＊
2. えびは酒をからめ水分をふく。しいたけは薄切り、三つ葉は 2cm に切る。
3. 器にえびとしいたけを入れて①を注ぎ、ふたかラップをして蒸気のあがった蒸し器に入れ、蒸し器のふたをきって（少しずらして）弱火で 10 分～ 12 分蒸し、三つ葉を飾る。

＊①に青のりを混ぜてもおいしい。

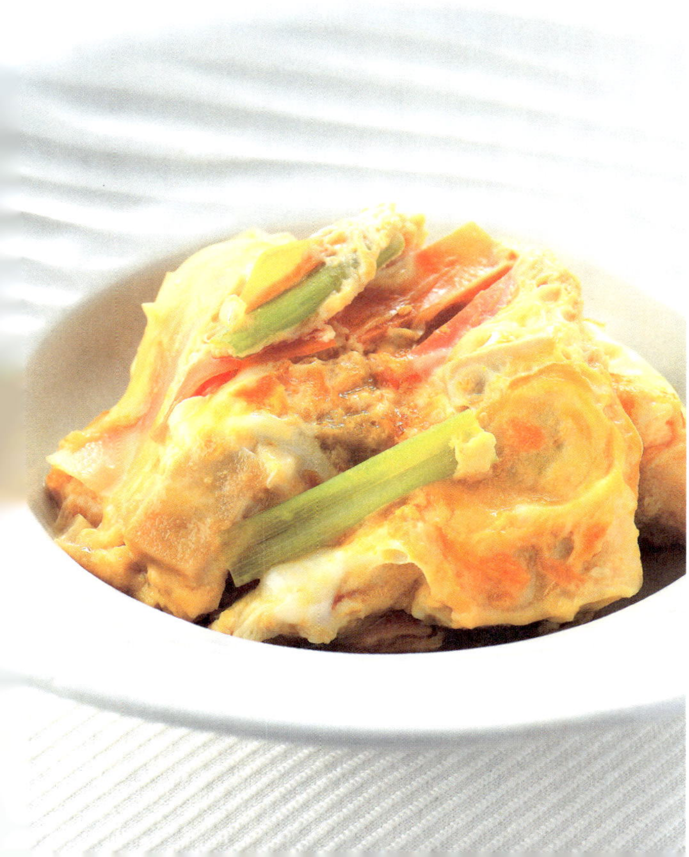

主菜

凍り豆腐と野菜のたまごとじ

151kcal　塩分 0.7g（1人当たり）

卵の火加減は好みに合わせて召しあがれ！

［材料：2人分］

凍り豆腐……1個
にんじん……3cm
長ねぎ……1/2 本
卵……2個

■A
だし汁……3/4 カップ
減塩しょうゆ……大さじ 1/2
本みりん……大さじ 1/2

［作り方］

1. にんじんは短冊切り、ねぎは長さ 4cm に切り2つ割りにする。凍り豆腐は水かぬるま湯でもどし、短冊切りにする。
2. 鍋に A とにんじん、ねぎ、凍り豆腐を入れふたをして 5 分煮、卵を割りほぐしてまわし入れ、ふたをして1分煮る。火を止めて3分蒸らす。…＊

＊ A にしょうが汁を加えても OK。焼きのりや万能ねぎを仕上げに加えてもおいしい。

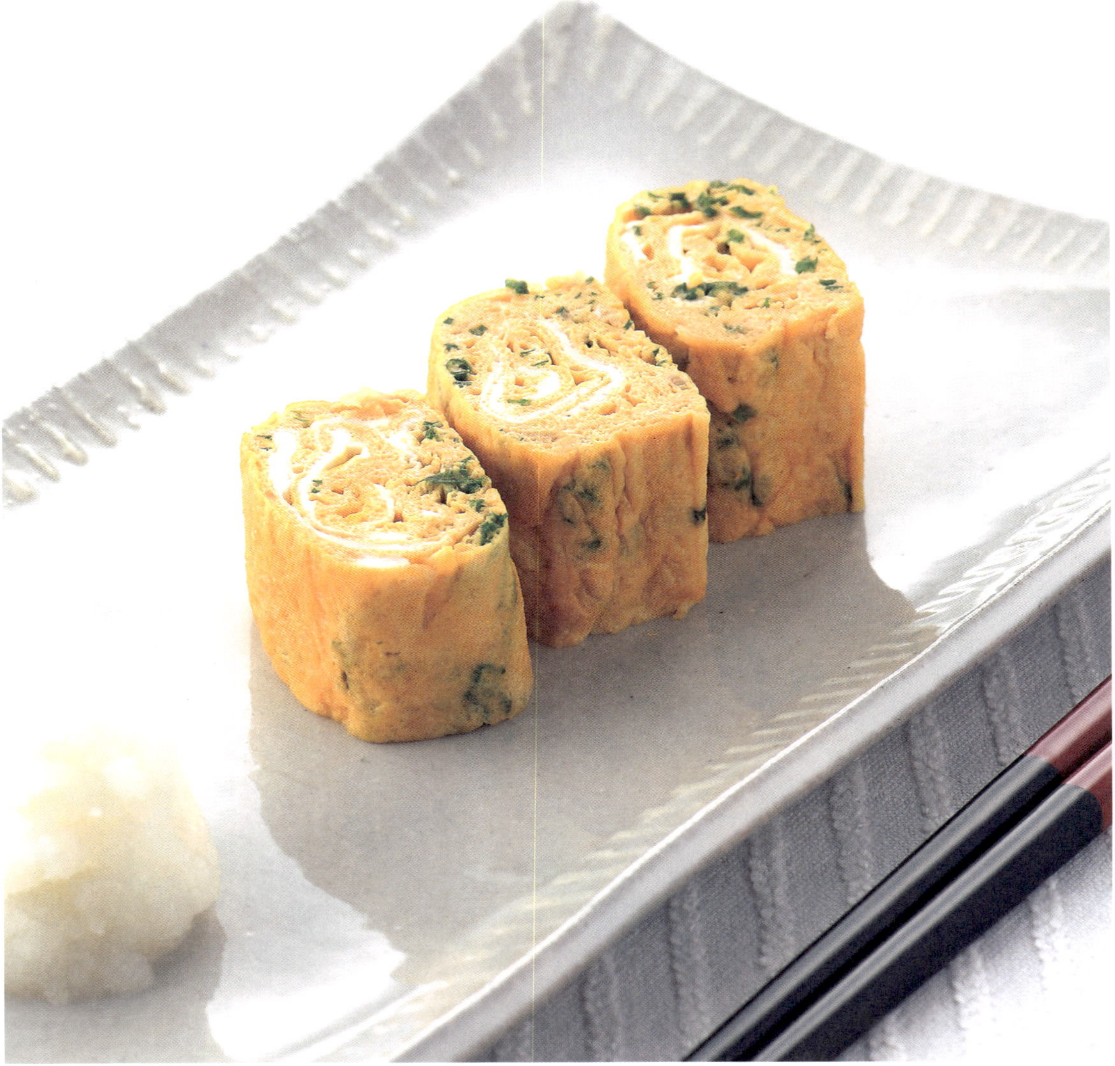

主菜

だし巻きたまご

95kcal 塩分 0.3g（1 人当たり）

定番だし巻きたまごにねぎとしょうがを加えて風味をアップ

［材料：2 人分］

卵……2 個

こねぎ……2 本

しょうが……1/2 かけ

ごま油……小さじ 1/2

■ A

減塩しょうゆ……小さじ 1/2

だし汁または水……大さじ 1

［作り方］

1. こねぎは小口切りにし、しょうがはせん切りにする。…＊
2. ボウルに卵を割り入れて、切るように溶き、①と A を加え混ぜる。
3. フライパンに油を熱し、②の 1/3 量を入れ手前に巻いてくる。むこうに寄せ、2 回繰り返す。
4. 巻きすにとり、形をととのえて切り分ける。

＊ねぎやしょうがを加えることで塩分を抑えられる。

魚・貝
白身魚・青背の魚

[Data（サケ）]
◎分類：魚類
◎科：サケ科
◎旬：6～8月、9～10月
◎エネルギー：シロサケ　133kcal／100g
◎保存：ラップをかけて冷蔵庫のチルド室。冷凍もOK

[ガンに効く成分]
アスタキサンチン（サケ）
EPA（青背魚）
DHA（青背魚）
タウリン
亜鉛

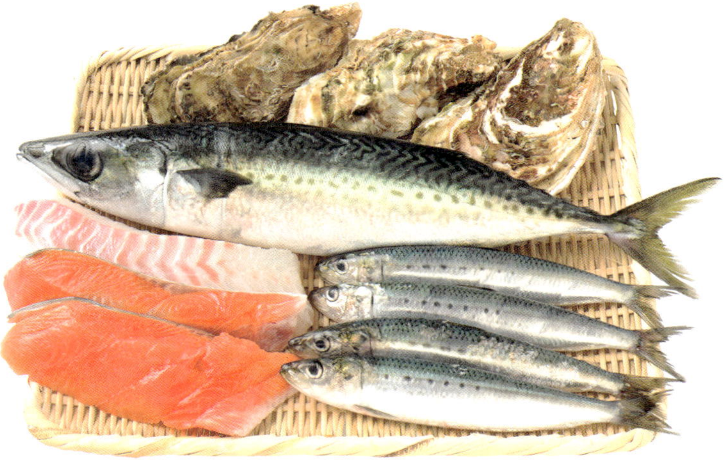

[白身魚]　魚介類といっても何でも食べていいわけではありません。マグロやカツオなどの赤身の魚は避けるのが無難です。

これは赤身の魚にはミオグロビンやヘモグロビンが多く、酸化しやすいということがあります。健康状態のいい人には問題ありませんが、デリケートな時期にあるガン患者さんにはおすすめできません。酸化もガンの原因のひとつになるからです。

それに対してカレイやヒラメ、タイ、タラ、サケなどの白身の魚は比較的安定しているので、おすすめできます。

とくにサケの身のピンク色はアスタキサンチンという色素成分で、強力な抗酸化作用があって抗ガンに役立ちます。

また、魚の内臓にはさまざまなミネラルや酵素、代謝物質が豊富に含まれているので内臓ごと食べられる魚は丸ごと食べるのがバランスのとれた食べ方といえます。

Pick up

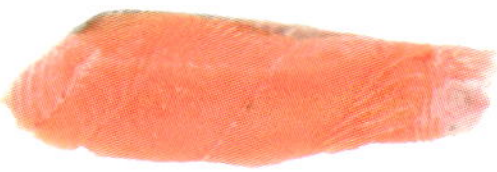

サケ
サケの色素成分アスタキサンチンはカロテノイド系の色素成分で、抗ガン作用や抗酸化作用、免疫強化などにつながるほか、脳血管関門を通過することもできるので認知症予防にも効果があることが知られています。

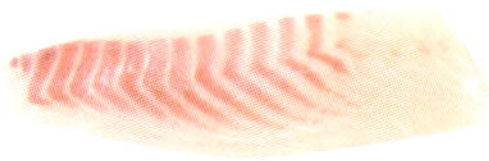

鯛
鯛は脂質が少ないわりに旨味のある魚で、タンパク質やビタミンB_1が多く含まれ、ほかにもタウリン、ナイアシン、ビタミンB_2、カリウム、EPA、DHAなどが含まれています。

動物性タンパク質は魚・貝を中心にとる
ただし、通常の半量程度に控えよう

[Data（イワシ）]
◎分類：魚類
◎科：ニシン科（マイワシ・ウルメイワシ）
　カタクチイワシ科（カタクチイワシ）
◎旬：5～8月
◎エネルギー：マイワシ　217kcal／100g
◎保存：鮮度落ちが早いのでその日のうちに食べるようにする

［青背魚］　イワシ、アジ、サンマ、サバなどの青背魚と呼ばれる魚もおすすめです。魚に含まれる脂肪は血中コレステロールを減らし、動脈硬化を防ぐように働く不飽和脂肪酸です。とくに青背魚に含まれるEPA（エイコサペンタエン酸）とDHA（ドコサヘキサエン酸）という不飽和脂肪酸は抹消の血液循環をよくするので、免疫に関わる細胞が全身において働きやすくなります。

ただし、脂肪には変わりありませんので口にするのは少量（普段食べる量の半分程度が目安）にとどめ、血合い肉の部分も赤身魚同様、酸化しやすいミオグロビンやヘモグロビンが多いので避けましょう。

Pick up

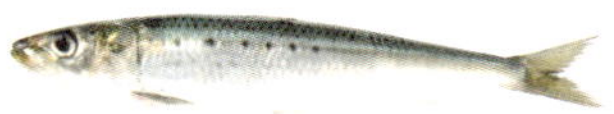

イワシ
EPAの含有量はトップクラスで脂質に富み、ビタミンA（レチノール）やB群、D、Eや鉄が豊富。また、泳ぐカルシウムといわれるほど、カルシウムの含有量が多いことでも有名。

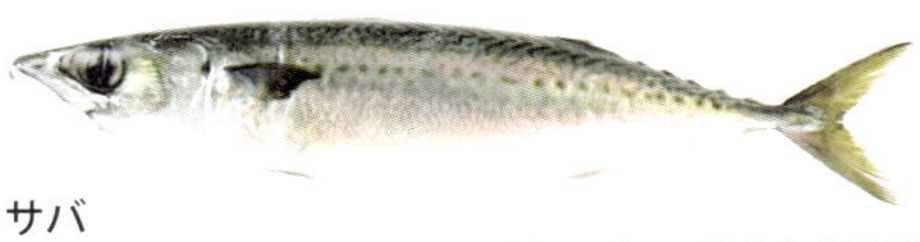

サバ
DHAやIPA（イコサペンタエン酸）などの不飽和脂肪酸が豊富。内臓に含まれる消化酵素が活発に働くため痛みが早い。鮮度には十分に注意が必要。

[Data（カキ）]
◎分類：貝類
◎科：イタボガキ科
◎旬：10～3月
◎エネルギー：60 kcal／100g
◎保存：殻付きカキは湿らせた新聞紙で包み、涼しいところに保管。室温が高くなければ冷蔵庫に入れなくてもよい。殻のないものは冷蔵庫で保管

［貝・軟体動物・甲殻類］　シジミやアサリ、ハマグリ、カキ、サザエなどの貝類には、グリコーゲンやアミノ酸のタウリン、亜鉛や鉄などのミネラル、各種ビタミン類が豊富に含まれていて、貴重なタンパク源として食べることができます。とくに、カキは「海のミルク」とも称されるように完全栄養食の卵に匹敵する栄養の宝庫です。

タウリンはアミノ酸の一種で、血圧の安定や総コレステロールを低下させて、HDL（善玉）コレステロールを増やす作用があります。また、強心剤の一種で、血液循環を改善し、肝臓の機能を向上させる働きもあります。タウリンは貝類のカキにとくに豊富に含まれるほか、タコ・イカなどの軟体動物やエビ・カニなどの甲殻類にも含まれています。

また、含有成分の亜鉛にも注目です。細胞分裂の際にDNAをコピーする際に使われるジンクフィンガーと呼ばれる転写活性タンパク質にも亜鉛が多く含まれていて、亜鉛不足に陥ると遺伝子が傷つきやすくなったり、DNAの組み替えミスも起こりやすくなりガン化の原因となるのです。

Pick up

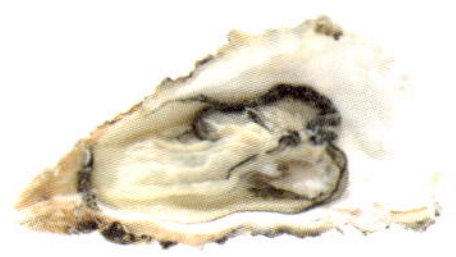

カキ
「海のミルク」とも称される栄養の宝庫であるカキはタウリンや亜鉛の含有量が他の貝類と比べてもとくに多い。95%は国産であり、縄文時代から食べられていたと推定されている。

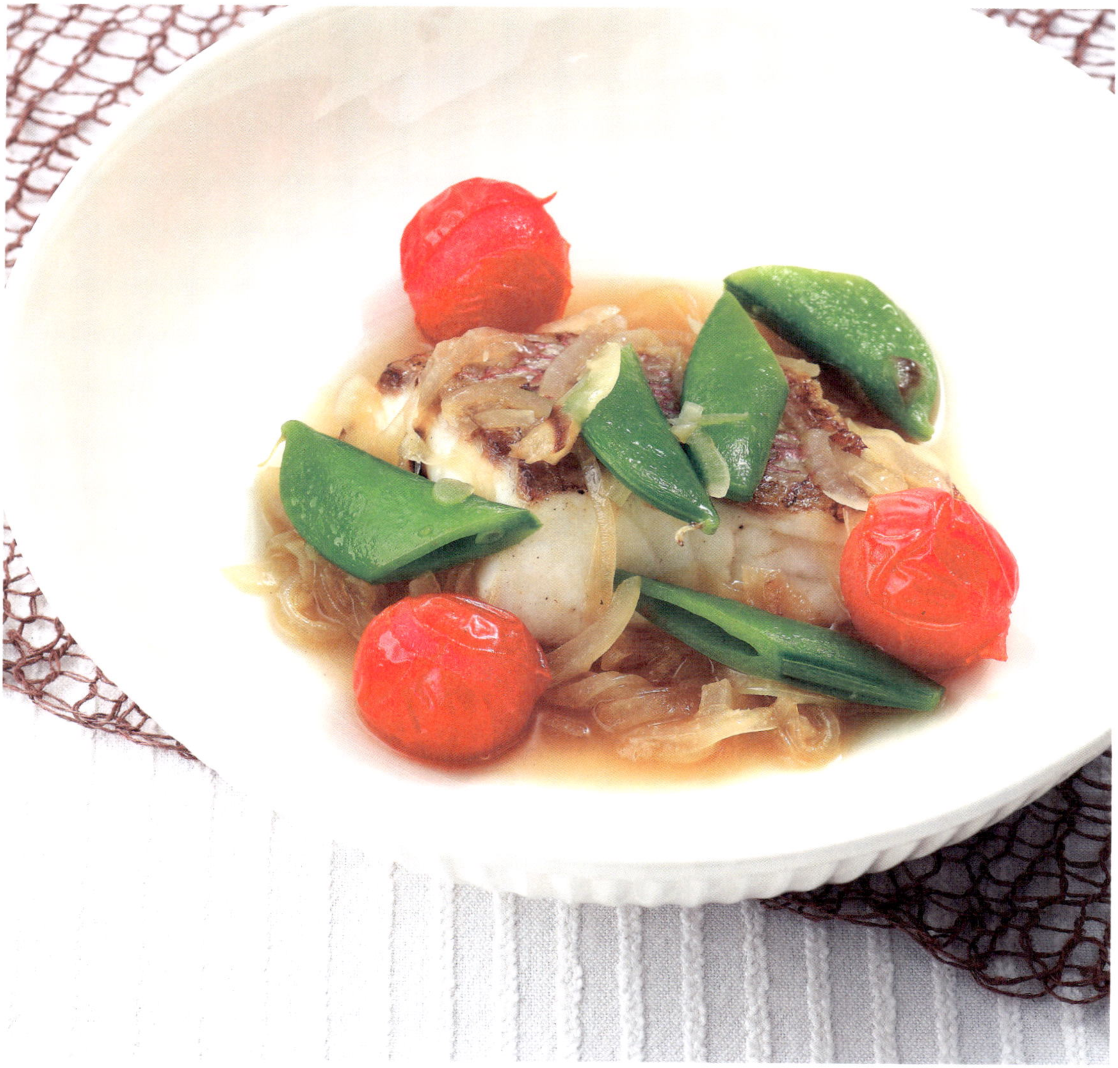

主 菜

鯛の洋風蒸し煮 144kcal 塩分 0.3g（1人当たり）

鯛のだしと野菜の旨味が凝縮されたおつゆも絶品

［材料：2人分］

鯛…… 2切れ
塩……小さじ 1/10
ニンニク…… 1かけ
たまねぎ……1/4 個
ミニトマト…… 6個
スナップエンドウ…… 5本
オリーブ油……大さじ 1
酒……大さじ 2
こしょう……少々

［作り方］

1. 鯛に塩をふる。ニンニクはすりおろし、たまねぎは繊維に垂直に薄切り、トマトはへたを取り、スナップエンドウは斜めに半分に切っておく。

2. フライパンに油、ニンニクを熱し、魚を入れ両面に焼き色をつける。はじにたまねぎを加え透き通るまで炒め、トマト、スナップエンドウ、酒を加えてふたをし、3～4分蒸し焼きにし、こしょうをふる。彩りよく盛りつける。

魚・貝

主菜

ぷっくりかきのみそ鍋 40kcal 塩分 0.8g（1人当たり）

かきは火にかけすぎないのがおいしさの秘訣です

［材料：2人分］

かき（小）……4個
大根おろし……適量
にんじん……20g
ごぼう……20g
長ねぎ……1/2本
水……1.5カップ
昆布……3cm
みそ……小さじ1
唐辛子……適宜

［作り方］

1. かきは大根おろしであらう。にんじん、ごぼうはささがきにし、ねぎはななめに切る。
2. 鍋に水、昆布、ごぼう、にんじんとみそを入れ6～7分煮る。さらにかきを加え2～3分煮る。
3. 好みで唐辛子をふる。

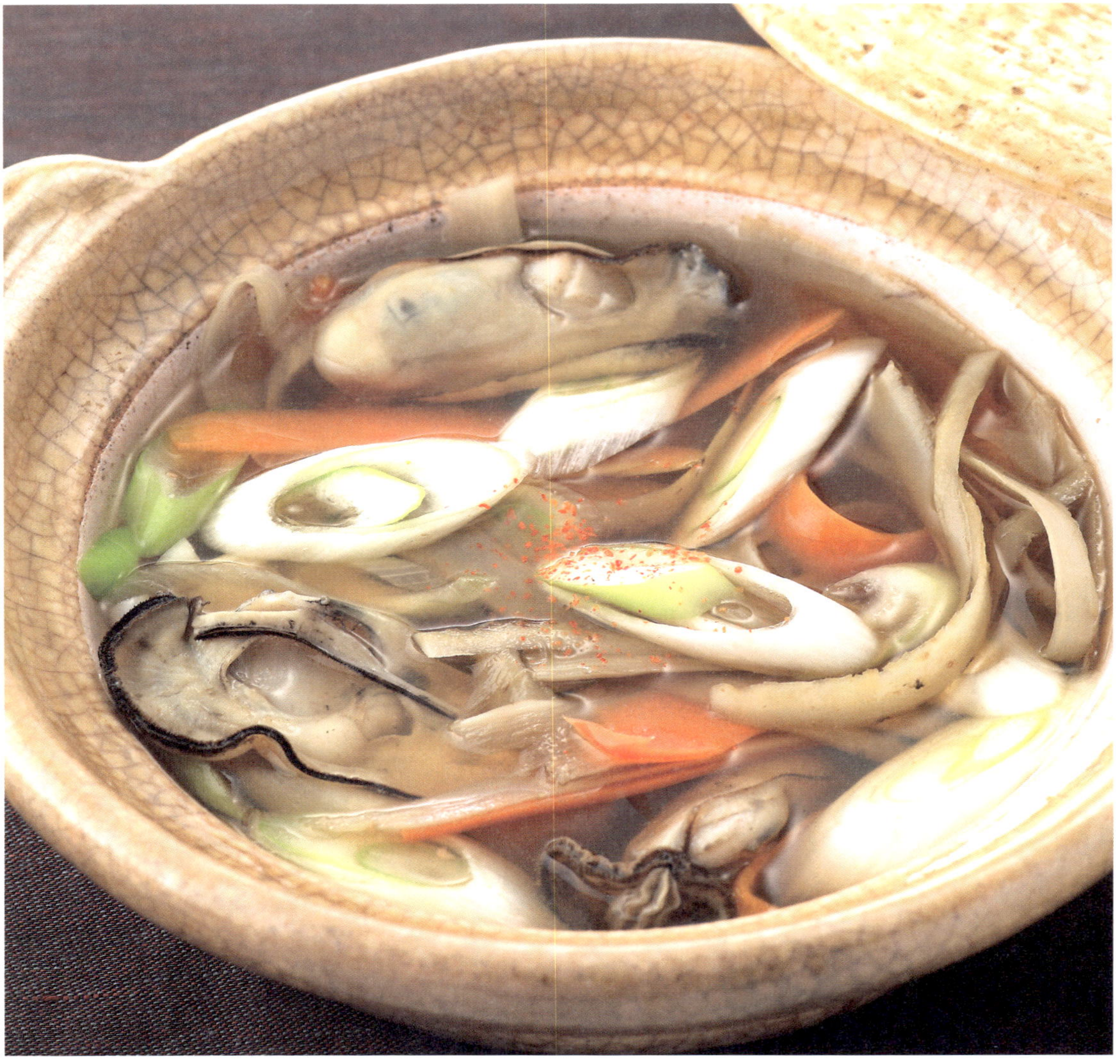

主 菜

鮭の酒蒸し

150kcal　塩分 0.6g（1人当たり）

鮭のおいしさが引き立つ上品な味
レモンの酸味が味をさらにひきしめます

[材料：2人分]

生鮭……2切れ
酒……大さじ3
昆布……3cm × 2枚
大根……100g
こねぎ……3本
七味唐辛子……少々

A
レモン汁……小さじ2
砂糖（洗双糖）……小さじ 1/6
減塩しょうゆ……小さじ1

[作り方]

1. 鍋に昆布をしき、鮭をのせ酒をふる。ふたをして5～6分酒蒸しにする。
2. 大根はすりおろし、こねぎは小口切りにする。
3. 器に昆布と鮭を盛り、大根おろしとねぎを盛りつけ、Aを混ぜてかける。仕上げに七味唐辛子をふる。

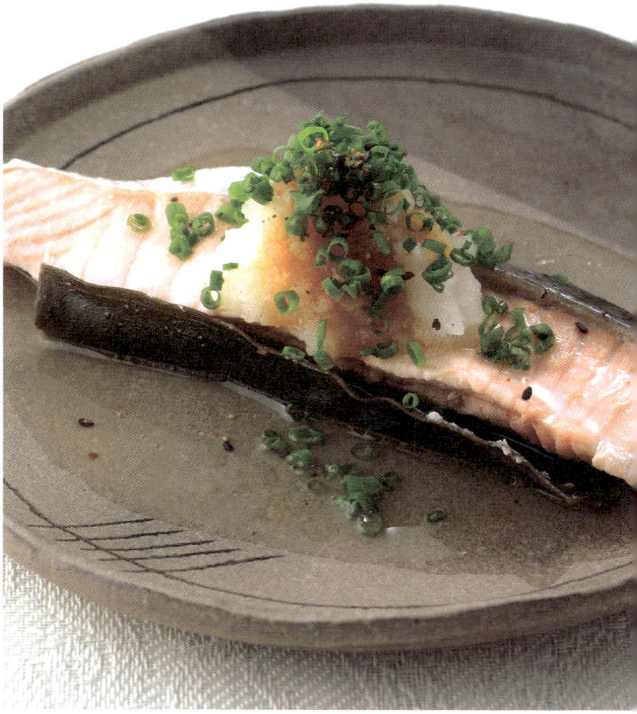

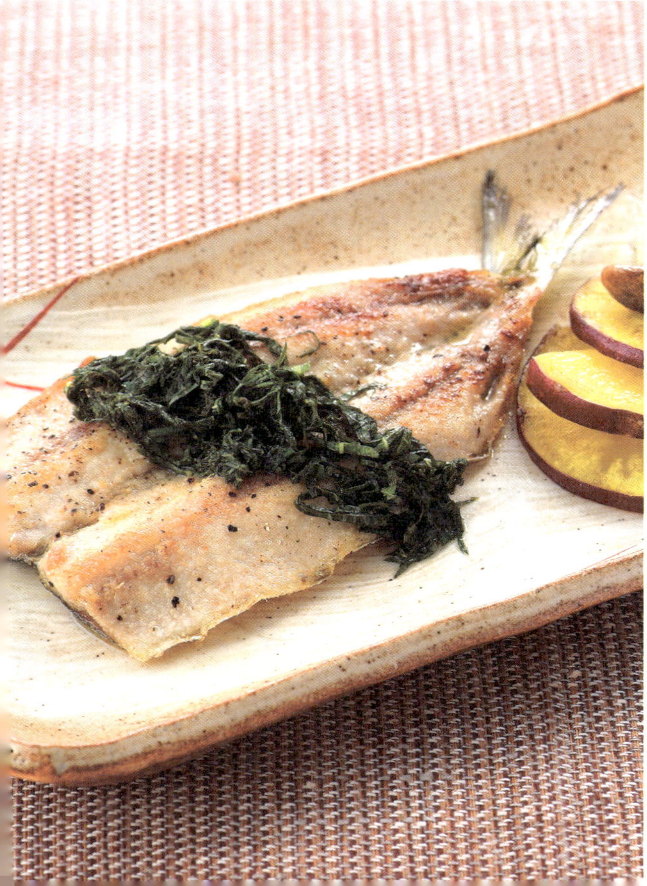

主 菜

いわし焼きのしそだれ

181kcal　塩分 0.2g（1人当たり）

いわし独特の臭みもしそだれが
風味豊かに包み込みます

[材料：2人分]

まいわし……2尾
こしょう……少々
全粒粉……小さじ2
オリーブ油……小さじ1
エリンギ……1本
さつまいも……3cm
しそ……5枚

A
酢……大さじ1
はちみつ……少々

[作り方]

1. いわしは手開きし、こしょうをして薄く粉をふる。
2. しそはせん切りにし、Aと混ぜておく。
3. フライパンにオリーブ油を熱し、①を皮目から3分焼き、裏返しさっと焼く。フライパンのすみで薄切りしたさつまいもとエリンギも焼く。
4. いわしを皿に盛り、②をかけ、さつまいもとエリンギを添える。

主菜

アジのマリネ

108kcal　塩分 0.4g（1人当たり）

甘さと酸味のバランスがとれたマリネ液で
アジがマイルドな味わいに

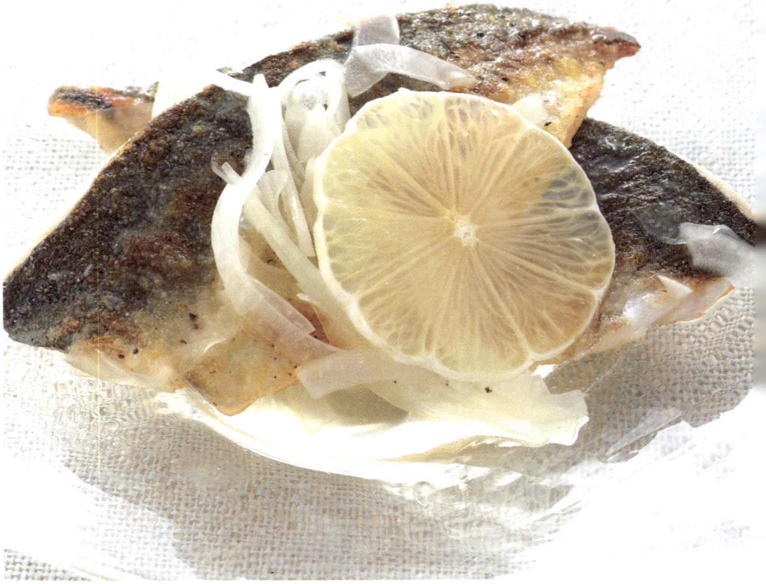

［材料：2 人分］

アジの 3 枚おろし……2 尾分
こしょう……少々
全粒粉……小さじ 2
オリーブ油……小さじ 1
レモンのスライス（皮をむく）……2 枚
たまねぎ……1/6 個

■ A
酢……大さじ 1
はちみつ……小さじ 1/6
塩……小さじ 1/10

［作り方］

1. たまねぎは繊維に垂直にごく薄切りにする。
2. バットに①と A を入れ、よく混ぜてマリネ液をつくる。
3. アジにこしょうをふり、薄く粉をつけ、油をひいたフライパンで皮目から焼く。
4. 熱いうちにアジを②に漬け、器に盛りレモンを添える。

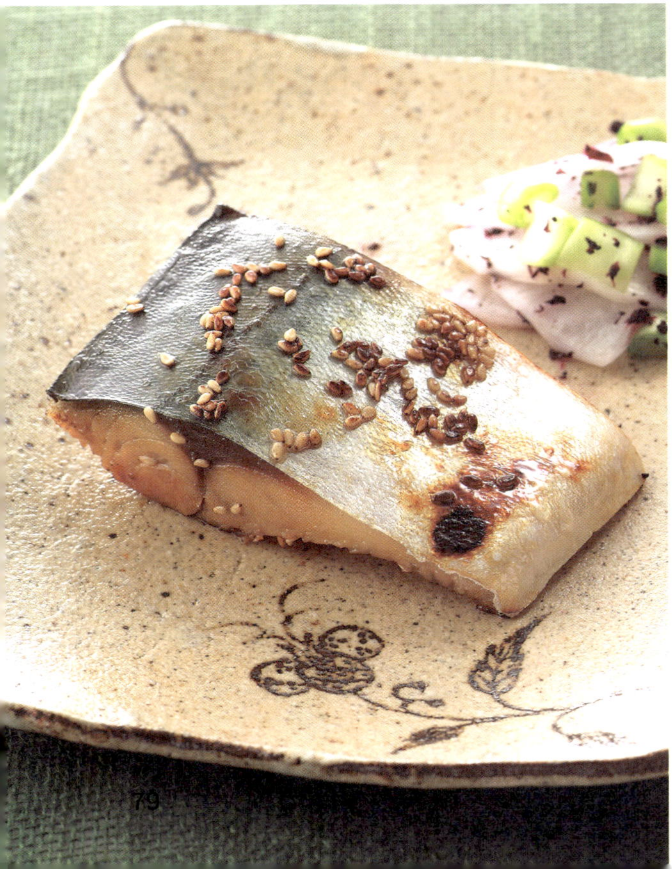

主菜

さばのみりん漬け

150kcal　塩分 0.7g（1人当たり）

みりんだれを吸い込んださばが
グリルの上でこうばしい香りを放ちます

［材料：2 人分］

さば……2 切れ
大根……3 cm
大根の葉……1.5cm
ゆかり……少々

■ A
白ごま……小さじ 1/3
塩……小さじ 1/5
本みりん……大さじ 1

［作り方］

1. 大根は半月に薄切りにし、大根の葉は小口切りにしてビニール袋に入れ、ゆかりを入れてもむ。
2. さばは A を合わせたたれに半日～1 日漬ける。
3. 魚焼きグリルにさばを入れてを熱し、焦げないように弱火で焼いて火を通す。
4. 器に盛り、①を添える。

とり肉

[Data]
◎分類：肉類
◎科：キジ科
◎エネルギー：ささみ　114kcal／100g
むね肉（皮なし）
138kcal／100g
◎保存：ラップをして冷蔵庫。すぐに食べないときは冷凍保存

［ガンに効く成分］
ビタミンA
ビタミンB_1
ナイアシン

メニューに肉を取り入れたいときは脂肪の少ない鶏のささみ・胸肉を少量いただこう

済陽式ガン食事療法では、アニマルプロテイン（牛肉・豚肉などのタンパク質）はガン発生を促すことから禁じています。その代わりとして動物性タンパクは鶏肉か魚介類から摂ることを認めています。鶏肉においても脂肪の少ないささみや胸肉を週に2～3回程度であれば食べてかまいません。ただし、胸肉は皮を除いて食べるようにしてください。もも肉は脂肪が多いので避けましょう。

鶏肉は高タンパク、低カロリーの食材であり、含まれるおもな栄養素はタンパク質のほか、抗酸化物質のビタミンAや代謝を正常化するビタミンB_1、血中のLDL（悪玉）コレステロールを減らして、HDL（善玉）コレステロールを増やすナイアシンなど、ガンにも有効な成分です。

ただし、ブロイラーのように狭いケージで大量飼育されたニワトリは、病気にかかりやすいために事前に抗生物質をエサに混ぜていることが多いです。このようなニワトリが身体にいいはずはありませんので、なるべく自然に近い状態で放し飼いにされたニワトリの肉をいただくことが大切です。同じ理由で、たまごについても質のよいものを選ぶことが必要です。

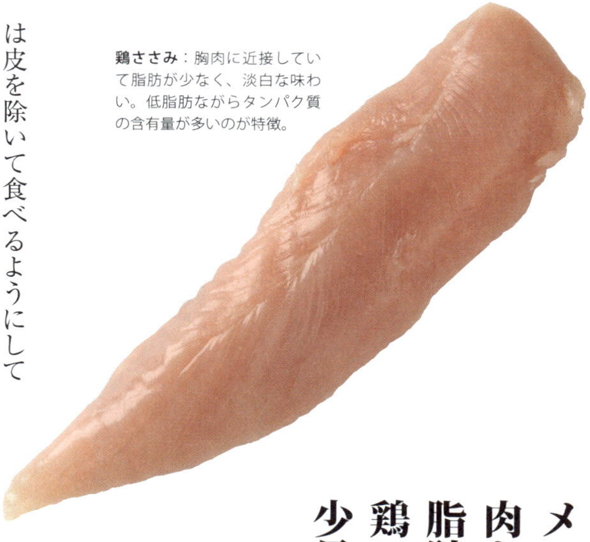

鶏ささみ：胸肉に近接していて脂肪が少なく、淡白な味わい。低脂肪ながらタンパク質の含有量が多いのが特徴。

	飽和脂肪酸	一価脂肪酸	多価脂肪酸	コレステロール
和牛サーロイン（脂身つき・生）	16.5g	24.77g	1.13g	86mg
鶏 胸肉（皮なし・生）	0.4g	0.62g	0.42g	73mg
鶏 ささみ（生）	0.23g	0.27g	0.22g	52mg

Pick up（部位）

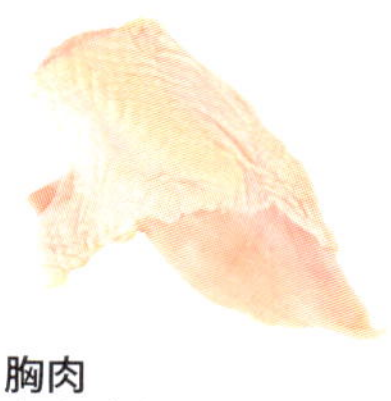

胸肉
脂肪が少なく調理法によってはパサつく感じが。気になるときには、蒸し料理にすると水分が飛ばずにおいしく食べられる。

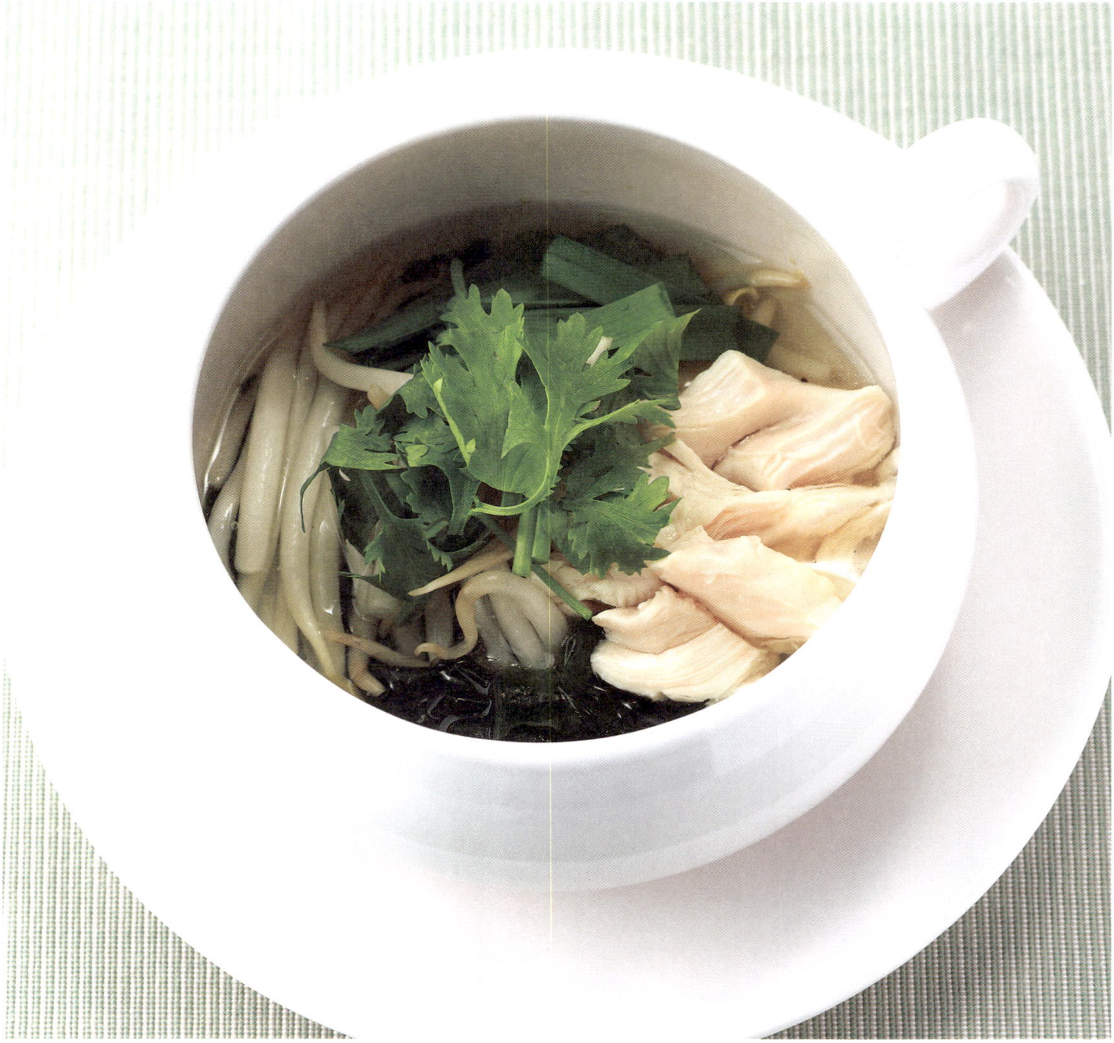

主　菜

鶏肉とわかめのタイ風おかずスープ

56kcal　塩分 0.7g（1 人当たり）

ニラと香菜の香り豊かなアジアンテイストのおかずスープになりました

［材料：2 人分］

鶏のささみ……1 本
ニラ……2 本
香菜《シャンツァイ》……1 本
塩蔵わかめ……10g
もやし……60g
黒こしょう……少々
しょっつる（ナンプラー）……小さじ 1

■ A
昆布……3cm
水……1.5 カップ
しょうが……皮
ねぎ……青い部分
酒……大さじ 1

［作り方］

1. ささみは筋をとり、観音開きにし 2 等分に切る。ニラと香菜は 2 cm に切り、わかめは水でもどして 2 cm 幅に切る。…＊
2. 鍋に①と A を入れ、温まったら鶏肉を加えて弱火で 4 ～ 5 分ゆでる。ささみを取り出し、冷めたら手でさく。
3. 器にわかめ、鶏肉、もやしを入れる。②のゆで汁にしょっつるとこしょうで調味して器に注ぎ、ニラと香菜をのせる。

＊香菜の代わりに三つ葉やねぎでも OK。

主 菜

季節野菜とささみのみそだれ 139kcal 塩分 0.5g（1人当たり）

ごろっと野菜と一緒に食べればあっさりささみもボリューム満点

［材料：2人分］

鶏のささみ……2本
かぶ……1個
ブロッコリー……2房
里芋……1個
まいたけ……40g

■ A
長ねぎの青い部分……5cm
しょうがの皮……1枚
酒……大さじ1

■ B
みそ……小さじ1
砂糖（洗双糖）……小さじ1
ごま油……小さじ1
だし汁……小さじ1
白ねりごま……小さじ1

［作り方］

1. ささみは筋をとり、観音開きにする。かぶは葉を2cm残し、6等分に切る。ブロッコリーはひと口大に切る。里芋はよく洗い、半分に切る。Bを合わせておく。
2. 耐熱容器にささみとAを入れ、その上にリードペーパーをしいて里芋をのせる。
3. 蒸気があがった蒸し器に②を入れ7～8分蒸し、かぶ、ブロッコリー、まいたけを加えさらに5分蒸す。
4. Aを除いて③を器に盛り、Bを添える。

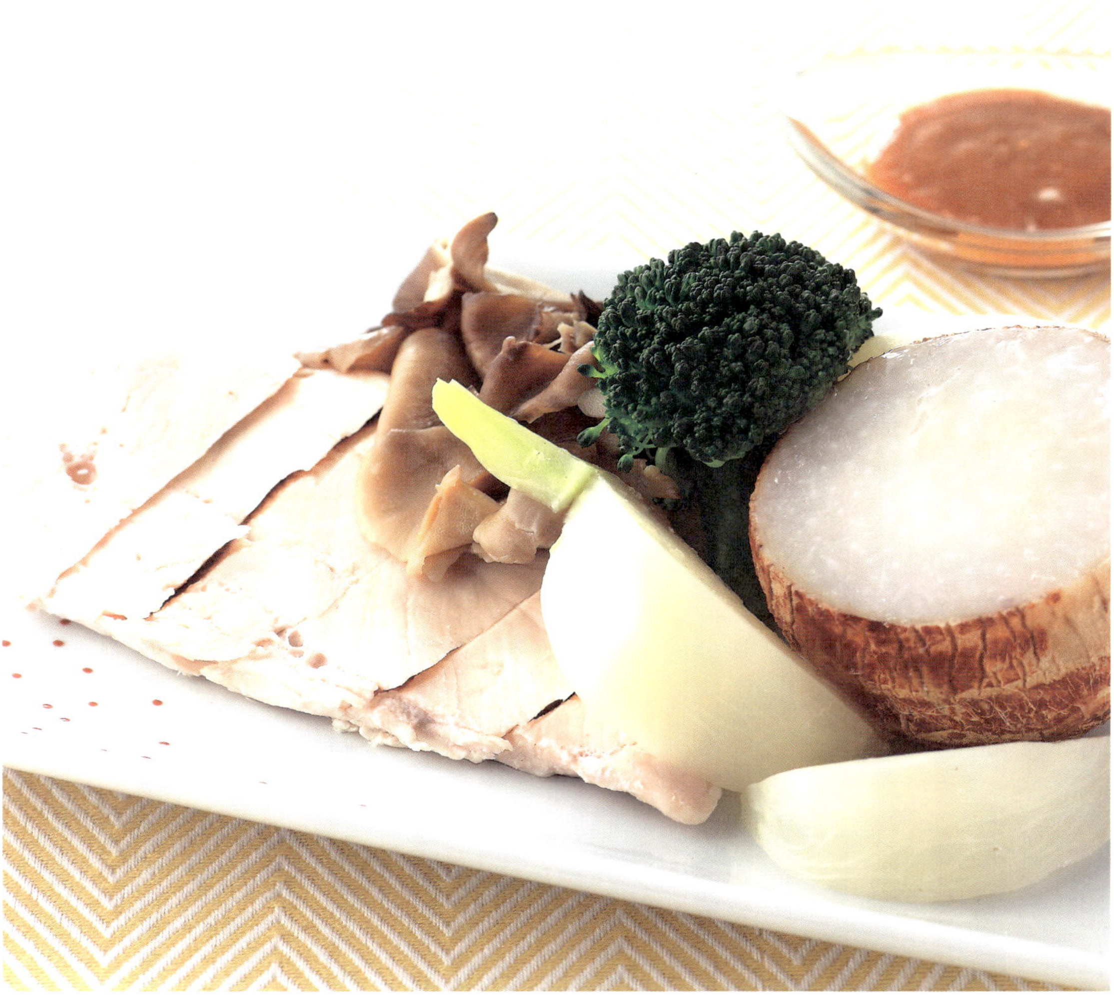

主 菜

ねぎソースたっぷりのゆで鶏

71kcal 塩分 0.3g（1人当たり）

たっぷりかかったねぎソースが
ささみの淡白な味わいに深みを与えます

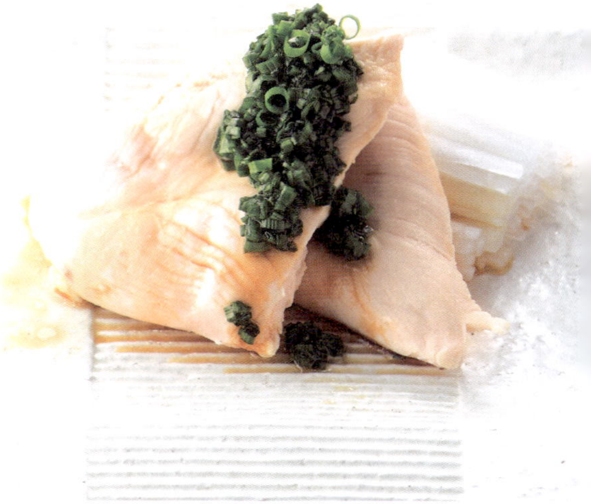

［材料：2 人分］

鶏のささみ……2 本
大根……50g

■ A
長ねぎの青い部分……5cm
しょうがの皮……1 枚
水……3/4 カップ

こねぎ……3 本

■ B
ごま油……小さじ 1/2
減塩しょうゆ……小さじ 1/2
酢……小さじ 1/2
砂糖（洗双糖）……小さじ 1/6

［作り方］

1. ささみは筋をとり、観音開きにし 2 等分に切る。鍋に A を入れて温まったらささみを加え、弱火で 5 ～ 6 分ゆでてそのまま冷ます。…＊
2. 大根はせん切りにする。こねぎは小口切りにし、B と混ぜる。
3. 器にささみと大根を盛り、B をかける。…＊＊

＊ささみに片栗粉を薄くつけてゆでても OK。
＊＊大根の代わりにセロリやきゅうりにしてもおいしい。

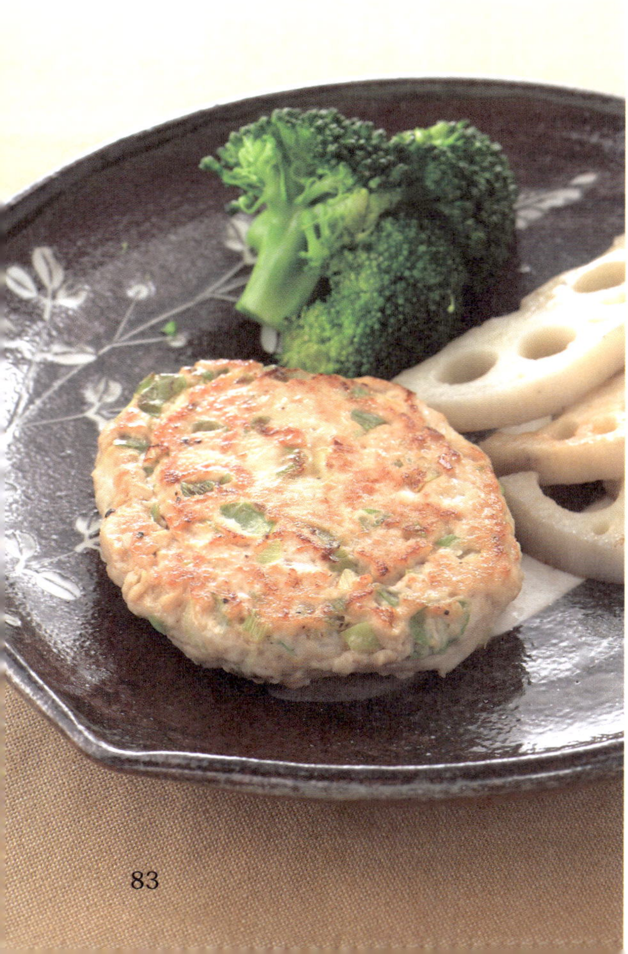

主 菜

ささみと長いものハンバーグ

113kcal 塩分 0.3g（1人当たり）

しょうがとねぎの風味で減塩でもおいしい
ハンバーグができあがります

［材料：2 人分］

長いも…… 1 cm
しょうが…… 1 かけ分
長ねぎ……1/3 本
ごま油……小さじ 1
ブロッコリー……1/4 房
れんこん……3cm

■ A
鶏のささみのひき肉……110g
減塩しょうゆ……小さじ 1
こしょう……少々

［作り方］

1. 長いもとしょうがはすりおろし、ねぎは粗みじん切りする。
2. ブロッコリーはひと口大に切り、れんこんは半月切りにする。
3. ボウルに A を入れて粘りがでるまで混ぜ、 2 等分に丸めておく。
4. フライパンにごま油を熱し、③とれんこんを入れ強火で 30 秒焼き火を弱め 3 分、返してブロッコリーを入れ 3 ～ 4 分ふたをして蒸し焼きにする。

ヨーグルト

［Data］
◎分類：乳製品
◎エネルギー：62 kcal／100g
◎保存：密封容器に入れて冷蔵庫

［ガンに効く成分］
乳酸菌

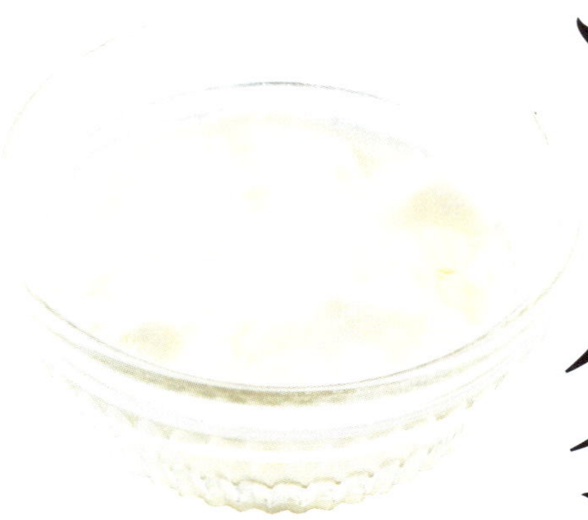

乳酸菌が腸内の善玉菌を増やす質のよいプレーンヨーグルトを

　食事療法において乳ガン・卵巣ガン以外の人におすすめなのがプレーンヨーグルトです。ヨーグルトには乳酸菌が含まれていて、腸内環境を整えるのに適しているのです。

　人間の腸内には100種類・100兆個以上といわれる腸内細菌がすんでいて、糞便のうちの半分は腸内細菌やその死骸であるといわれるほどその数は膨大です。この腸内細菌には、ビフィズス菌やブルガリア菌などの身体に役立つ「善玉菌」と大腸菌やウェルシュ菌などの身体に害をおよぼす「悪玉菌」があり、バランスをとりながら一種の生態系（腸内フローラ）を形成しています。

　このうち、悪玉菌が繁殖するとそれらがつくりだす毒性物質や腐敗物質などの影響により、さまざまな不調をきたしたり、大腸ガンの発生を促すことになります。牛肉や豚肉などのタンパク質はこの悪玉菌を増やす方向に働きます。

　反対に善玉菌が増えることで悪玉菌の繁殖が抑えられると、発ガンの抑制につながるのです。大半の悪玉菌は酸を苦手とする傾向にありますが、乳酸菌が腸内に多いほど腸内が酸性に保たれるので、悪玉菌の繁殖や活動を抑えてくれます。

　生産過程にもこだわり、自然の環境で健康的に育ち、ホルモン注射などを受けていない牛の乳が原料のものを選びましょう。

　ただし、乳製品の食べすぎは乳ガンのリスクを上げるという指摘もありますので、量には注意が必要です。

●年齢とともにかわる腸内フローラ

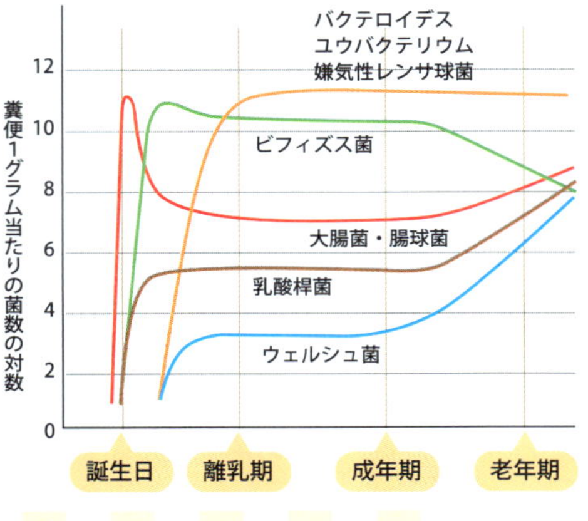

デザート

黒ごまはちみつヨーグルト

73kcal　塩分 0.1g（1人当たり）

黒ごまの風味とはちみつのやさしい甘さで ヨーグルトが上品な和風デザートに

［材料：2人分］

プレーンヨーグルト……150g
黒ねりごま……小さじ1
はちみつ……小さじ1
黒ごま……適宜

［作り方］

1. ボールに黒ねりごまとはちみつを入れ、少量のヨーグルトを加え泡だて器でときながら、残りのヨーグルトを混ぜ合わせていく。
2. 器に盛りつけ、黒ごまを飾る。

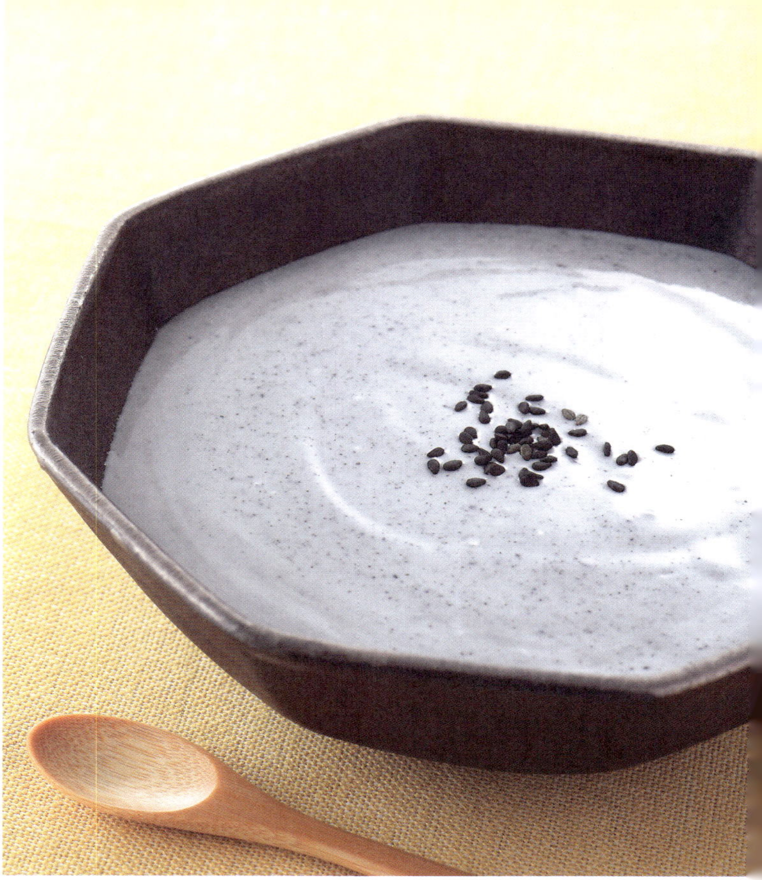

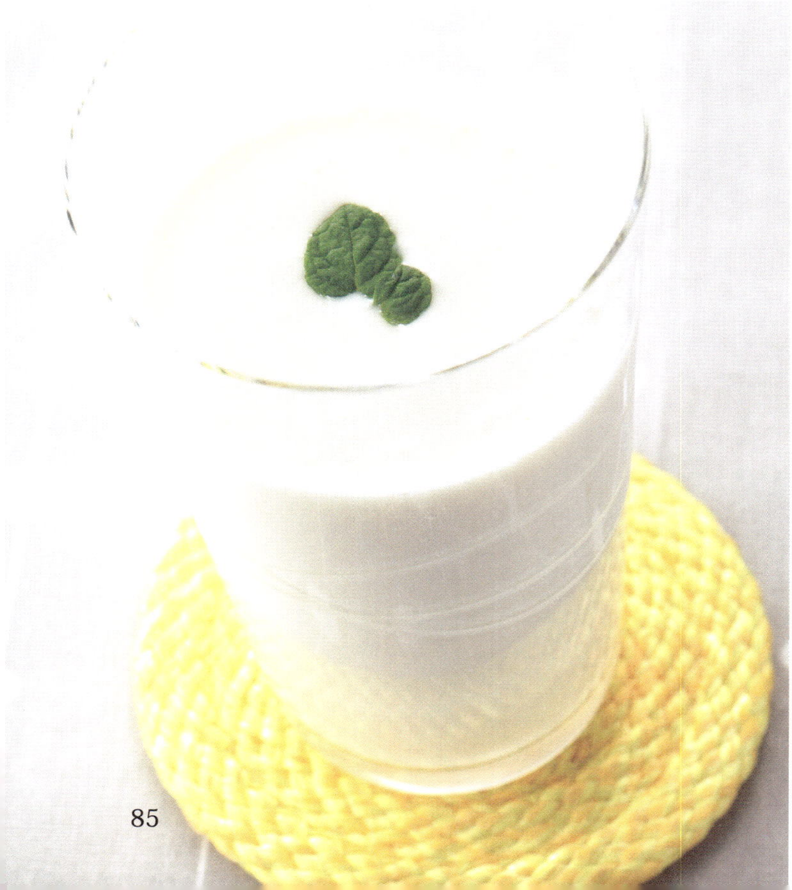

デザート

ヨーグルトドリンクミント添え

101kcal　塩分 0.1g（1人当たり）

ヨーグルト＋豆乳で フワッとした新感覚ドリンクに大変身

［材料：2人分］

プレーンヨーグルト……150g
無調整豆乳……100ml
水……50ml
はちみつ……大さじ1
ミントの葉……適宜

［作り方］

1. ボールにはちみつと少量のヨーグルトを入れて泡だて器で混ぜ、はちみつをとかしながらヨーグルトを加えていく。
2. 豆乳と水を加えてさらに混ぜ、コップに注ぎ、ミントの葉を飾る。

ガンを消す食材26
果物・柑橘類

[Data]
◎分類：柑橘類
◎科：ミカン科
◎旬：9〜1月
◎エネルギー：54 kcal／100g
◎デザイナーフーズ：第2群
◎保存：ラップに包んで冷蔵庫へ

レモン

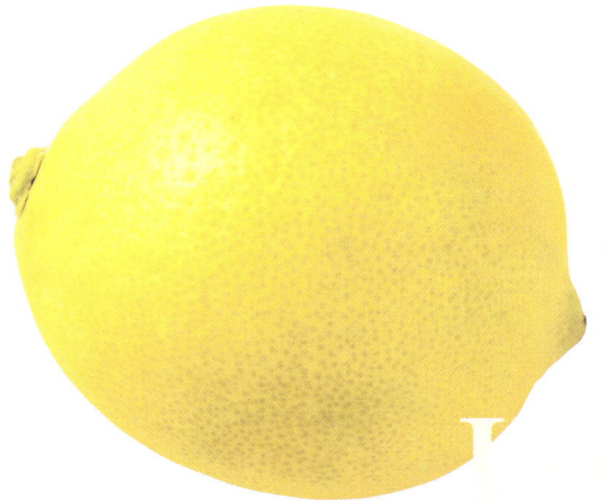

国産の無農薬レモンを1日2個摂取 汁や果肉はもちろん皮の成分まで無駄なく摂りきろう

［ガンに効く成分］
ビタミンC
クエン酸
エリオシトリン

　元気で活躍している高齢者にはレモン愛好家が多いことが知られています。レモンに含まれるビタミンCやクエン酸には疲労回復や免疫力を高める作用が有名ですが、クエン酸はエネルギー代謝を行うクエン酸回路（クエン酸=Tri-Carboxylic Acid の頭文字を取って「TCAサイクル」とも呼ばれる）を順調に機能させて、脂肪や酸化物を効率よくエネルギーに変化させるために欠かせない成分でもあります。

　また、そのままでは身体に吸収されにくいカルシウムや鉄などのミネラルを包み込んで、吸収させやすくするキレート作用も発揮します。

　さらに、皮に多く含まれるレモンの黄色い色素であるエリオシトリン（レモンポリフェノール）には、強力な抗酸化作用があり、活性酸素を除去したり、過酸化脂質の生成を抑制するように働きます。エリオシトリンは、レモン果皮に果汁に含まれる量の約10倍も含有されていることが知られています。

　目安としては1日2個のレモンをとるようにしましょう。野菜ジュースに混ぜたり、ハチミツレモンにして飲んだり、レモンスライスのはちみつ漬けなどにしても食べやすいです。

　皮に多いポリフェノール成分もできるだけとりたいので、必ず国産かつ無農薬、少なくとも低農薬のものを購入するようにしてください。

果物に含まれるクエン酸量

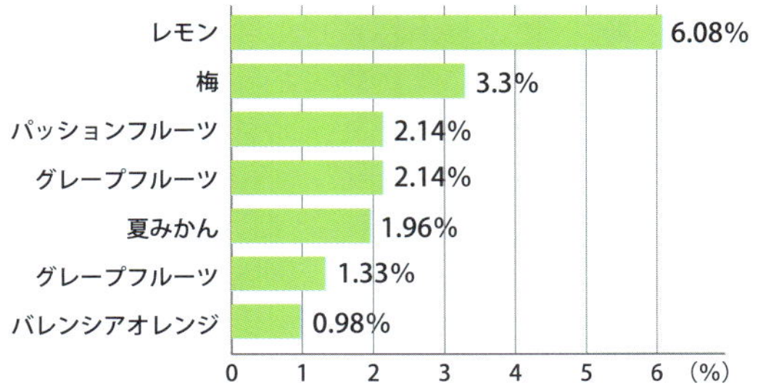

デザート

レモンゼリー 46kcal 塩分 0g（1人当たり）

レモンを使ったかんたんデザート
さわやかな酸味が喉を潤します

［材料：2人分］

粉寒天……1g
水……1カップ
レモン……1個
はちみつ……小さじ2
キウイフルーツ……1個

［作り方］

1. レモンは皮をむき、果肉を取り出して粗くほぐし、果汁を軽くしぼる。キウイは皮をむき、厚さ5mmの半月切りにする。
2. 鍋に水と寒天を入れ1～2分沸騰させて粗熱をとったら、レモン果汁とはちみつを加える。
3. 器に①を盛り、②を流し入れて冷蔵庫で冷やす。

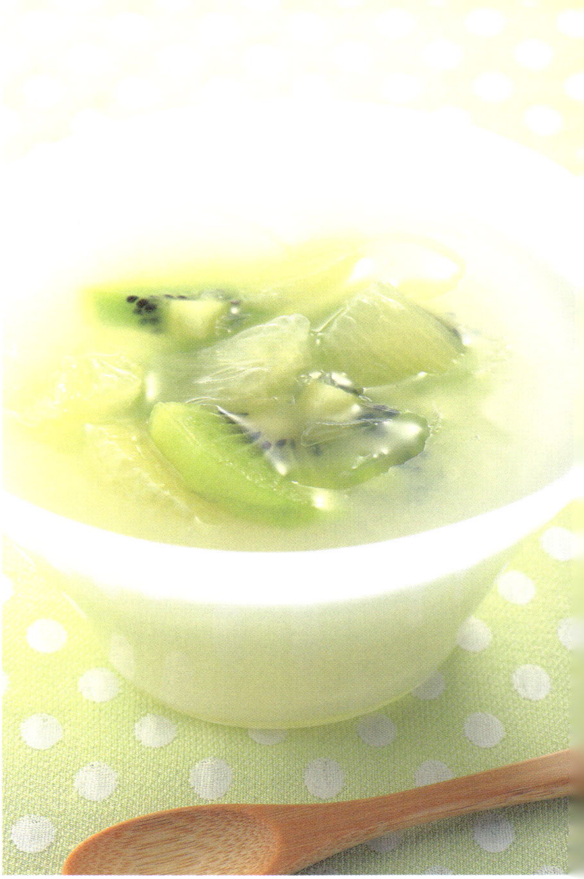

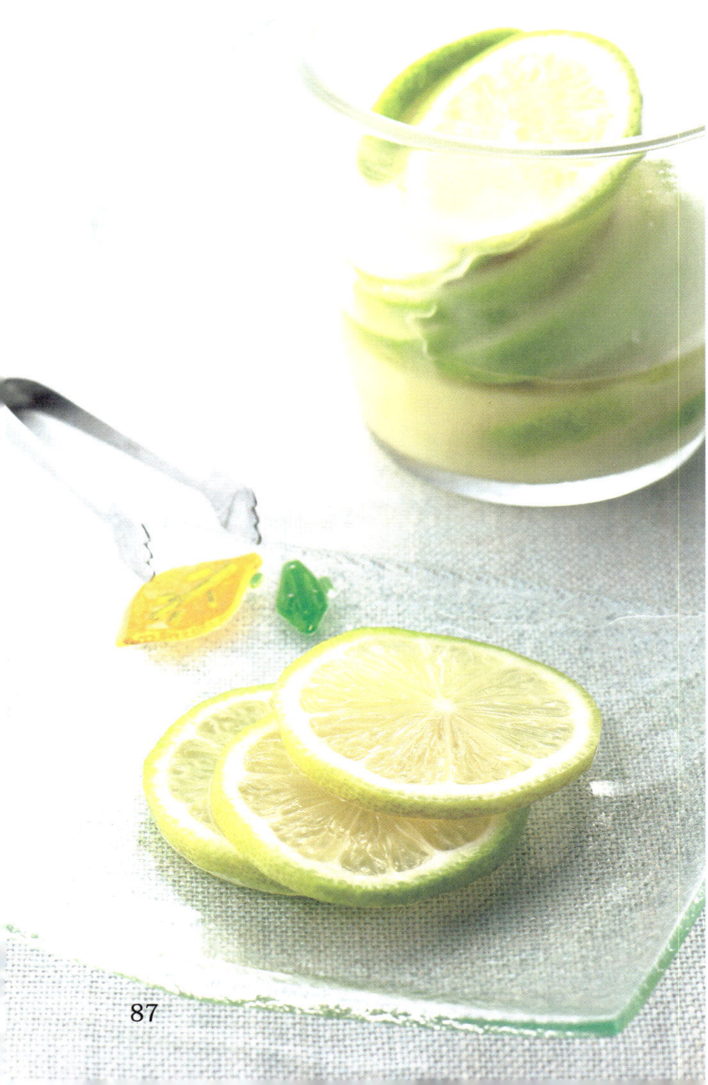

デザート

レモンのはちみつ漬け

341kcal 塩分 0g（全量）

そのまま食べてもレモン水やレモンティー、
レモンスカッシュなどにアレンジしても

［材料：2人分］

レモン……2個
はちみつ……大さじ5

［作り方］

1. レモンを輪切りにし、はちみつに漬ける。…＊

＊保存容器に入れておけば、冷蔵庫で1週間程度保存できる。

ガンを消す食材27

果物・果樹類

りんご

Apple

[Data]
◎分類：果樹類
◎科：バラ科
◎旬：9～11月
◎エネルギー：54 kcal／100g
◎保存：ビニール袋に入れて冷蔵庫へ

[ガンに効く成分]
カリウム
ビタミンC
ペクチン
タンニン
エピカテキン

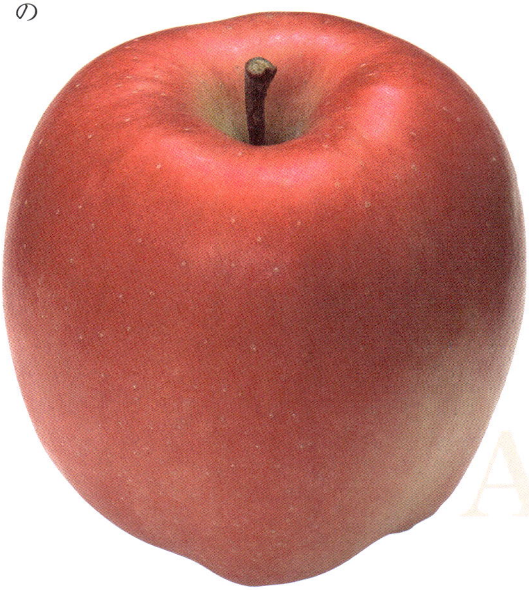

効能たっぷりの健康果実りんご 皮つきでまるごといただこう

欧米では昔から「1日1個のりんごは医者を遠ざける」といわれるほど、カリウム、カルシウム、ビタミンC、有機酸などを豊富に含んだ栄養価の高い果物です。

また、ペクチンといわれる水溶性の食物繊維が、腸の緊張をやわらげたり、腐敗をもたらす悪玉菌の増殖を抑えて食物の異常発酵を防いでくれます。このため、りんごは下痢と便秘のいずれにも有効で、ひいては大腸ガンの予防につながります。胃腸が疲れているときや絶食後にとる食品としては最適といえます。富山医科薬科大学の田沢堅次教授によれば、りんごのペクチンは腸内を悪玉菌の嫌う酸性にさせて、善玉菌の繁殖を促すことを発表しています。そのため、悪玉菌による毒性物質の生成を防いで大腸ガンなどを抑制するわけです。

さらに、りんごにはタンニンやエピカテキンのほか10種類近いポリフェノール成分が検出されています。これらの多くは果皮の部分に認められ、抗酸化作用を持ちます。りんごを切ると色がすぐに変色してきますが、これはエピカテキンが果実の酸化を防ごうとして働いた結果です。レモン汁をかけるとこの変色を抑えることができます。

皮のポリフェノール成分を摂取するためにも、皮付きで食べるようにしましょう。

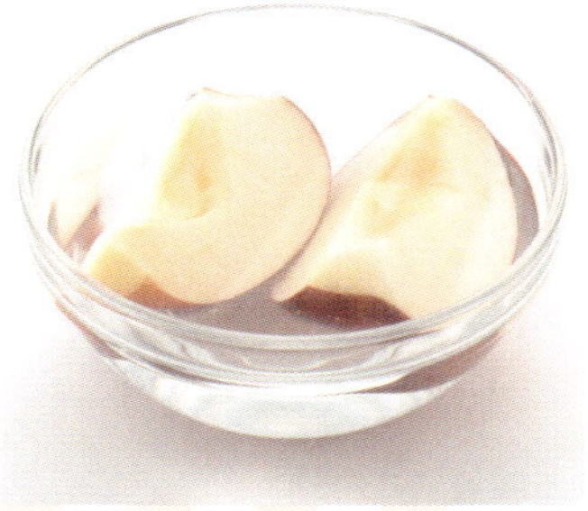

切ると果肉のポリフェノールが酸化を防ぐために、茶褐色に変色します。レモン水につけておくと変色を防ぐことができます。

副菜

りんごとごまのおばんざい

23kcal　塩分 0g（1人当たり）

**カットしたりんごに
さっとからめるだけで
簡単おかずのできあがり**

［材料：2人分］

りんご……1/4 個
米酢……小さじ 1
白すりごま……小さじ 1/3
粉ざんしょう……少々

［作り方］

1. りんごはせん切りにし、酢をからめて水気をきる。
2. ごまを混ぜ器に盛り、好みでさんしょうをふる。

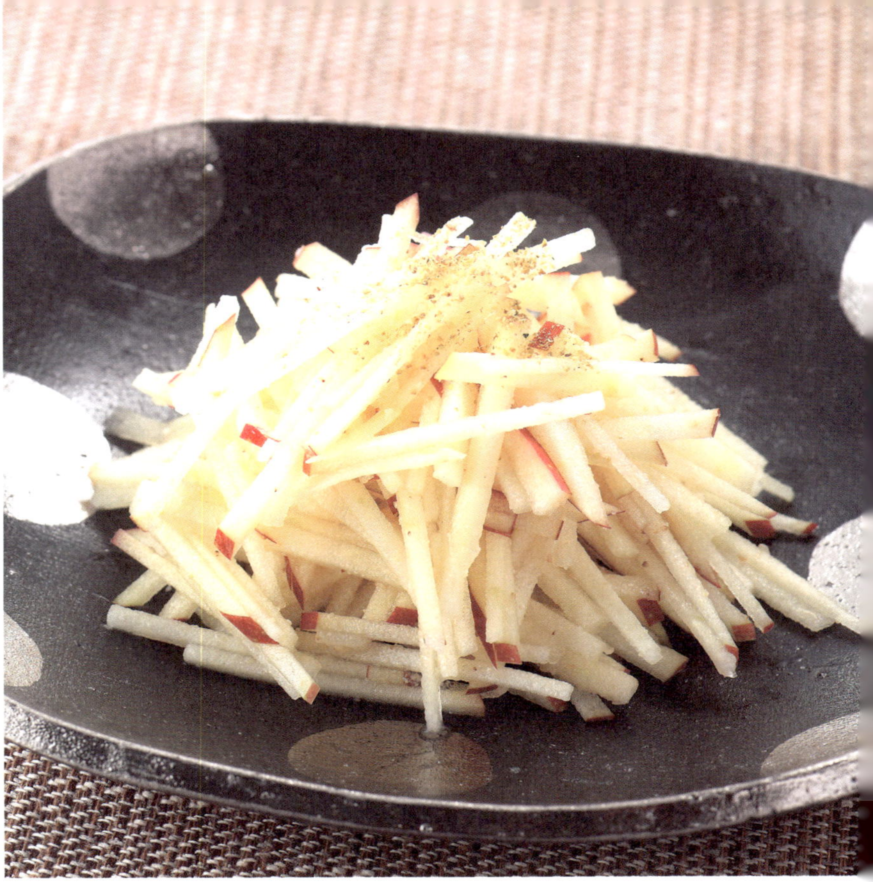

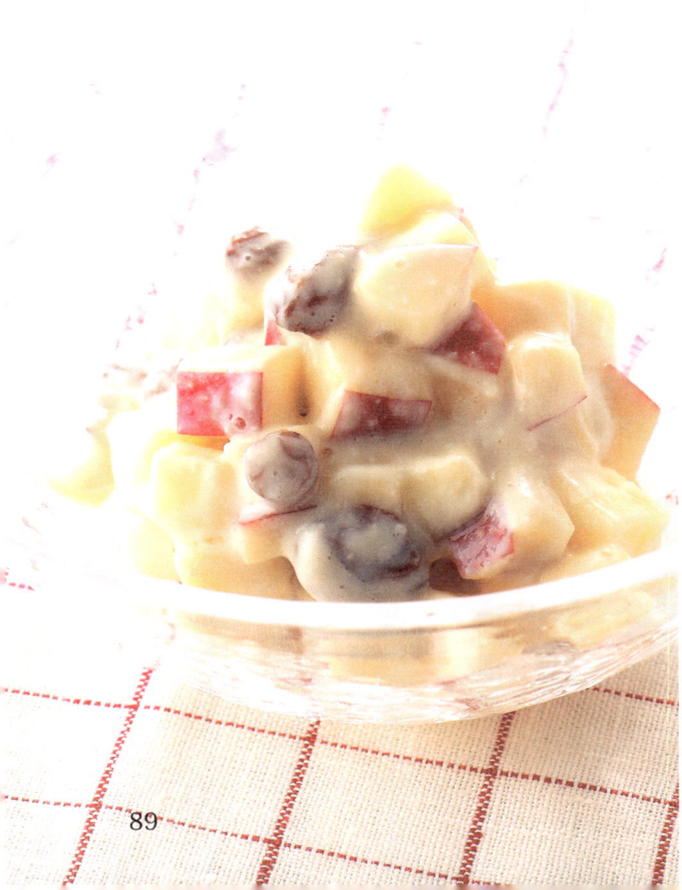

デザート

りんごの豆腐クリームあえ

62kcal　塩分 0g（1人当たり）

**ふわっとした豆腐クリームが
シャキシャキのりんごとよく合います**

［材料：2人分］

りんご……1/4 個
干しぶどう……大さじ 1
よせ豆腐……60g
はちみつ……小さじ 1

■ A
レモン汁……小さじ 1
水……小さじ 1

［作り方］

1. りんごは角切りにする。干しぶどうはAにつけておく。
2. ボウルに豆腐とはちみつを入れて泡だて器ですり混ぜ、りんごと水気をきった干しぶどうを混ぜ合わせる。…＊

＊時間が経つと分離しやすいので、食べる直前に混ぜ合わせるとよい。

ガンを消す食材28

甘味類

はちみつ

［Data］
◎分類：甘味類
◎エネルギー：294kcal／100g
◎保存：密封容器に入れて常温で保存

［ガンに効く成分］
グルコン酸
乳酸
クエン酸
リンゴ酸
コハク酸

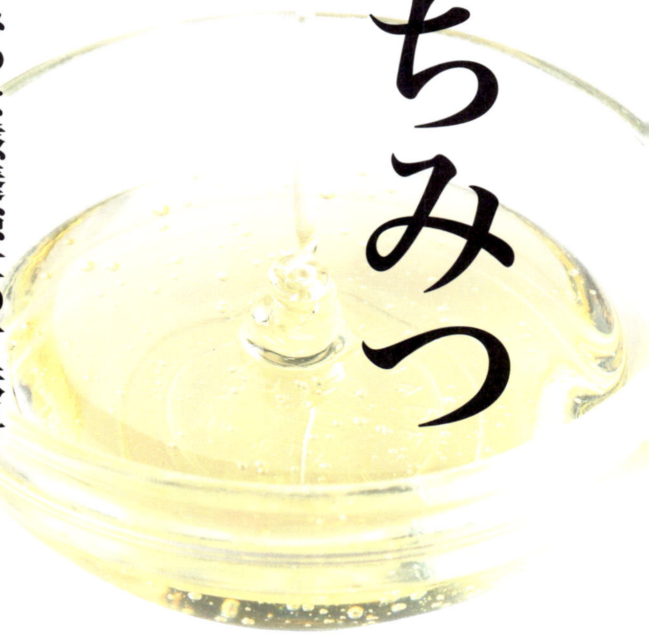

はちみつは滋養強壮の甘味料 1日大さじ2杯をめやすに摂取しよう

はちみつは古来より滋養強壮の食品として珍重されてきました。はちみつの甘味はほとんどが果糖とブドウ糖によるもので、もっとも小さな単位に分解された糖なので吸収がよく、すぐにエネルギーに変換されるので血糖値を急上昇させるようなことはありません。ビタミンやミネラルも豊富です。

また、はちみつのphは4と弱酸性なので腐敗しません。さらに、強い殺菌力があるため、食用だけでなく石けんやリップクリーム、化粧水などの日用品にも取り入れられています。

抗ガン機能については、はちみつに含まれる有機酸（グルコン酸や乳酸、クエン酸、リンゴ酸、コハク酸など）によって、クエン酸回路を正常化して細胞の代謝を活発にしています。クエン酸回路に支障をきたすと、エネルギー産生がうまくいかないほか、ガン化につながるのです。

そこで、食事療法において1日に大さじ2杯程度のはちみつをとることをすすめています。高品質のはちみつを野菜ジュースやヨーグルトに混ぜたり、砂糖の代わりに利用するなどで積極的に取り入れましょう。

また、はちみつそのものと並んで細胞の活性化を促す「ロイヤルゼリー（女王バチが食べる働きバチの分泌物）」や強力な抗酸化作用を持つ「プロポリス（樹液にミツバチの分泌物を混ぜたもの）」といった食品も健康食品として用いられています。

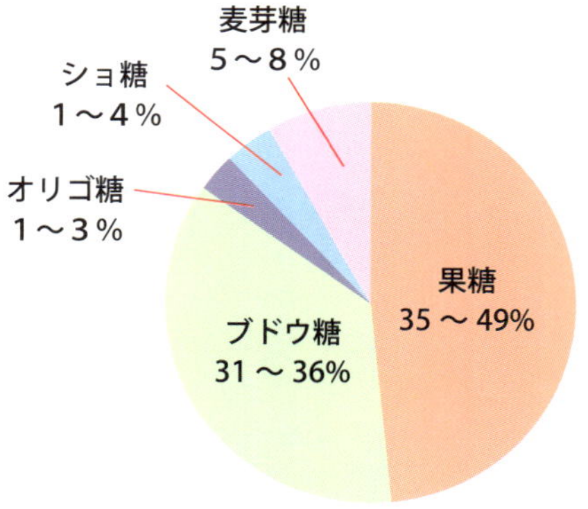

●はちみつに含まれる糖質

デザート

はちみつきなこ白玉

179kcal　塩分0g（1人当たり）

はちみつ＆きなこのやさしい甘さが白玉をつつみます

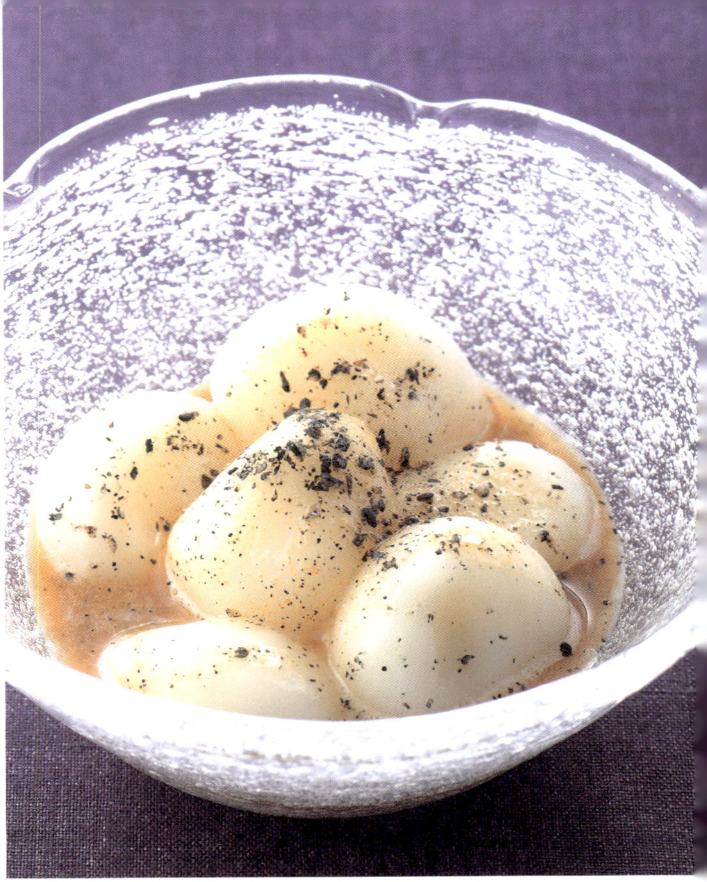

［材料：2人分］

白玉粉……80g
水……1/2カップ弱
黒すりごま……小さじ1/2

A
きな粉……小さじ1
はちみつ……小さじ2

［作り方］

1. 白玉粉に水を加減しながら加え、みみたぶ位のかたさにしてひと口大に丸める。…＊
2. ①を沸騰した湯で浮き上がってくるまでゆで、水にとる。
3. ②を器に盛り、Aを混ぜたはちみつだれをかけ、黒すりごまをふる。

＊白玉粉にいりごまを加えると食感が楽しめる。

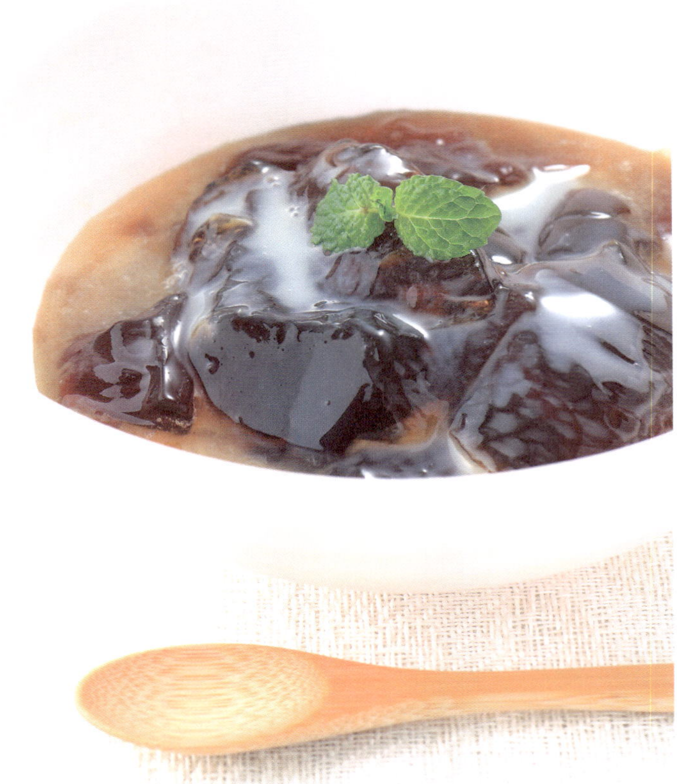

デザート

コーヒーゼリー豆乳はちみつがけ

41kcal　塩分0g（1人当たり）

豆乳＆はちみつのクリームを
コーヒーゼリーにとろっとかけて召し上がれ

［材料：2人分］

コーヒー液……3/4カップ
粉寒天……1g
水……1/2カップ
豆乳……大さじ2
はちみつ……大さじ1
ミント……適量

［作り方］

1. 鍋に水と寒天を入れて1～2分沸騰させ、コーヒー液と合わせて器に流し入れ、固まるまでおく。…＊
2. はちみつを豆乳でとく。
3. ①を器に盛り、②をかけ、ミントを飾る。

＊常温や氷で冷やすとぷるぷるの食感になる。

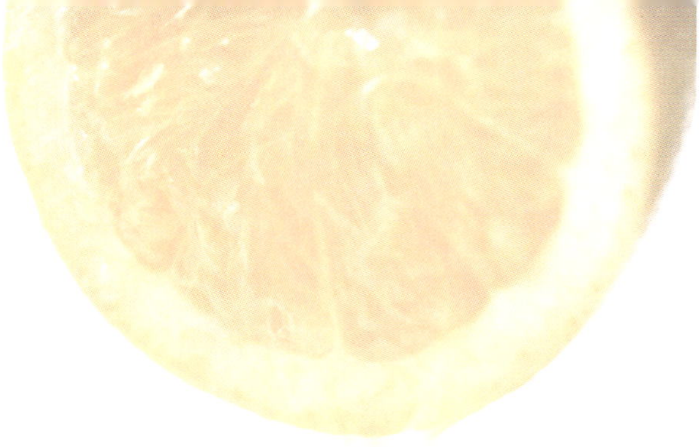

野菜＋果物＋はちみつの組み合わせでつくる

フレッシュジュース

野菜や果物をジューサーでしぼってつくるフレッシュジュースを毎日1・5～2ℓ飲むことは、食事療法の基本です。

ジュースづくりは基本の3種類の組み合わせでつくるとおいしく、かつ栄養価の高いジュースになります。

まず基本となるのが旬野菜。季節野菜は栄養価が高いうえ、低価格で出回るのでおすすめです。もし、迷うときにはどんな食材とも相性がいいにんじんを選びましょう。

次に、果物。これも旬のものを選びましょう。レモンは毎日2個はとりたい果物。ジュースにも加えましょう。さらに、味をみてはちみつを加えると飲みやすくなるものが多いです。

ポイントとしては同系色の野菜や果物を組み合わせると色よく味もまとまりやすくなります。にんじんや大根、りんごをしぼるときには、あらかじめジュースを受ける容器にレモンや氷1個を入れておくとビタミンの損失や変色を防ぐことができます。

柑橘《かんきつ》類の皮はむきますが、皮をむかずに投入できるものはできるだけそのままジュースにしましょう。

●基本の組み合わせ

1	旬の野菜 1～3 種類	旬の野菜（迷ったらにんじん）
2	旬の果物やレモン以外の柑橘類	（通年）りんご・オレンジ （ 春 ）イチゴ （ 夏 ）すいか （秋冬）なし・温州みかん・ぶどう　など
	毎日とりたいレモン	レモン
3	ジュースの味をみてお好みで	はちみつ

●ジューサーについて

ジューサーには、刃が回転してすりおろすタイプの「スピン型ジューサー」と圧力をかけて絞り出すタイプの「圧縮型ジューサー」の２種類があります。長く使いやすいものを選んでください。

	高速スピン型	低速圧縮型
搾り方法	すりおろす	圧力でつぶす
スピード	早い	ゆっくり
野菜を切ってから完成までの時間（トマトと赤パプリカのジュース）（編集部調べ）	15 分	20 分
音	やや大きい	静か
価格	2 万円前後が多い	3 万円前後が多い
酸化	多少の酸化がみられる	酸化しにくい
酵素の働き	圧縮型には劣る	よい

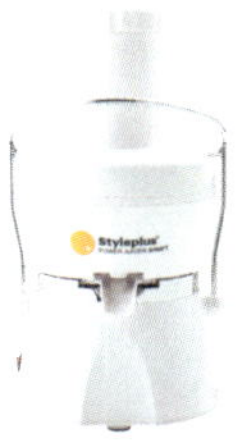

◎スピン型
スタイルプラス
パワージューサー スマート
24,800 円（税込）
http://www.shopjapan.co.jp/goods/SPWJ01
ショップジャパン
受付センター　0120-549-096（24 時間受付）
http://www.shopjapan.co.jp/
※ 94 ページからのジュースレシピは、本製品を使用しています。

ジュースに使いやすい！
常備しておきたい野菜&果物

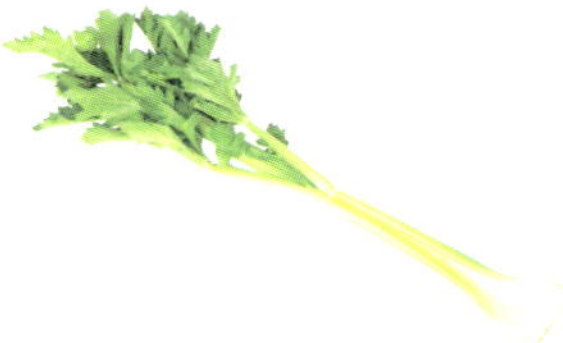

セロリ

カロテンやビタミンＣをはじめ、豊富なミネラルを含んでいる。りんごと組み合わせると特有の香りを抑えて飲みやすくなります。

レモン

最強の抗酸化力を持つレモンは１日２個以上摂取。国産の無農薬のものを。低農薬の場合は、ひと晩水に浸けてからジュースに。

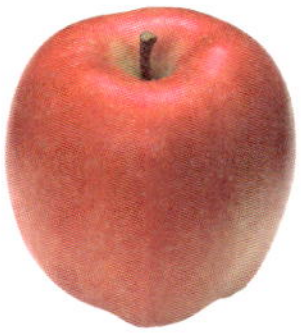

りんご

アントシアニンやケルセチンといったポリフェノール類は皮に多いので、皮ごとジュースに。どんな野菜とも相性抜群。

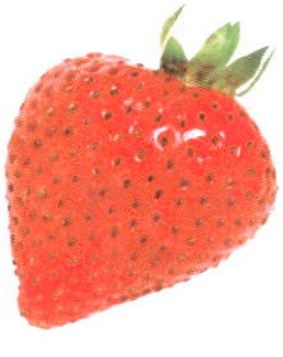

いちご

赤い色の成分アントシアニンと豊富なビタミンＣがダブルで抗酸化力を発揮。ヘタをつけたまま洗い、ヘタをとってジューサーに。

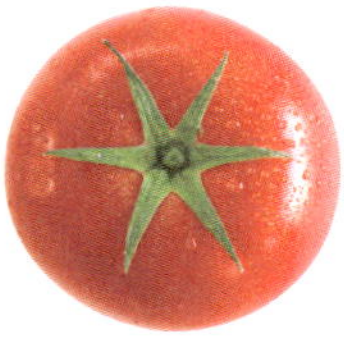

トマト

抗酸化力の強いリコピンが豊富に含まれているため、皮も余さずジュースに。常温に戻してから利用しましょう。

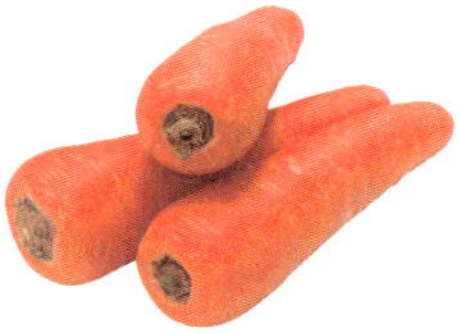

にんじん

活性酸素を抑制するカロテンが免疫力を高め、ガン予防に効果的。無農薬のもので皮ごと使用しましょう。

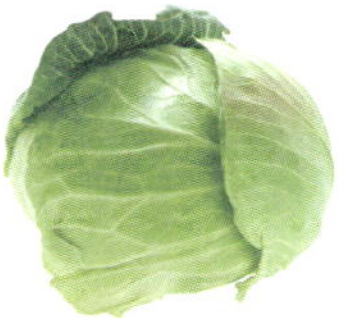

キャベツ

抗酸化作用の高いイソチオシアネートが発ガン性物質の活性化を予防。外の葉は外し、ひと晩水に浸けると農薬の心配なし！

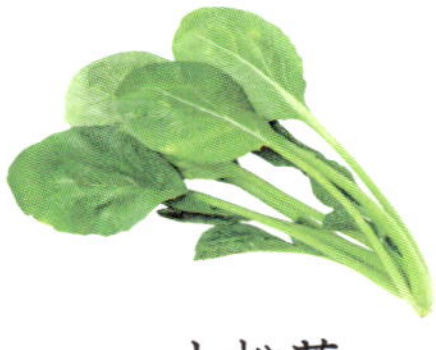

小松菜

グルコシレートとグルタチオンというファイトケミカルがガン抑制に働きますが、クセがなくジュースにしても飲みやすいです。

トマトとにんじん、いちごのジュース

さわやかな酸味とやさしい甘味で飲みやすい１杯

［**材料：１人分**］

トマト……２個

にんじん……２本

いちご……10 個

レモン……1/2 個

［**作り方**］

1. トマトは半分に切って、ヘタを切る。にんじんは縦長に切る。いちごはヘタをとる。レモンは皮をむく。
2. 順番にジューサーにかける。

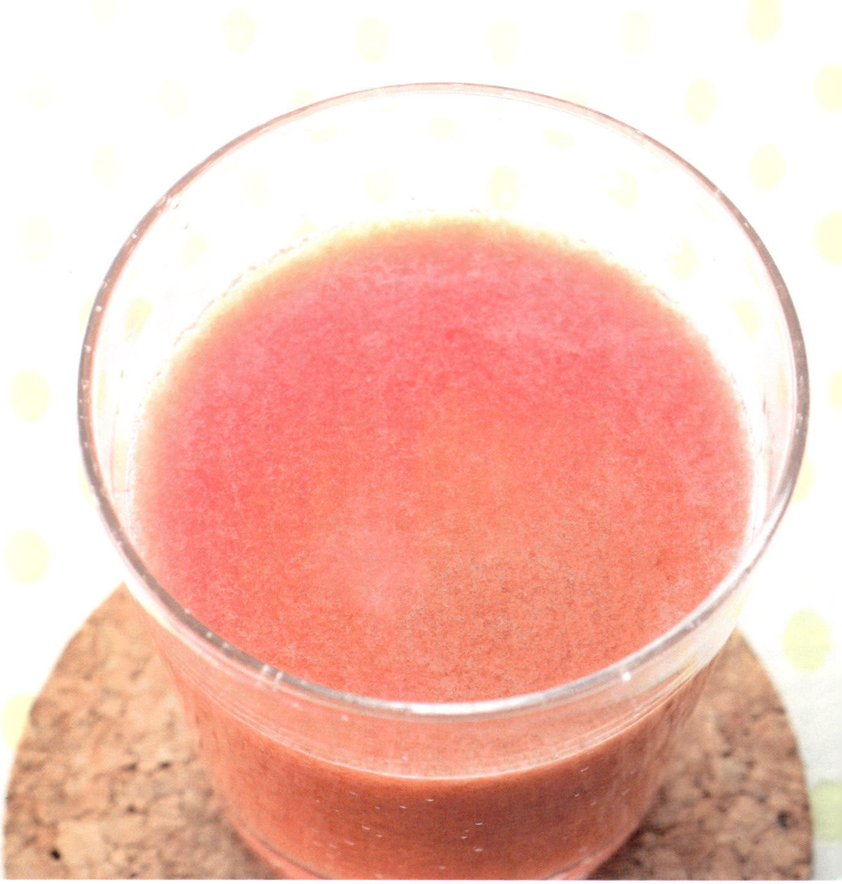

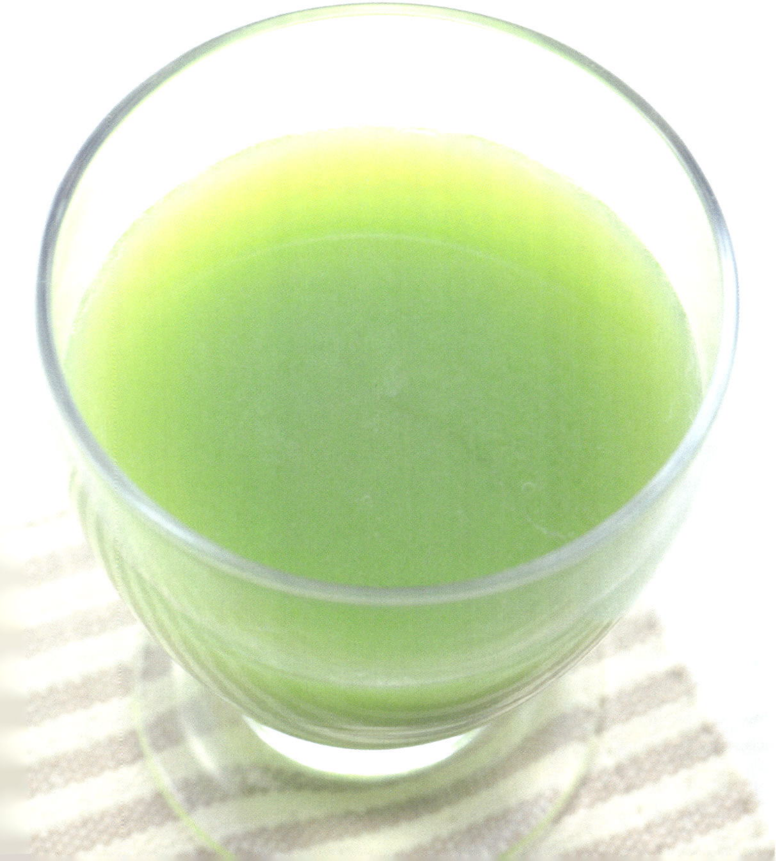

キャベツとかぶのジュース

かぶは葉も一緒にジュースにすることで栄養評価が格段にアップ

［**材料：１人分**］

キャベツ……1/4 株

葉つきかぶ……２個

レモン……1/2 個

はちみつ……大さじ１

［**作り方**］

1. キャベツは１枚ずつはがす。かぶは葉を切って、よく洗う。レモンは皮をむく。
2. 順番にジューサーにかける。はちみつを最後に加える。

黄パプリカとセロリ、パイナップルのジュース

**パイナップル果汁をプラスすれば
セロリ特有のにおいも気にならない**

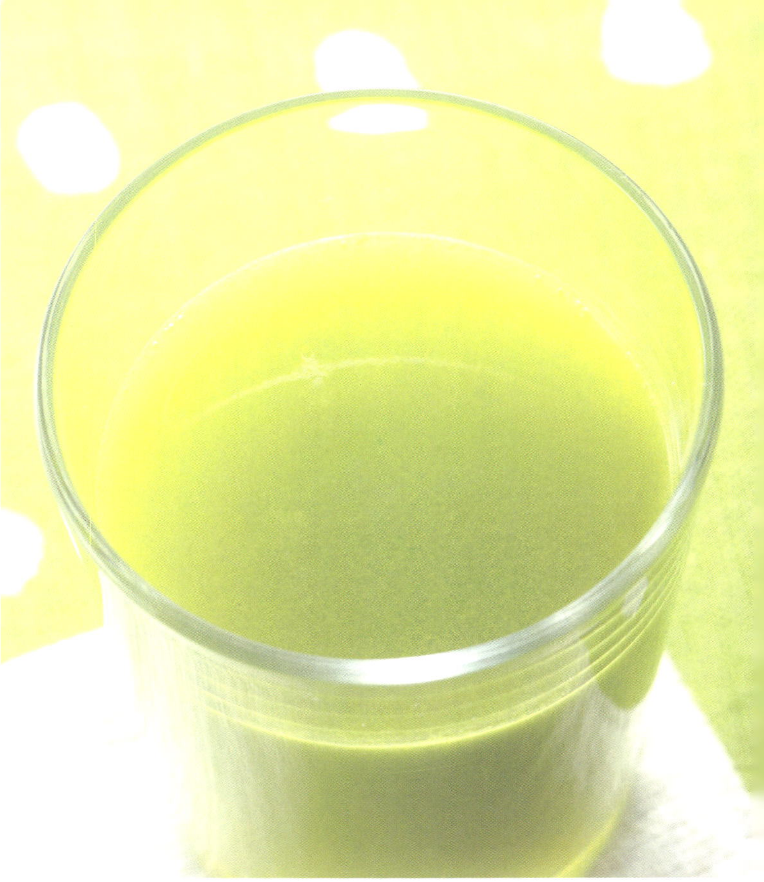

［**材料：1人分**］
黄パプリカ……２個
セロリ……１本
パイナップル……1/4個
レモン……1/2個

［**作り方**］
1. 黄パプリカは４つ割りにして種をとる。セロリは半分に折る。パイナップル、レモンは皮をむく。
2. 順番にジューサーにかける。

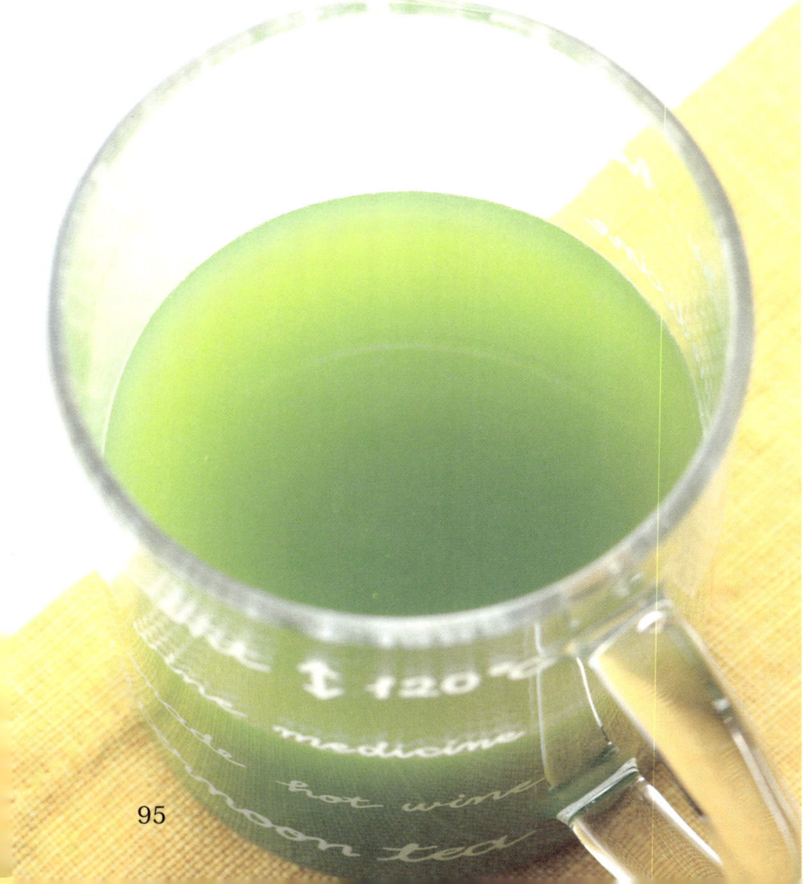

きゅうりとパセリ、オレンジのジュース

**栄養豊富な野菜ながら量をとりにくい
パセリはジュースに最適**

［**材料：1人分**］
きゅうり……３本
パセリ……1/4束
オレンジ……１個
レモン……1/2個

［**作り方**］
1. きゅうりとパセリはよく洗う。オレンジは皮をむいて４つ割りにし、種をとる。レモンは皮をむく。
2. 順番にジューサーにかける。

小松菜と
クレソンのジュース

少し苦みのあるクレソンも
レモン＆はちみつで飲みやすく

［材料：1人分］

小松菜……２束
クレソン……１束
レモン……1/2 個
はちみつ……大さじ１

［作り方］

1. 小松菜は根元を十字に切って、よく洗う。クレソンはよく洗う。レモンは皮をむく。
2. 順番にジューサーにかける。はちみつを最後に加える。

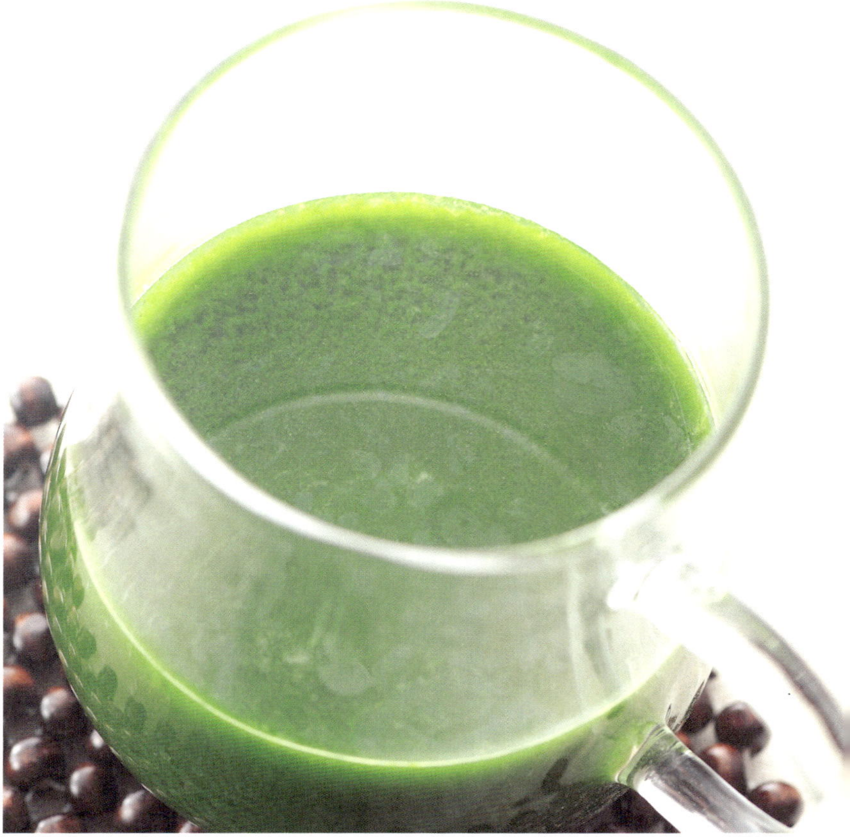

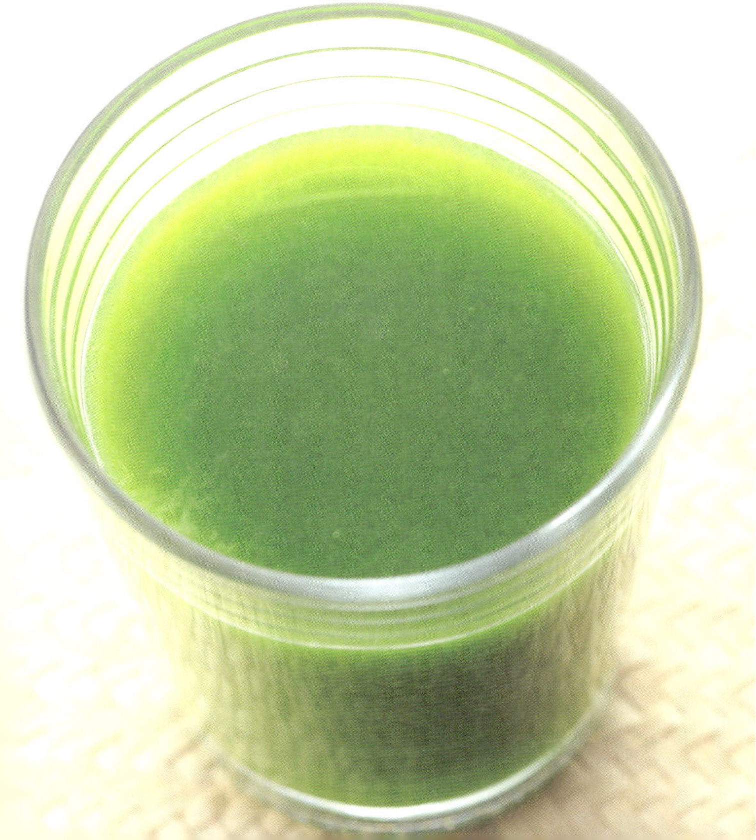

カリフラワーと水菜、
りんごのジュース

発ガン物質の活性を抑制する
カリフラワーをたっぷりいただきましょう

［材料：1人分］

カリフラワー……1/2 株
水菜……1/2 パック
りんご……1/2 個
レモン……1/2 個

［作り方］

1. カリフラワーは縦長に切る。水菜は半分に折る。りんごは４つ割りにして、芯をとりのぞく。レモンは皮をむく。
2. 順番にジューサーにかける。

にんじんと赤パプリカのジュース

β - カロテンたっぷりで
強力な抗酸化作用に期待！

［材料：1 人分］
にんじん……2本
赤パプリカ……2個
レモン……1/2 個

［作り方］
1. にんじんは縦長に切る。赤パプリカは4つ割りにし、種をとる。レモンは皮をむく。
2. 順番にジューサーにかける。

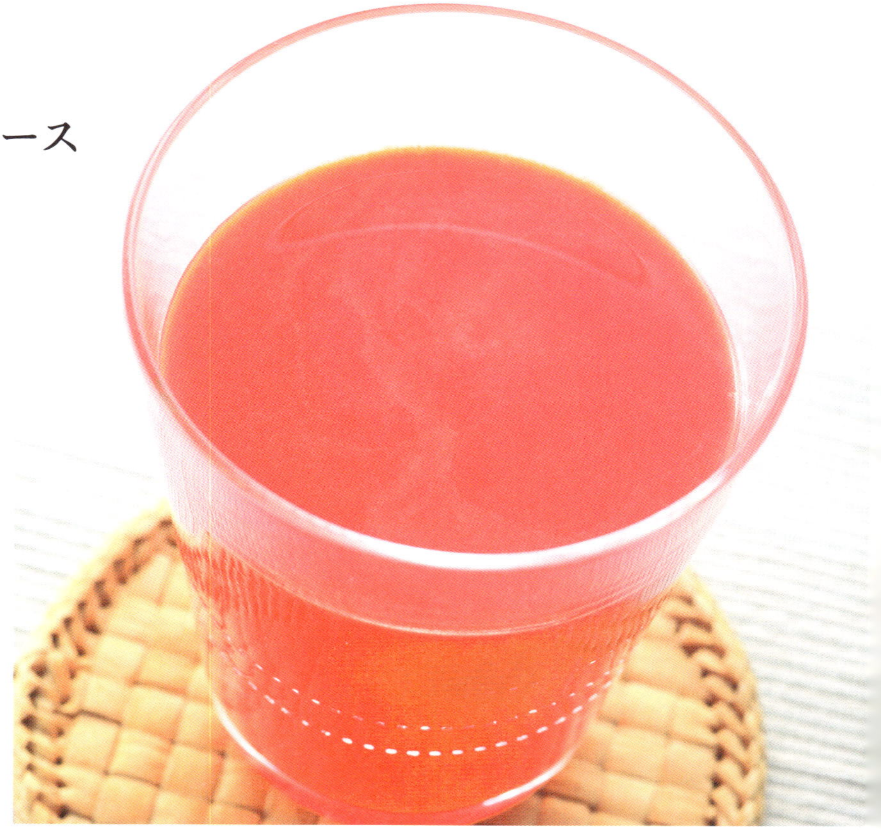

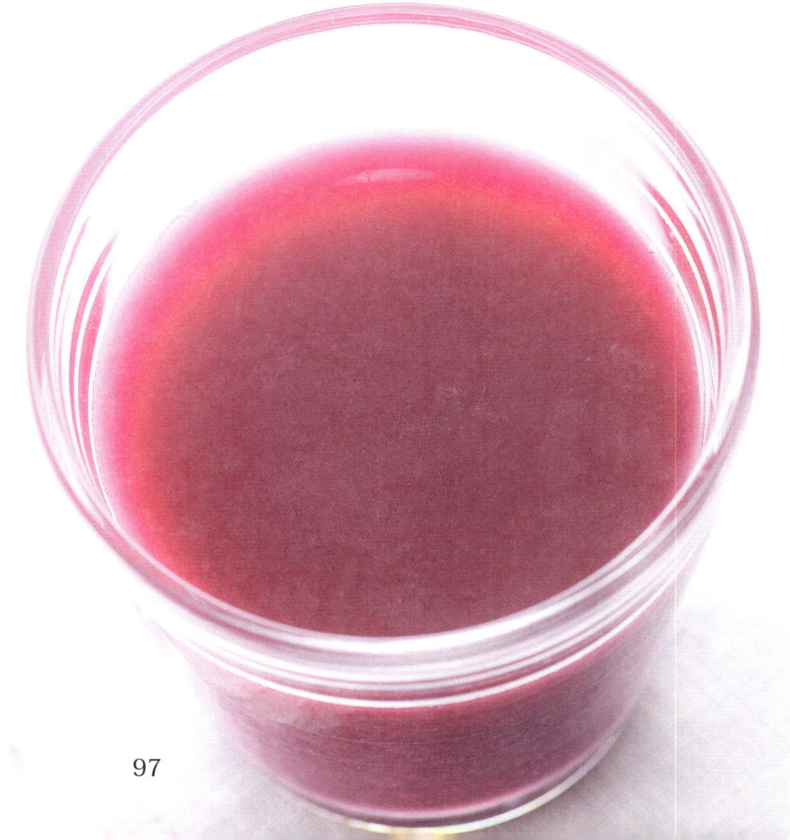

紫キャベツとブルーベリーのジュース

ポリフェノールたっぷり！
ブルーベリーの甘さ際立つ飲みやすい味

［材料：1 人分］
紫キャベツ……1/2 個
ブルーベリー……1パック
レモン……1/2 個

［作り方］
1. 紫キャベツは縦長に切る。ブルーベリーはよく洗う。レモンは皮をむく。
2. 順番にジューサーにかける。

ブロッコリーと春菊のジュース

ガン予防の重要食材とされる
ブロッコリーをジュースに仕上げました

[材料：1人分]

ブロッコリー……１株
春菊……１パック
セロリ……1/2本
レモン……1/2個

[作り方]

1. ブロッコリーは縦長に切る。春菊とセロリは半分に折る。レモンは皮をむく。
2. 順番にジューサーにかける。

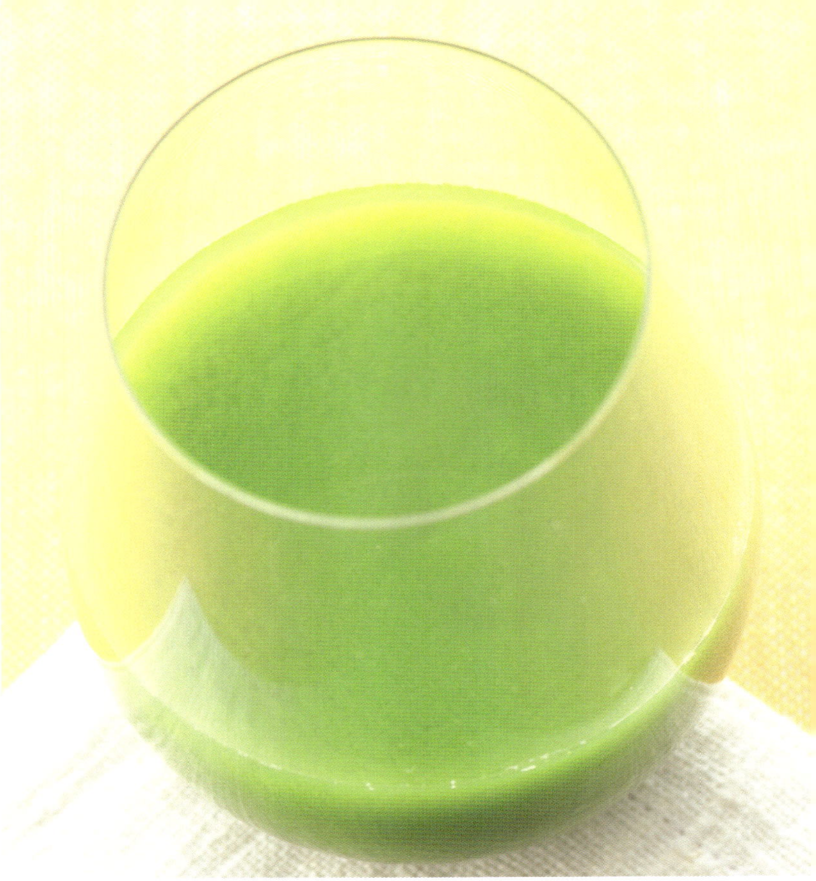

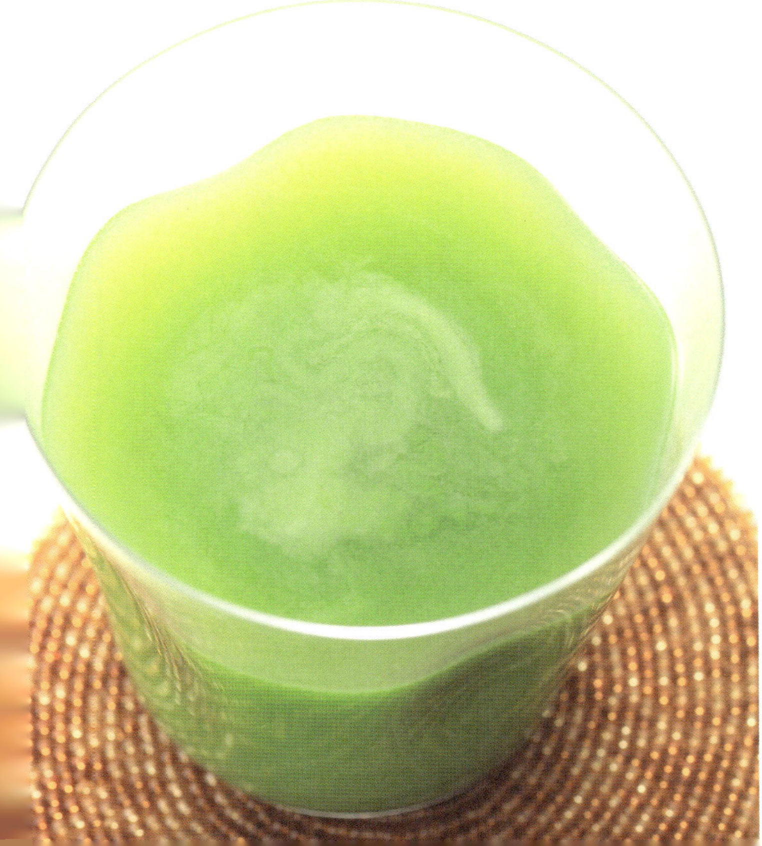

セロリと大根のジュース

大根の抗ガン成分はジュースにすると
効率的に摂取できます

[材料：1人分]

セロリ……２本
大根……10cm
レモン……1/2個
はちみつ……大さじ１

[作り方]

1. セロリは半分に折り、大根は縦長に切る。レモンは皮をむく。
2. 順番にジューサーにかける。はちみつを最後に加える。

にんじんとレタスのジュース

**にんじんジュースには
レモンを絶対欠かさない**

［材料：１人分］
にんじん……２本
レタス……1/2 個
レモン……1/2 個

［作り方］
1. にんじんとレタスは縦長に切る。レモンは皮をむく。
2. 順番にジューサーにかける。

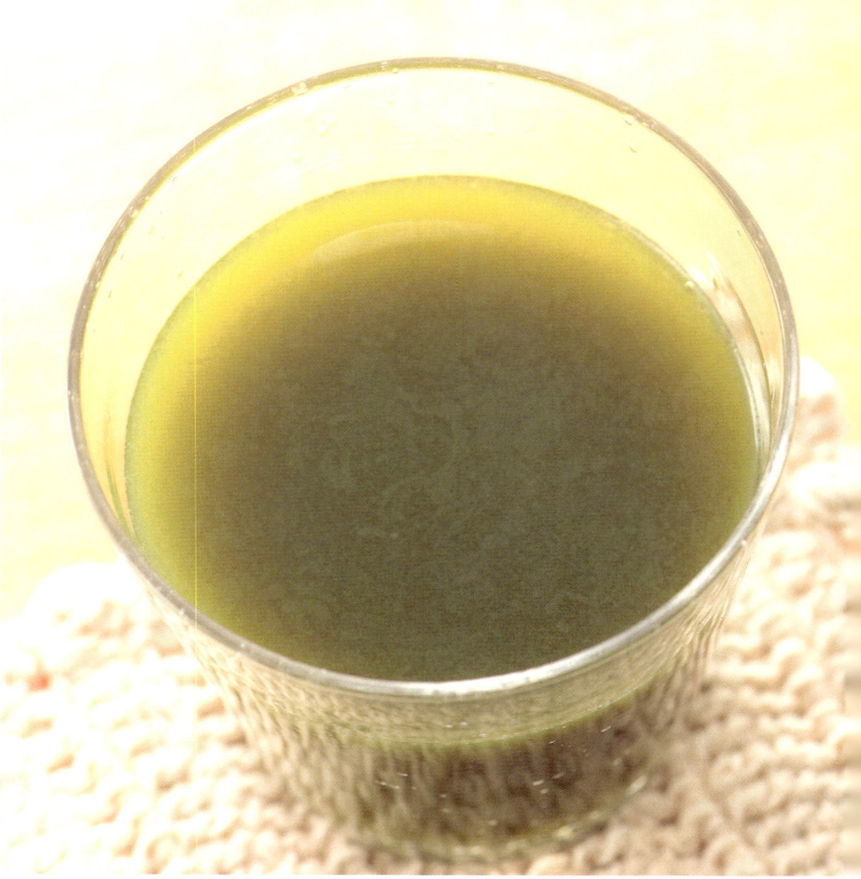

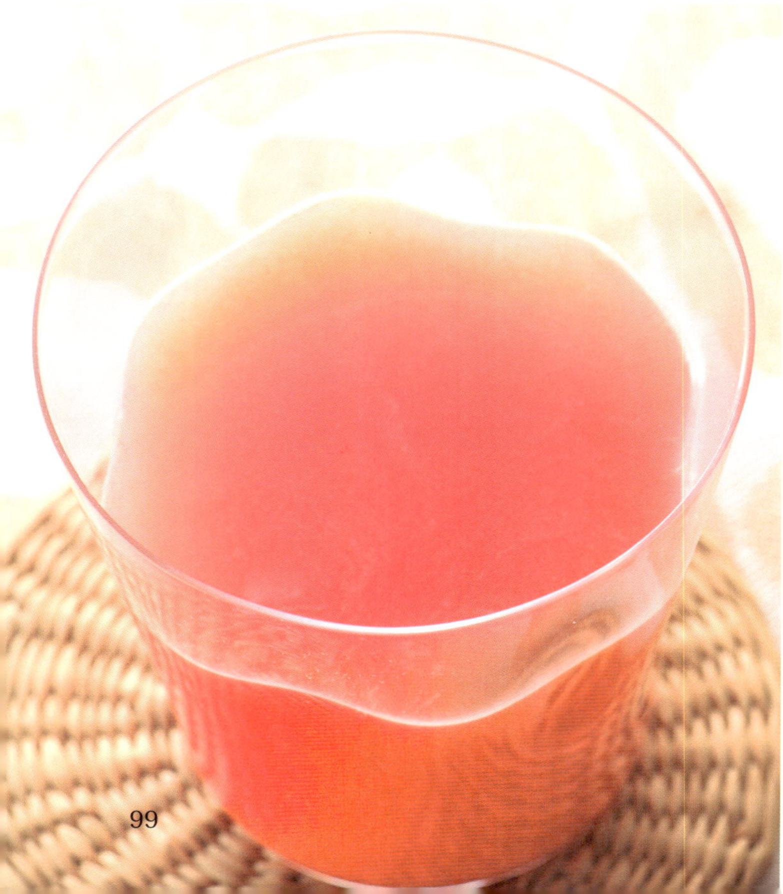

ミニトマトとりんごのジュース

**リコピンたっぷりのミニトマトと
りんご果汁で飲みやすくおいしい**

［材料：１人分］
ミニトマト……20 個
りんご……１個
レモン……1/2 個

［作り方］
1. ミニトマトはヘタをとる。りんごは４つ割りにして、芯をとりのぞく。レモンは皮をむく。
2. 順番にジューサーにかける。

Column

調味料の塩分量を知っておこう

調味料によって同じ分量でも重量や塩分濃度が違います。
そこで、しょうゆ、みそ、塩に含まれる塩分量の計算方法を紹介します。
毎日の食事における塩分管理の参考にしてください。

しょうゆ

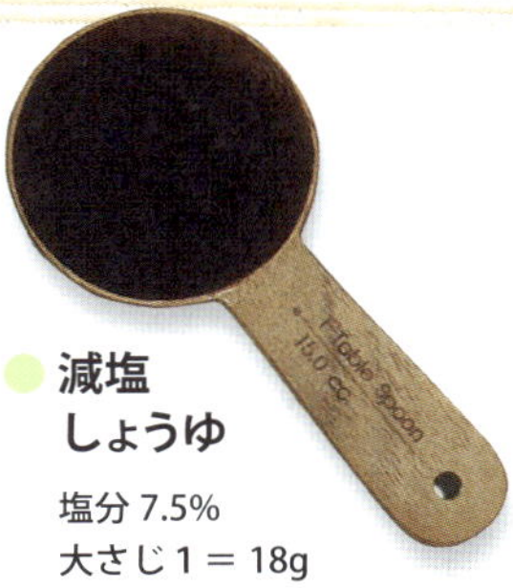

減塩しょうゆ
塩分 7.5%
大さじ１＝18g
塩分：1.4g

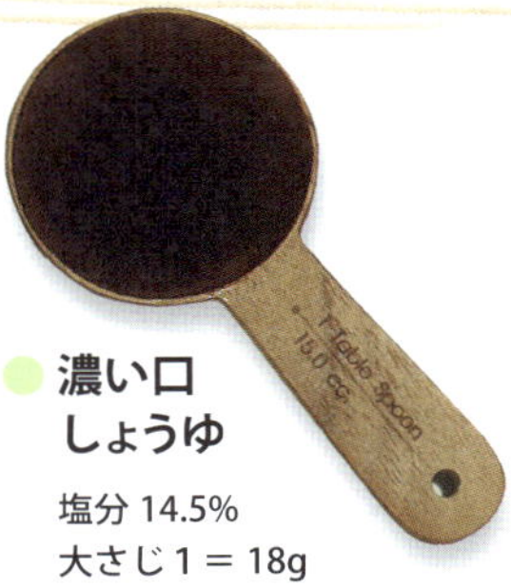

濃い口しょうゆ
塩分 14.5%
大さじ１＝18g
塩分：2.6g

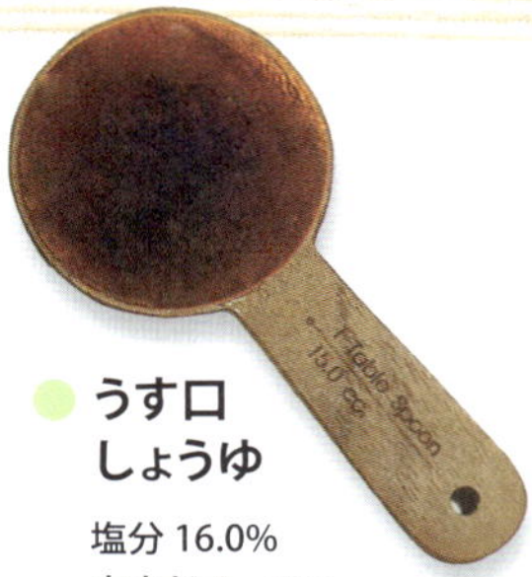

うす口しょうゆ
塩分 16.0%
大さじ１=18g
塩分：2.9g

みそ

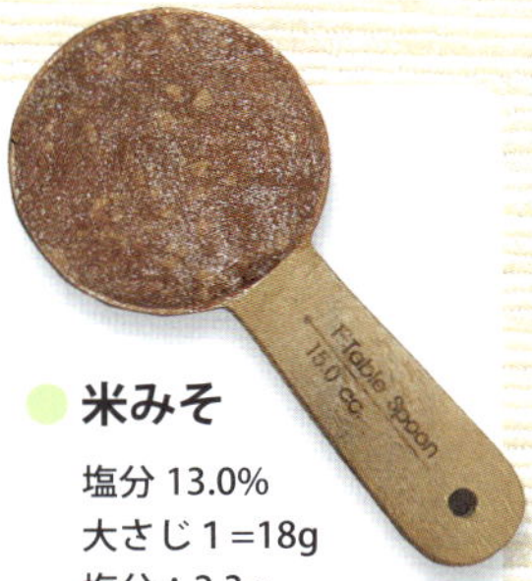

米みそ
塩分 13.0%
大さじ１=18g
塩分：2.3g

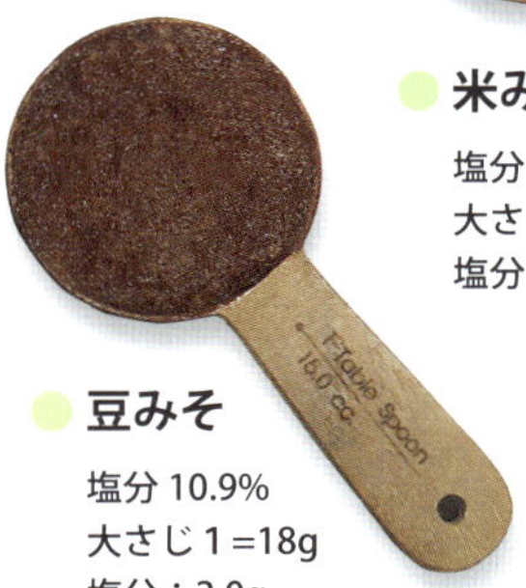

豆みそ
塩分 10.9%
大さじ１=18g
塩分：2.0g

塩

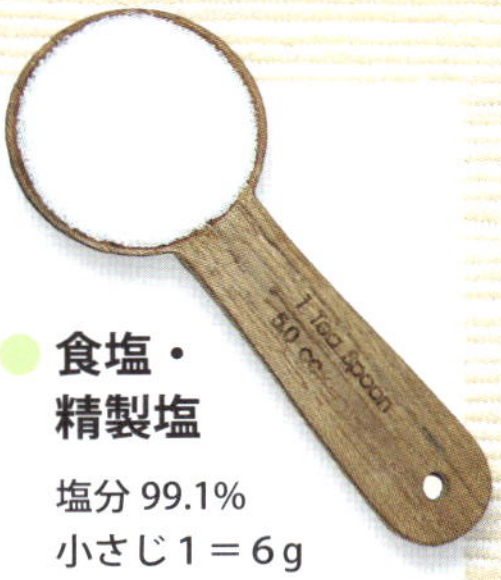

食塩・精製塩
塩分 99.1%
小さじ１＝６g
塩分：5.9g

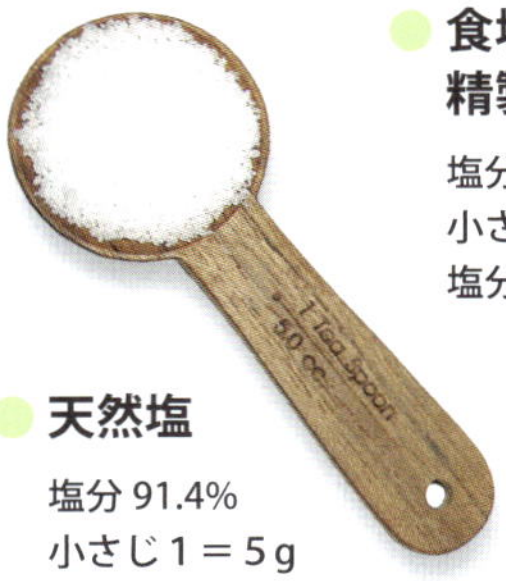

天然塩
塩分 91.4%
小さじ１＝５g
塩分：4.6g

塩分量の計算方法

調味料の重量 × 塩分含有率 ＝ 塩分量

（例）減塩しょうゆ　大さじ１　の場合

18g × 7.5% ≒ 1.4g

↑大さじ１の重量　↑塩分含有率　↑塩分量

※調味量の数値は『五訂増補食品成分表』から算出。塩分濃度は製品によって異なります。

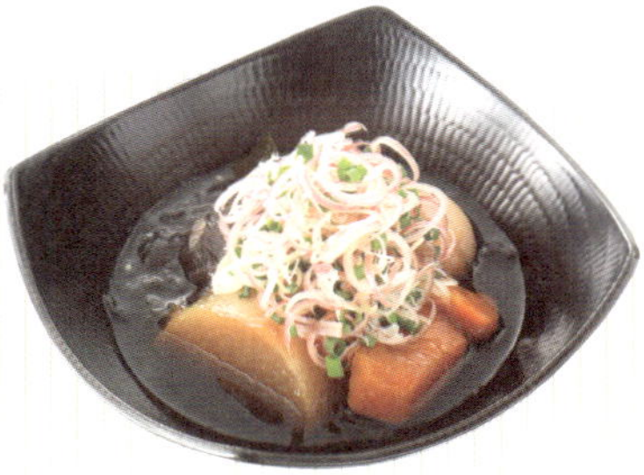

主菜レシピ22品

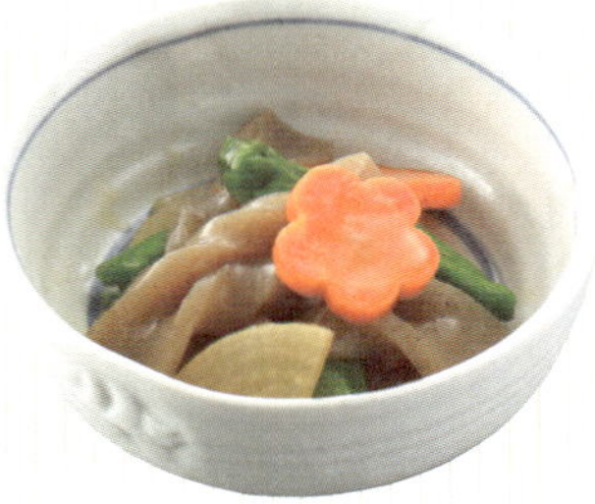

副菜レシピ29品

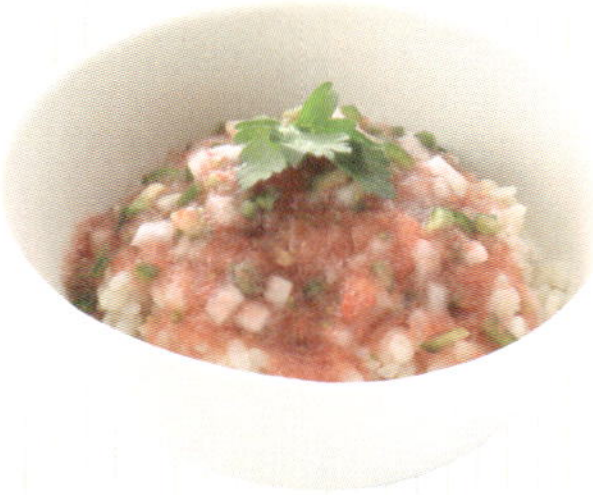

主食レシピ10品

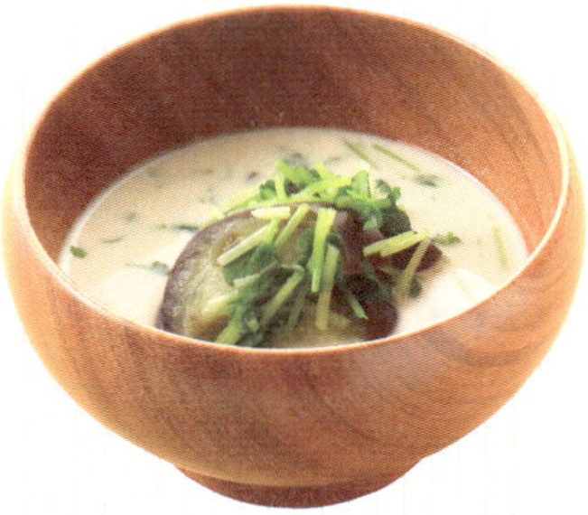

汁物レシピ6品

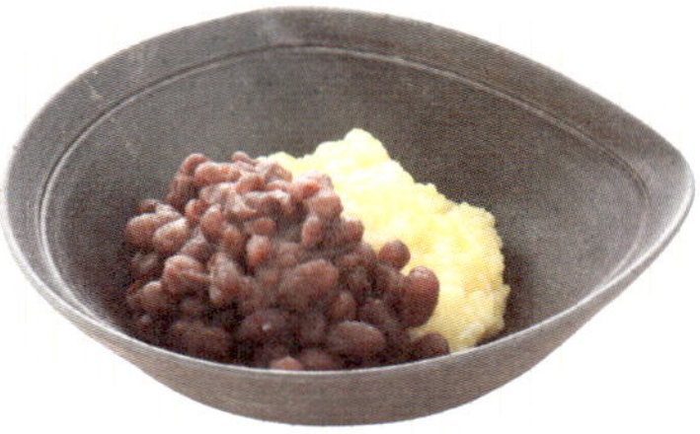

デザートレシピ6品

PART 2

ガンを消す実践レシピ

ガンを消す８カ条の指針を守りながら、
おいしく食事をできる実践レシピを紹介します。

Main Dish

主菜レシピ

塩分もエネルギーも多くなりがちな主菜を、おいしくヘルシーにいただくレシピ。野菜やきのこ、海藻と組み合わせながら上手にタンパク質を摂りましょう。

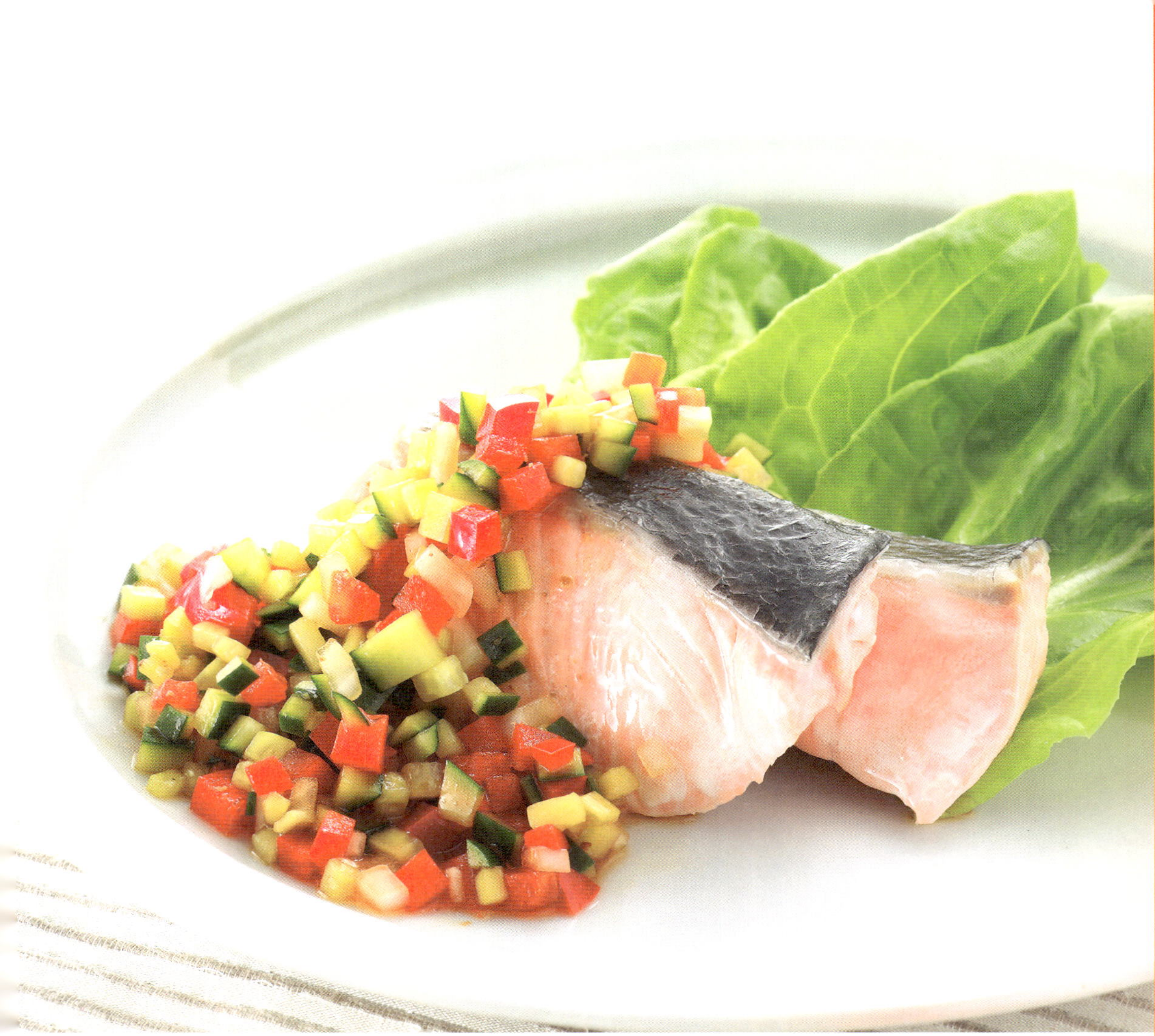

サケの彩り野菜ソース

152kcal 塩分 0.5g （1人当たり）

きゅうり、パプリカ、たまねぎの３色ソースで色鮮やかな一皿

［材料：2 人分］

生サケ切り身…… 2 切（180g）
たまねぎ……1/4 個
きゅうり……1/2 本
赤ピーマン……1/4 個
酒……大さじ 2
サラダ菜…… 6 枚

■ A
減塩しょうゆ……大さじ 1/2
酢……小さじ 2
さんしょう……少々

［作り方］

1. たまねぎはみじん切りにする。きゅうりと赤ピーマンは 5mm 角に切る。
2. ①と A を合わせてソースをつくる。…＊
3. サケを横半分に切り、フライパンに身を下にして入れ、酒を加えて火をつけ、酒が沸騰してきたらふたをして４～５分蒸す。
4. 器にサラダ菜をしき、③を盛りつけ、②をかける。

＊ソースにセロリを加えても OK。

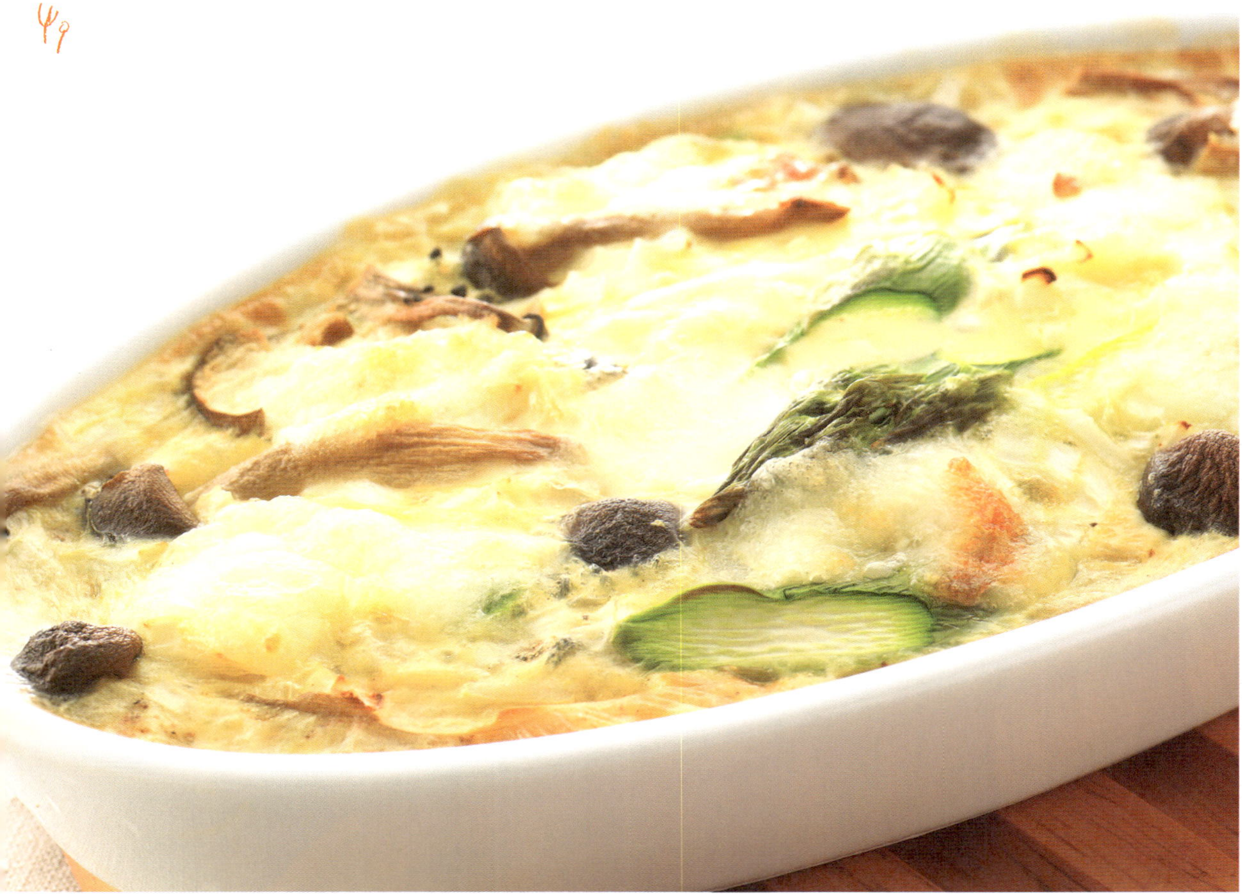

ベジタブルキッシュ

141kcal 塩分 0.8g （1人当たり）

とろ～りチーズが溶けたらアツアツのうちにいただきましょう

［材料：2人分］

たまねぎ……1/2 個
アスパラガス……３本
ぶなしめじ……1/2 パック
モッツアレラチーズ……1/4 玉（25g）

■ A
卵……１個
塩……小さじ 1/4
こしょう……少々
ナツメグ……少々
無調整豆乳……130ml

［作り方］

1. たまねぎはみじん切りにする。アスパラガスは下 1/3 の皮をむき、かたい部分を切り、斜めに 1 cm 長さに切る。しめじはほぐす。
2. A を合わせてよく混ぜる。
3. 耐熱容器に①を並べて②を注ぎ、200 度のオーブンで 10 ～ 12 分焼いたら、ほぐしたチーズをのせてチーズが溶けるまでさらに 2 ～ 3 分焼く。

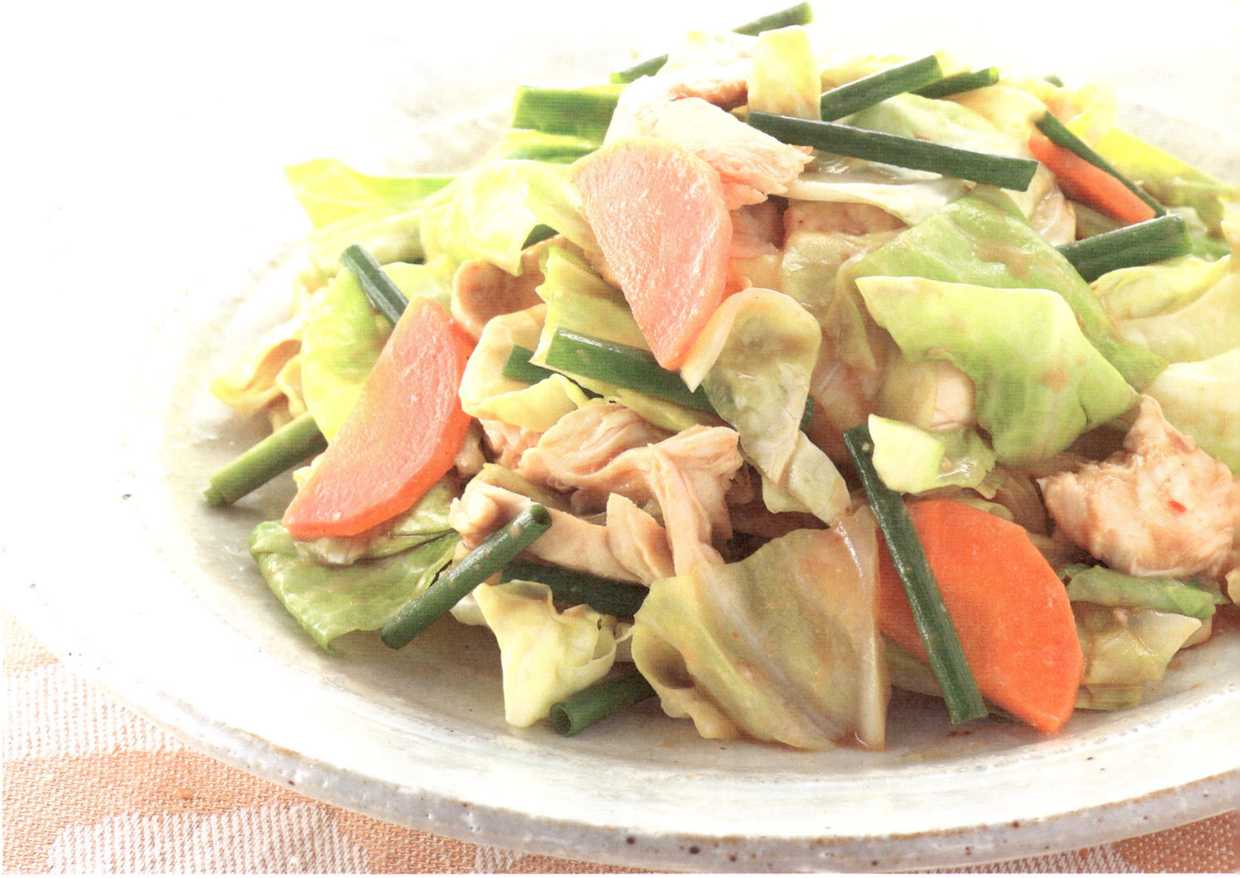

キャベツと鶏肉のホイコーロー

148kcal 塩分 0.8g （1人当たり）

野菜とささみを蒸し上げてつくる低エネルギーの中華料理

［材料：2 人分］

鶏のささみ…… 2 枚（150g）
キャベツ……1/8 個
にんじん…… 3 cm
こねぎ…… 5 本

■ A
白ねりごま……小さじ 1
ごま油……小さじ 1
豆みそ……小さじ 2
トウバンジャン……少々
はちみつ……小さじ 1/3
こしょう……少々

［作り方］

1. ささみはひと口大の削ぎ切りにする。キャベツは 3 cm 角に切り、にんじんは 3 mm の半月切り、ねぎは 3 cm に切る。
2. A をボウルに入れて合わせる。
3. 耐熱容器に下からささみ、にんじん、キャベツの順に重ね、蒸気のあがった蒸し器で 5 ～ 6 分蒸す。
4. ③とねぎを A であえる。

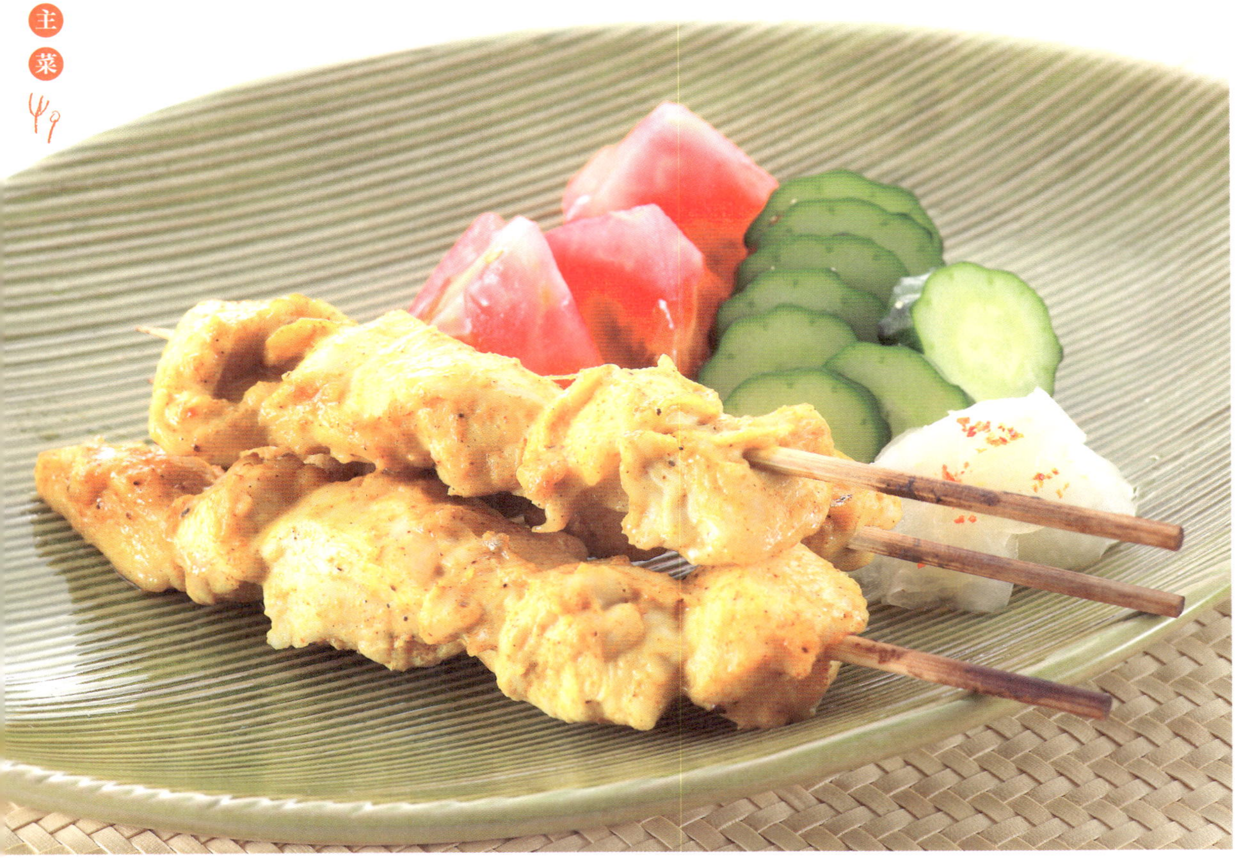

鶏ささみのアジアン風串焼き

130kcal 塩分 0.6g （1人当たり）

ほんのり甘いカレーのこうばしい香りが漂います

［材料：2人分］

鶏のささみ……2枚（150g）

トマト……1/2個

きゅうり……1/2本

たまねぎ……1/8個

■ A

酢……大さじ1

一味とうがらし……ごく少々

■ B

オリーブ油……小さじ1

塩……小さじ1/5

カレー粉……小さじ1

こしょう……少々

はちみつ……小さじ1/2

［作り方］

1. トマトは3等分のくし型に切り、さらに斜めに切る。きゅうりは5mmの輪切りにし、たまねぎは横に薄切りにしてAをからめる。
2. ささみは1枚を15等分に切ってBでもみ、5切れずつ竹串にさす。
3. グリルに②を入れて火をつけ3分、返して2分焼く。…＊
4. 器に①と③を盛りつける。

＊片面焼きグリルの場合。両面焼きであれば3分程度焼き、肉に火が通ればOK。

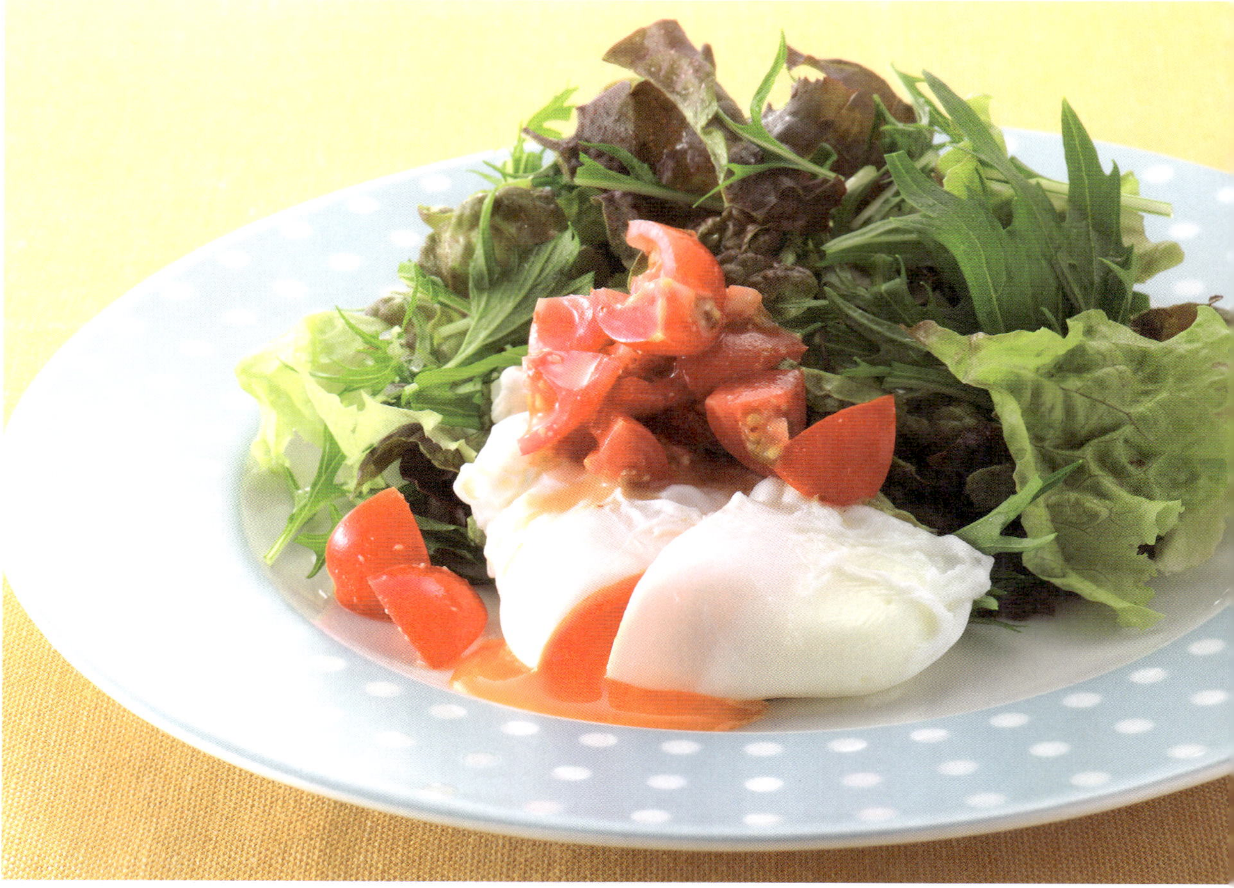

サラダ仕立てのポーチドエッグ フレッシュトマトソース

126kcal 塩分 0.5g （1人当たり）

トロトロの半熟たまごをシャキシャキの新鮮野菜と一緒に楽しんで

［材料：2 人分］

卵……２個
酢……大さじ１
水菜……1/3 パック
サニーレタス……２枚
ミニトマト……５個

■ A
オリーブ油……大さじ 1/2
塩……小さじ 1/10
こしょう……少々
レモン汁……小さじ２
粒マスタード……小さじ 1/3

［作り方］

1. 卵は室温に戻して割る。鍋に湯を沸かして、酢を加えたら火を弱め、ゆっくりと卵を落として３分ゆで、穴じゃくしですくいあげる。
2. 水菜は 3 cm に切り、サニーレタスはひと口大にちぎって合わせておく。
3. ミニトマトは８等分に切って、A と合わせる。
4. 器に②と①を盛りつけ、③をかける。

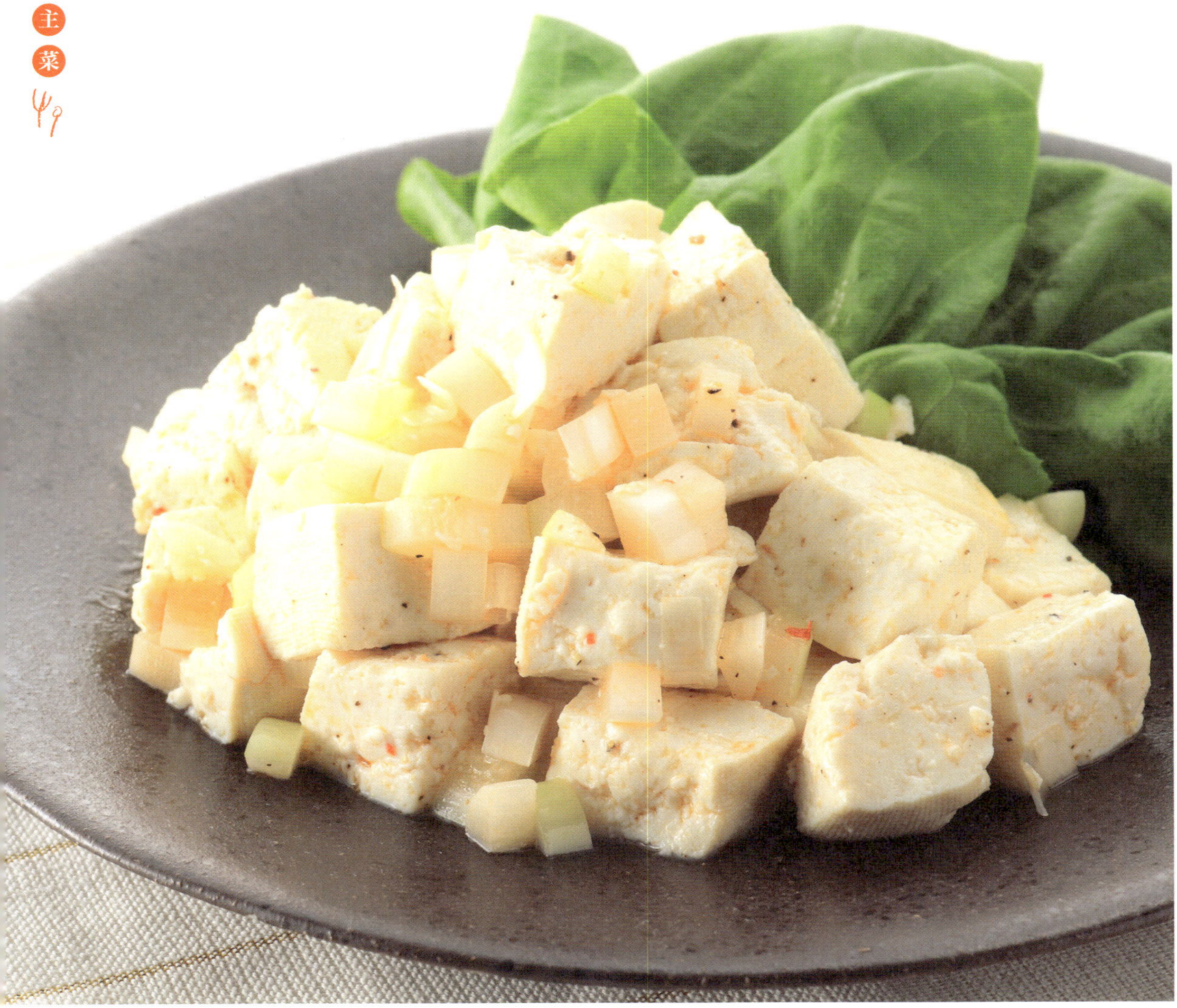

もめん豆腐のピリ辛ねぎあえ

141kcal 塩分 0.8g （1人当たり）

ごま油の香り高いピリ辛ねぎソースと豆腐の相性バツグン

［材料：2 人分］

もめん豆腐……1 丁（300g）
サラダ菜……6 枚
長ねぎ……1/3 本

■ A
塩……小さじ 1/3 弱
トウバンジャン……ごく少々
こしょう……少々
ごま油……大さじ 1/2

［作り方］

1. 豆腐は 1.5cm 角に切る。サラダ菜は水につけてぱりっとさせ、水気をふいておく。
2. 鍋に湯を沸かして豆腐を 2 〜 3 分ゆで、ざるにあげる。
3. 長ねぎはみじん切りにして A と合わせ、②が熱いうちにあえる。
4. 器にサラダ菜と③を盛りつける。

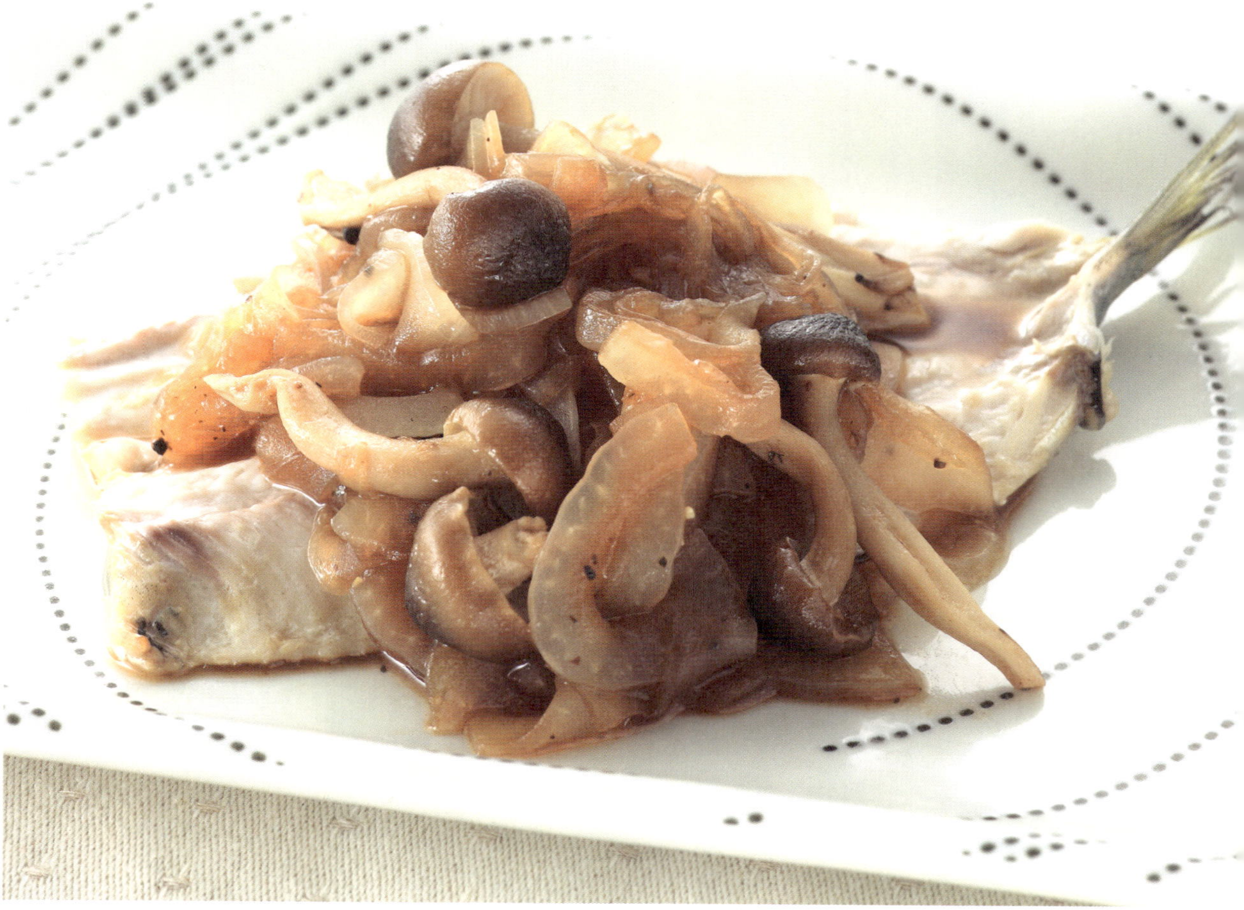

いわしのバルサミコソース

231kcal 塩分 0.2g （1人当たり）

いわしを焼いたフライパンでそのままソースもつくります

［材料：2 人分］

いわしの開き……2 枚（150g）
たまねぎ……1/2 個
しめじ……1/2 パック
酒……大さじ 2
オリーブ油……大さじ 1/2

■ A
バルサミコ酢……大さじ 1
こしょう……少々

［作り方］

1. たまねぎは繊維に垂直に薄切り、しめじはひと口大にさいておく。
2. フライパンにいわしの身を上にして入れ、酒を加えて火をつける。酒が沸騰してきたらふたをして 3 〜 4 分蒸し、いわしを取り出す。
3. 同じフライパンに①を入れて 2 〜 3 分蒸し焼きにし、A を加えて煮詰めたら火を止め、最後に油を加えてソースをつくる。
4. 器にいわしを盛りつけ、③をかける。

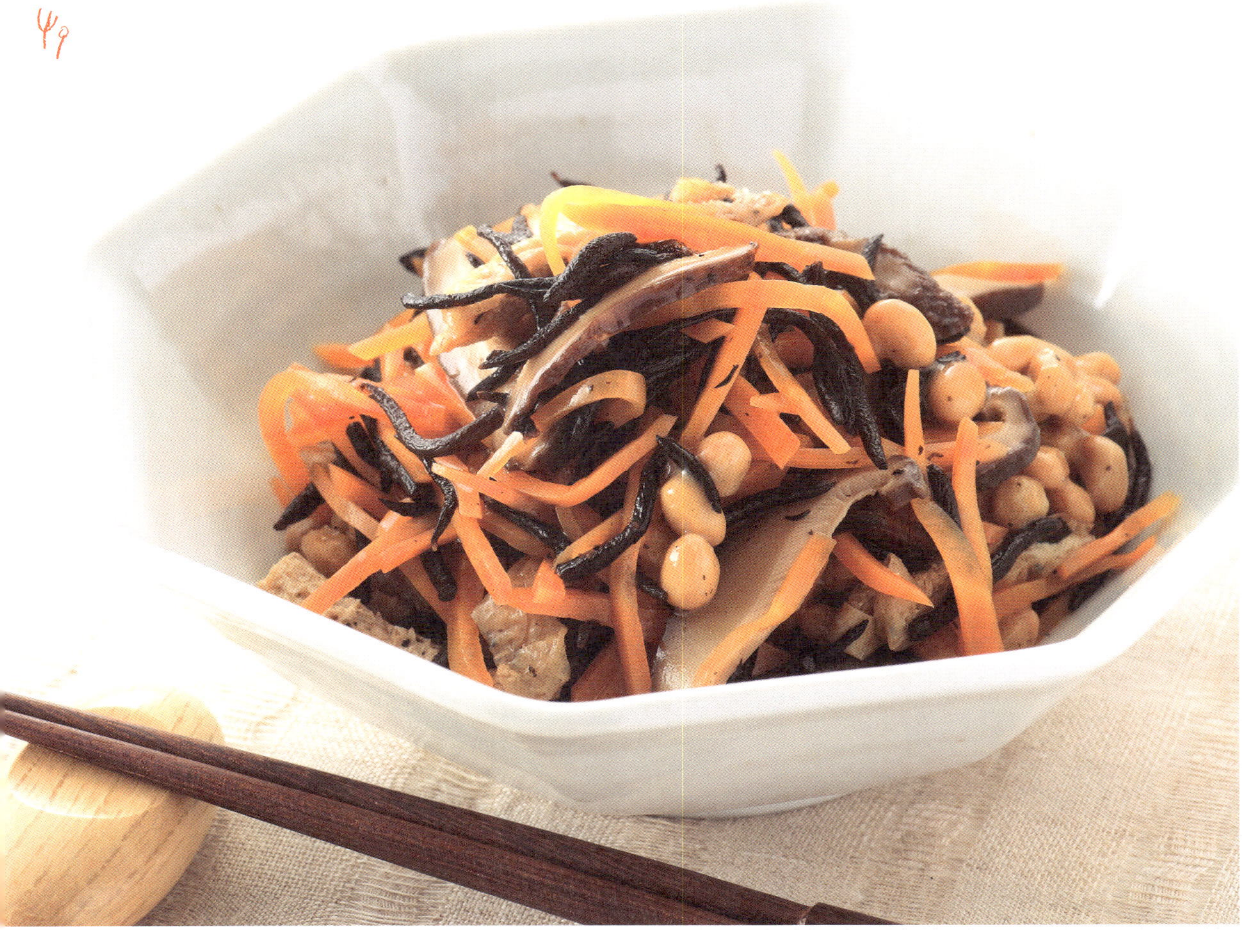

納豆入りのひじき煮

103kcal 塩分 0.4g （1人当たり）

いつものひじき煮に納豆を加えればメインのおかずに早変わり

［材料：2人分］

小粒納豆（小）……2パック（60g）
干ししいたけ……2枚
油あげ……1/2枚
芽ひじき（乾）……5g
にんじん……1/2本

■ A
水……1/2カップ
減塩しょうゆ……大さじ1/2

［作り方］

1. 干ししいたけは一晩水につけて、戻しておく。油あげは油抜きをし、縦半分に切り、5mm幅に切る。ひじきはたっぷりの水でしっかりと戻す。にんじんとしいたけはせん切りにする。
2. 鍋に①とAを入れ、水分がほとんどなくなるまで弱火で煮る。
3. ②のあら熱がとれたら、納豆とさっとあえる。…＊

＊納豆はゆで大豆にしてもOK。

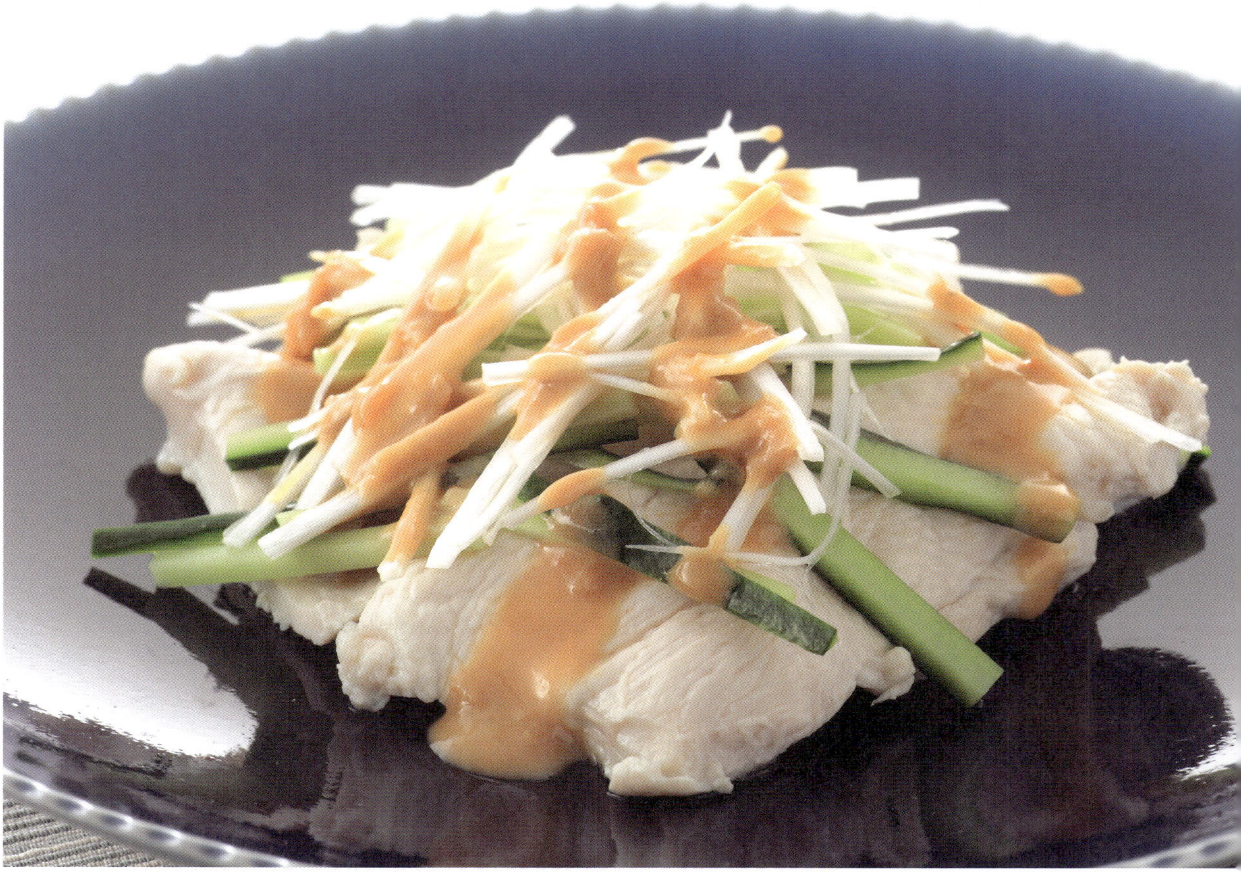

鶏むね肉のしゃぶしゃぶ ニンニクしょうゆだれ

114kcal 塩分 0.3g （1人当たり）

あっさりしゃぶしゃぶをニンニク香るしょうゆだれで味わい深く

［材料：2 人分］

鶏のむね肉（皮なし）……120g
きゅうり……1/2 本
長ねぎ……15cm
昆布…… 2 cm

■ A
ニンニクすりおろし……少々
減塩しょうゆ……小さじ 1
酢……小さじ 2
はちみつ……小さじ 1/3
白ねりごま……小さじ 1
ごま油……小さじ 1

［作り方］

1. きゅうりは拍子木切り、ねぎは白髪ねぎにする。
2. 鶏肉は大きめに薄くそぎ、昆布を入れた沸騰しない程度の湯でゆで、ざるにとる。
3. ②を器に並べ、その上に①をのせて、合わせた A をかける。

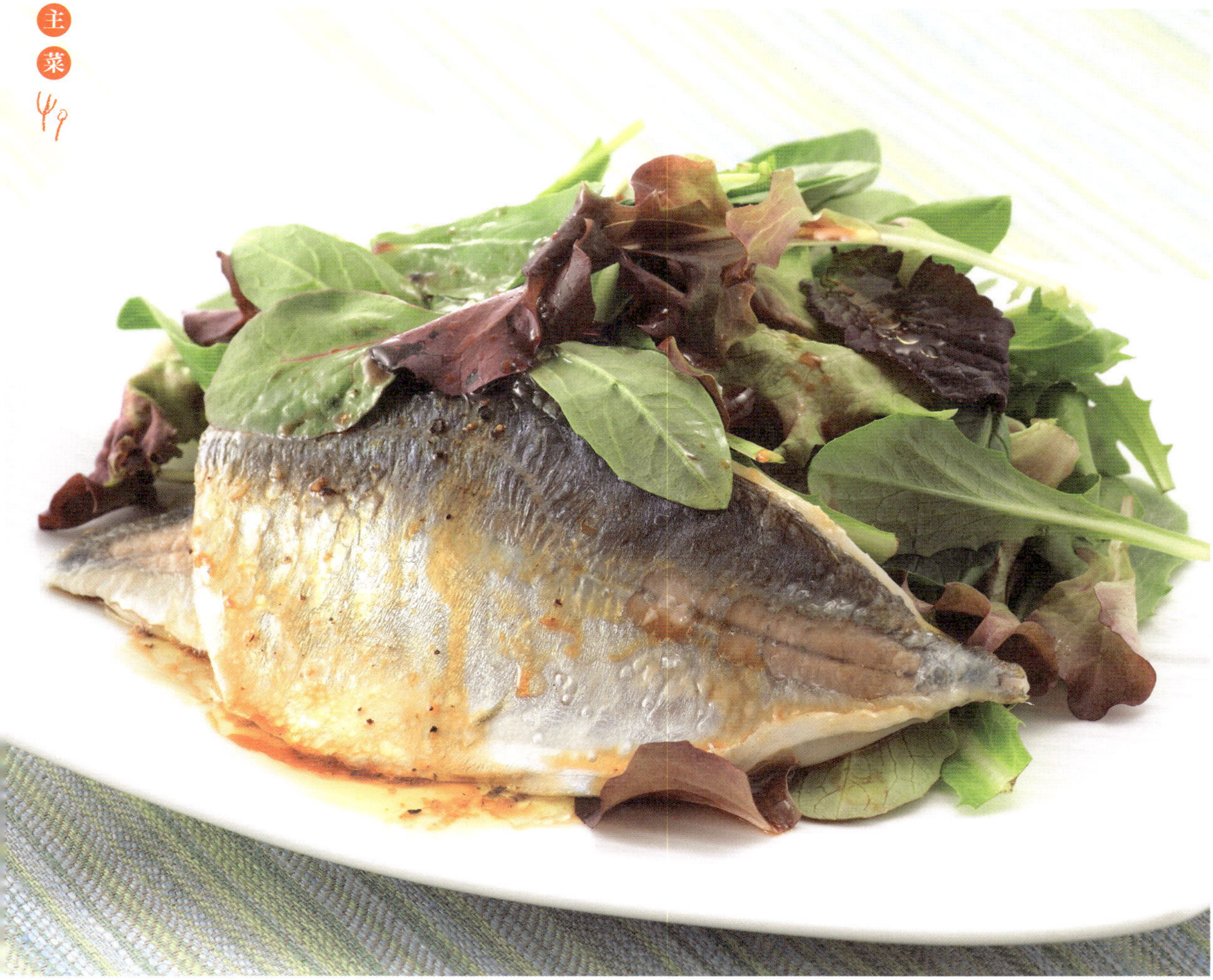

アジとベビーリーフの黒酢サラダ

129kcal 塩分 0.5g （1人当たり）

酒蒸ししたアジをサラダ感覚でたっぷり野菜とともに召し上がれ

［材料：2人分］

アジの3枚おろし……4枚（140g）
酒……大さじ2
ベビーリーフ……1パック
オリーブ油……小さじ1

A
減塩しょうゆ……小さじ1
黒酢……小さじ2
こしょう……少々

［作り方］

1. ベビーリーフはさっと水につけ、水気をしっかりふいておく。
2. フライパンにアジの身を下にして入れ、酒を加えて火をつける。酒が沸騰してきたらふたをして2～3分蒸し、アジを取り出す。
3. 同じフライパンにAを加えて煮詰めたら火を止め、最後に油を加えてソースをつくる。
4. 器に①と②を盛りつけ、③をかける。

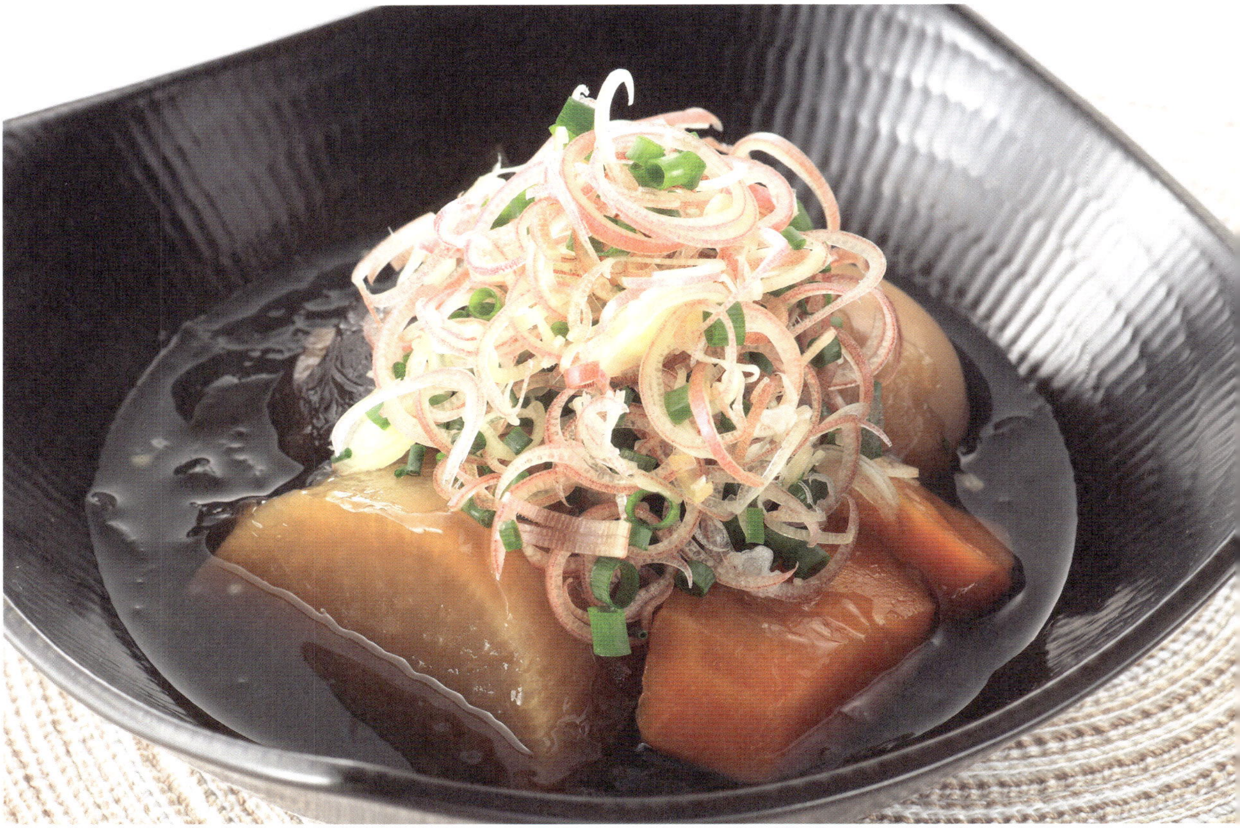

冷やしおでん

127kcal 塩分 0.7g （1人当たり）

おでんのつゆを寒天で冷やし固めて。食欲のないときも食べやすい

［材料：2人分］

卵……2個
干ししいたけ……2枚
大根……4cm
にんじん……1/2本
みょうが……2本
こねぎ……5本
粉寒天……小さじ1/6

■ A
昆布……10cm
減塩しょうゆ……大さじ1
水……3カップ

［作り方］

1. 干ししいたけは一晩水につけて戻し、花の飾り切りをする。卵は室温に戻して水からゆでて、沸騰したら弱火にして12分ゆで、流水に1分さらしてから殻をむく。大根は半月切りにする。にんじんは乱切りにする。みょうがは薄切りにし、こねぎは小口切りにする。

2. 鍋にA、しいたけ、ゆで卵、大根、にんじんを入れて火をつけ、沸騰したら火を弱めて、大根がやわらかくなるまで煮たらそのまま冷やす。

3. 小さめの鍋に②の煮汁を1/2カップ入れ、沸騰してきたら寒天を加えて1～2分煮、火を止めてそのまま冷ます。

4. ②と③が冷めたら、それぞれ冷蔵庫でさらに冷やす。

5. 器に④で冷ました②とくずした③の順に盛りつけ、みょうがとこねぎを飾る。

主菜

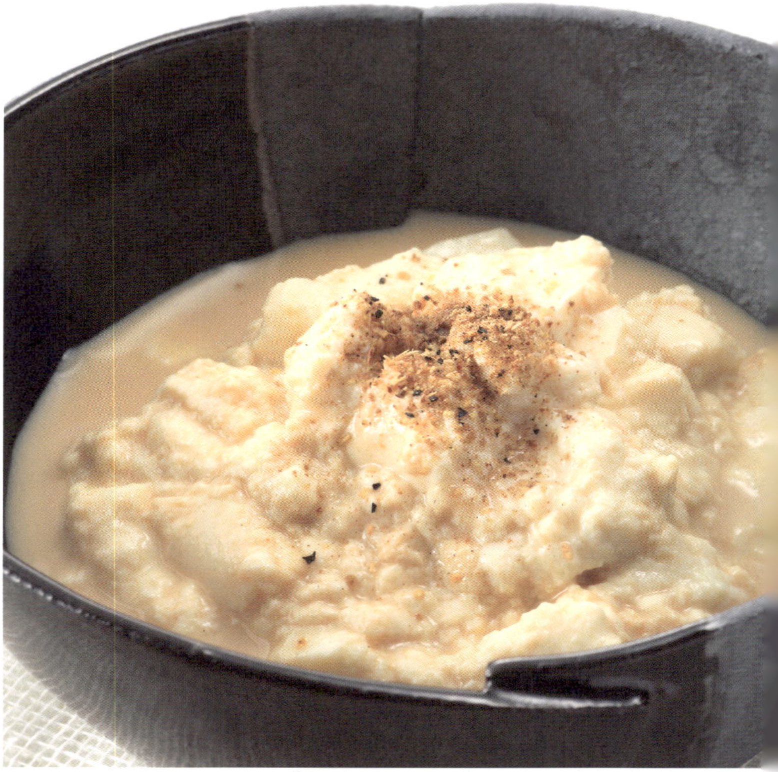

くずし豆腐

88kcal 塩分 0.3g （1人当たり）

**しょうがじょうゆでいただく
湯豆腐にさんしょうをピリッときかせて**

［材料：2人分］

絹ごし豆腐……1丁（300g）
さんしょう……少々

■ A

しょうが汁……小さじ1
減塩しょうゆ……大さじ1/2

［作り方］

1. 鍋に湯をわかし、豆腐をくずし入れて1～2分温めたら、ざるにとる。
2. ボウルに①を入れ、合わせたAをからめる。
3. ②を器に盛り、さんしょうをふる。

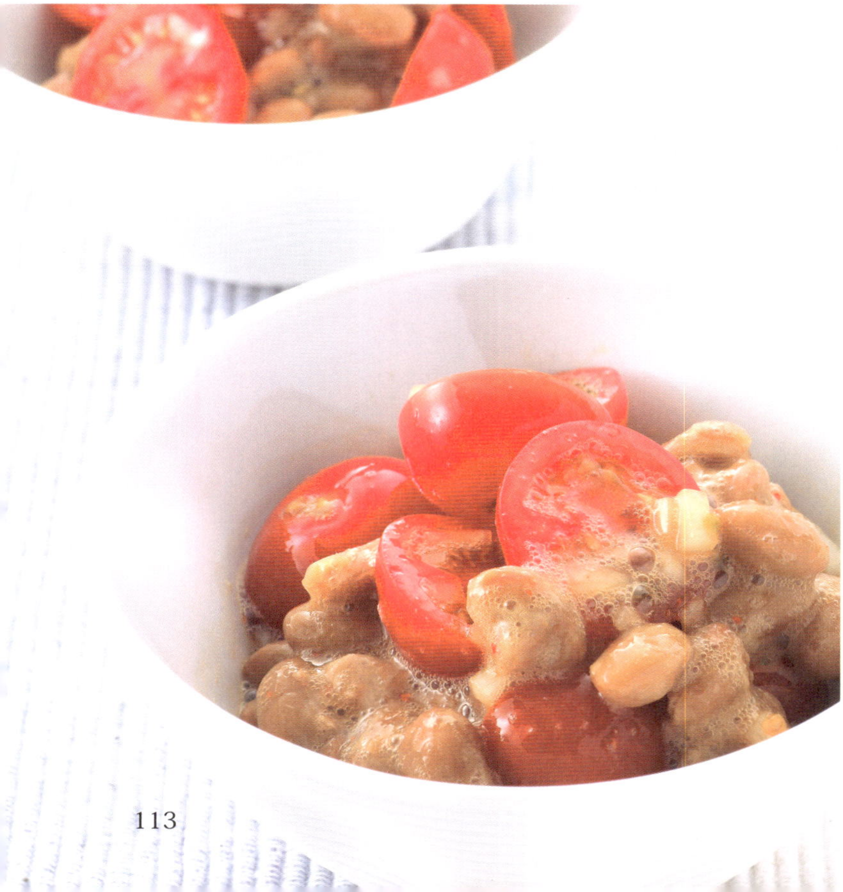

ミニトマトと納豆のピリ辛あえ

130kcal 塩分 0.3g （1人当たり）

**一見ミスマッチな納豆＆トマトが
驚きのおいしさに**

［材料：2人分］

大粒納豆……2パック（100g）
ミニトマト……15個

■ A

たまねぎみじん切り
……大さじ1と1/2
減塩しょうゆ……大さじ1/2
酢……小さじ2
一味とうがらし……少々

［作り方］

1. ミニトマトは横半分に切る。
2. ①と合わせたAを混ぜ、納豆を加えてさっとあえる。

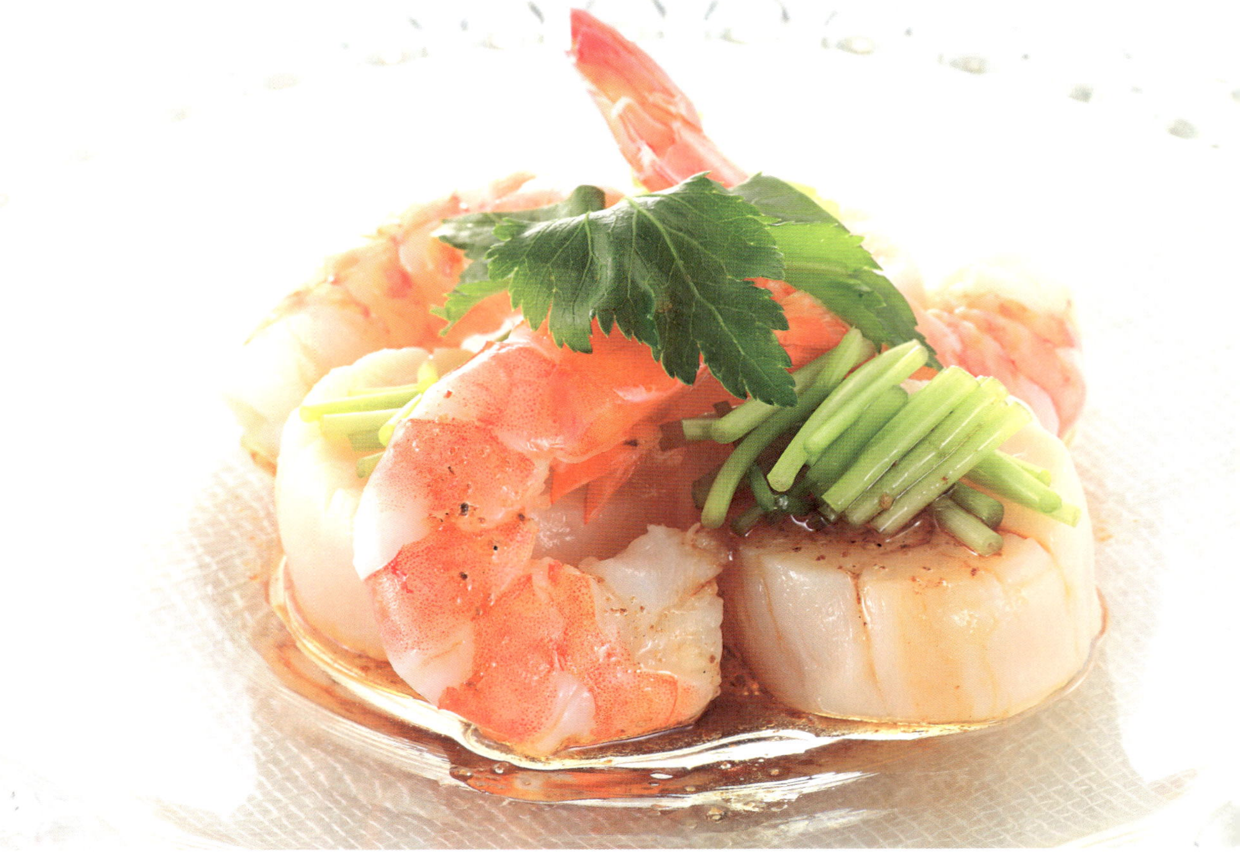

えびとホタテの香味ソース

212kcal 塩分 0.9g （1人当たり）

えびとホタテは加熱しすぎないのがポイント

［材料：2人分］

大正えび（殻つき・頭なし）……6本（240g）

ほたて貝・貝柱……6個（180g）

酒……大さじ2

三つ葉……6本

A

減塩しょうゆ……小さじ1

花椒《ホワジャオ》……少々

ごま油……小さじ1

［作り方］

1. 三つ葉は1cmに切る。
2. えびは殻つきのまま竹串で背わたをとり、しっぽを切りそろえる。
3. フライパンに酒を入れて煮立ってきたらほたて貝を入れ、色が変わる程度にさっと両面加熱したら取り出す。
4. 同じフライパンに②を入れて、色が変わる程度にさっと両面加熱したら取り出す。あら熱がとれたら一節残して殻をむく。
5. ④に残った汁を煮詰めて火を止め、合わせたAを加えてソースをつくる。
6. 器に③と④を盛り、⑤をかけて三つ葉を飾る。

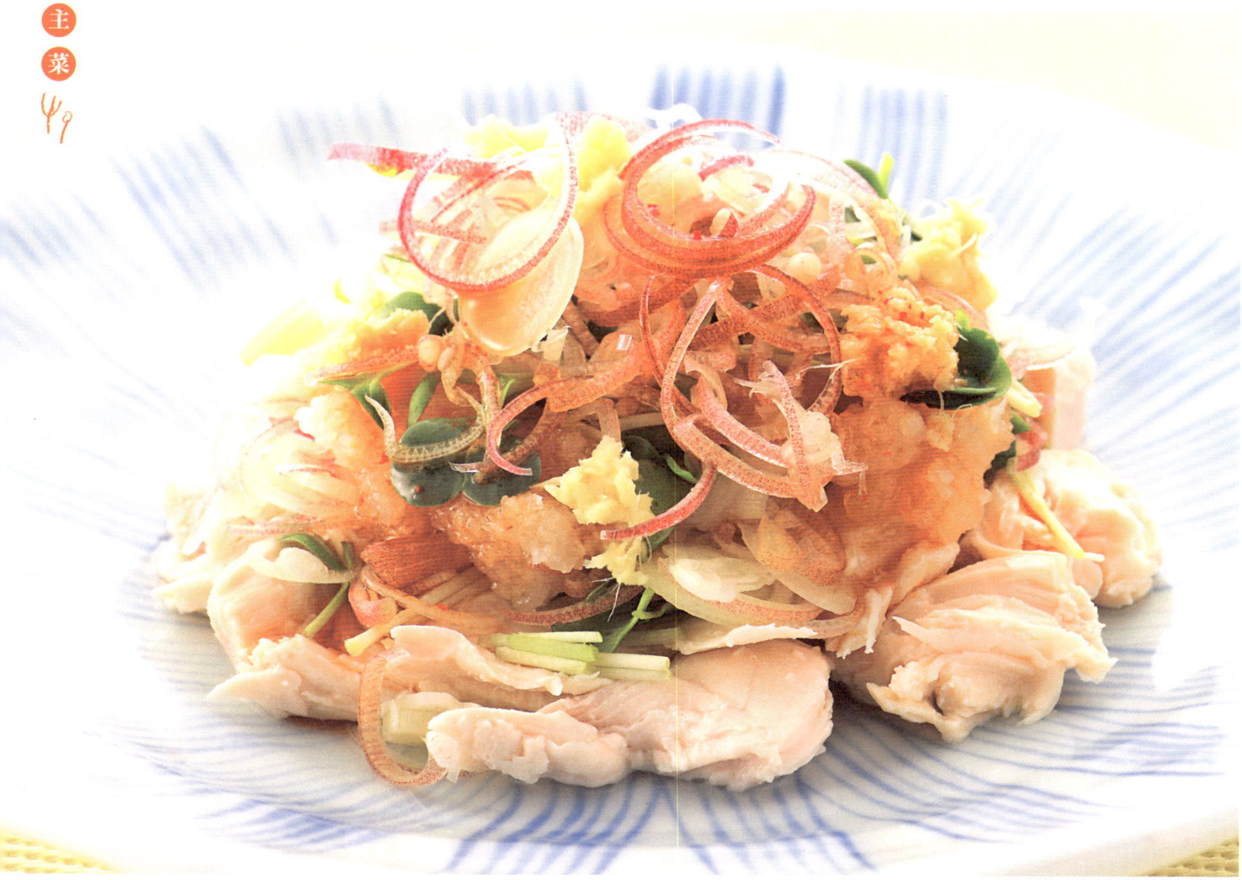

鶏ささみのたたき

120kcal 塩分 0.4g （1人当たり）

昆布でゆでたささみをたっぷりの薬味でいただきます

［材料：2人分］

鶏のささみ……2枚（150g）
昆布……2cm
水……適量
大根……5cm
しょうが……少々
みょうが……2本
かいわれ大根……1/3パック

A
一味とうがらし……少々
減塩しょうゆ……小さじ1
酢……大さじ1
はちみつ……少々
ごま油……小さじ1

［作り方］

1. ささみはすじを取って昆布を入れた沸騰しない程度の湯で4～5分ゆで、ゆで汁ごとボウルにとり、ボウルの底を氷水にあてながら冷ます。冷めたら大きめにほぐしておく。
2. 大根としょうがはそれぞれすりおろす。みょうがは薄切りにする。かいわれ大根は1cm幅に切る。
3. 器に①を盛り、②を盛りつけ、合わせたAをかける。…＊

＊みょうがやかいわれ大根は、しそやこねぎにしても。

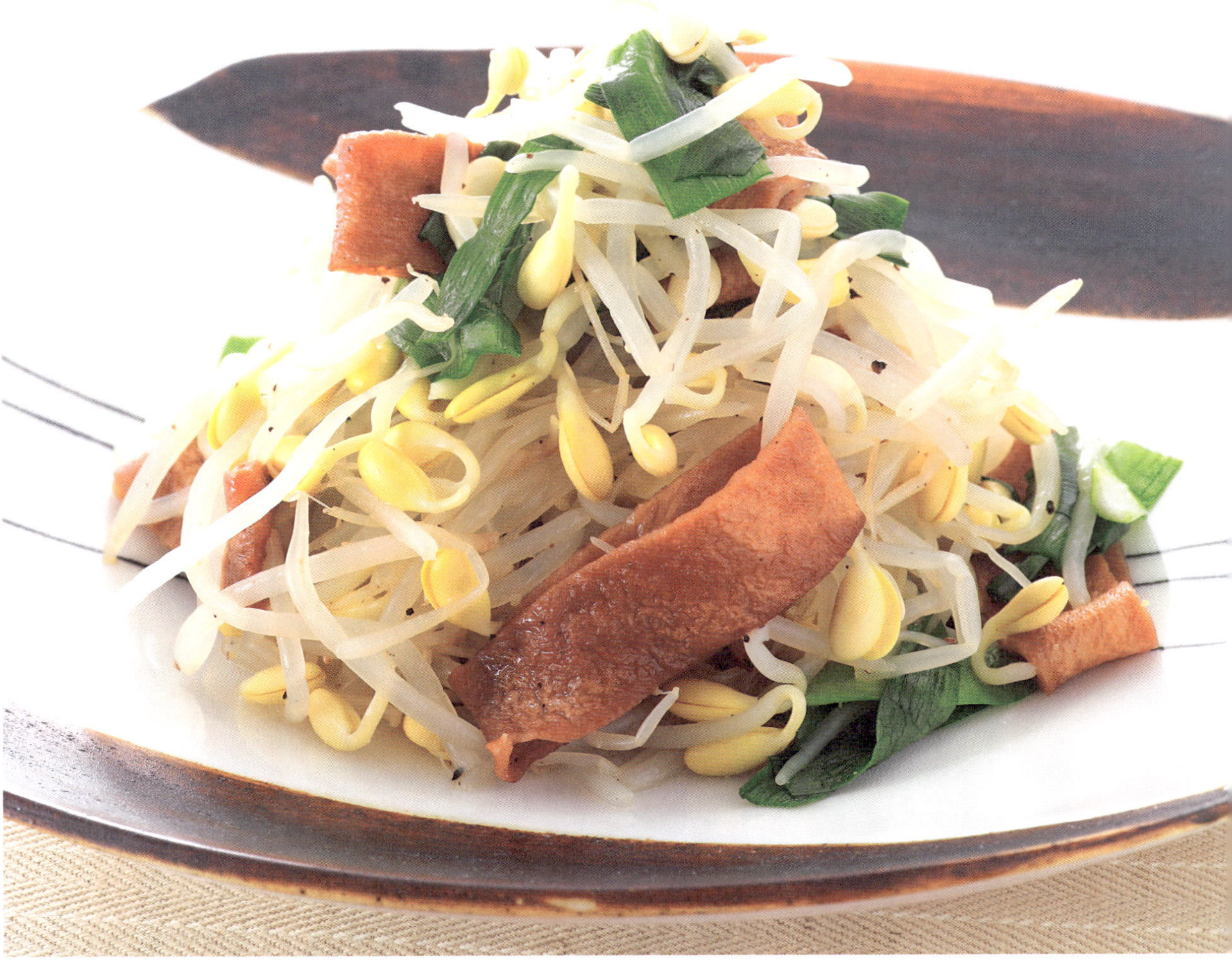

板麩入りもやしニラ炒め

101kcal 塩分 0.5g （1人当たり）

板麩のやさしい食感ともやし＆ニラのシャキシャキ感が絶妙

［材料：2人分］

切り板麩《いたふ》……15g
ニラ……1/3把
大豆もやし……1パック

■A
減塩しょうゆ……小さじ2
こしょう……少々
ごま油……大さじ1/2

［作り方］

1. 板麩はさっとゆでて水分を軽くしぼり、Aをからめてフライパンでさっと炒める。…＊
2. ニラは3cmに切る。もやしは豆がやわらかくなるまで5分ゆでてざるにとる。水気をしっかりふいたら、温かいうちにニラとからめる。
3. ①へ②を加えて混ぜ、皿に盛る。

＊切り板麩は庄内麩なら1枚。同様にゆでて、適当な大きさに切る。

スパイシーひきわり納豆

121kcal 塩分 0.5g （1人当たり）

**ひきわり納豆のオリジナルレシピは
ごはんによく合います**

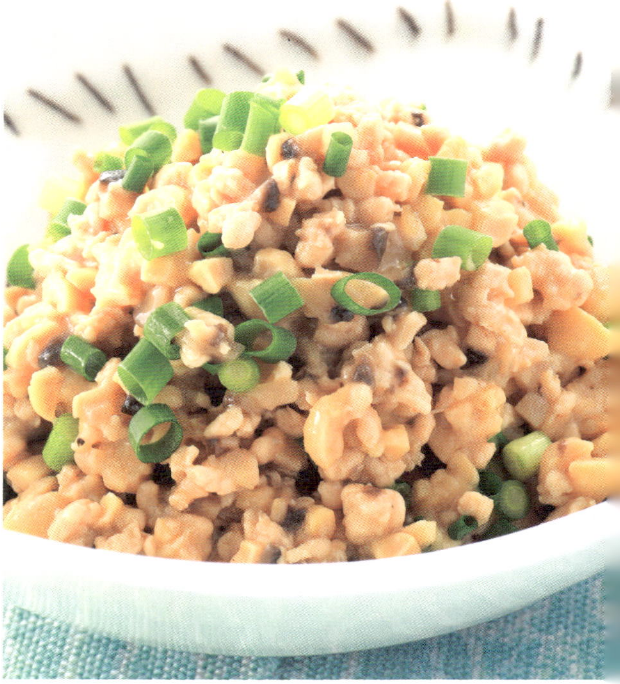

［材料：2人分］

ささみのひき肉……100g
ひきわり納豆（小）
……2パック（60g）
生しいたけ……2枚
しょうが……少々
ニンニク……少々
こねぎ……5本

■ A
減塩しょうゆ……小さじ2
水……1/2カップ

■ B
酢……小さじ1
トウバンジャン……ごく少々

［作り方］

1. しいたけ、しょうが、ニンニクはみじん切りにする。
2. こねぎは小口切りにする。
3. 鍋に①とAを入れて5分煮、ひき肉を少しずつほぐしながら入れ2～3分煮て煮汁をすわせる。
4. ③が冷めたらB、納豆、こねぎの順にさっと混ぜる。

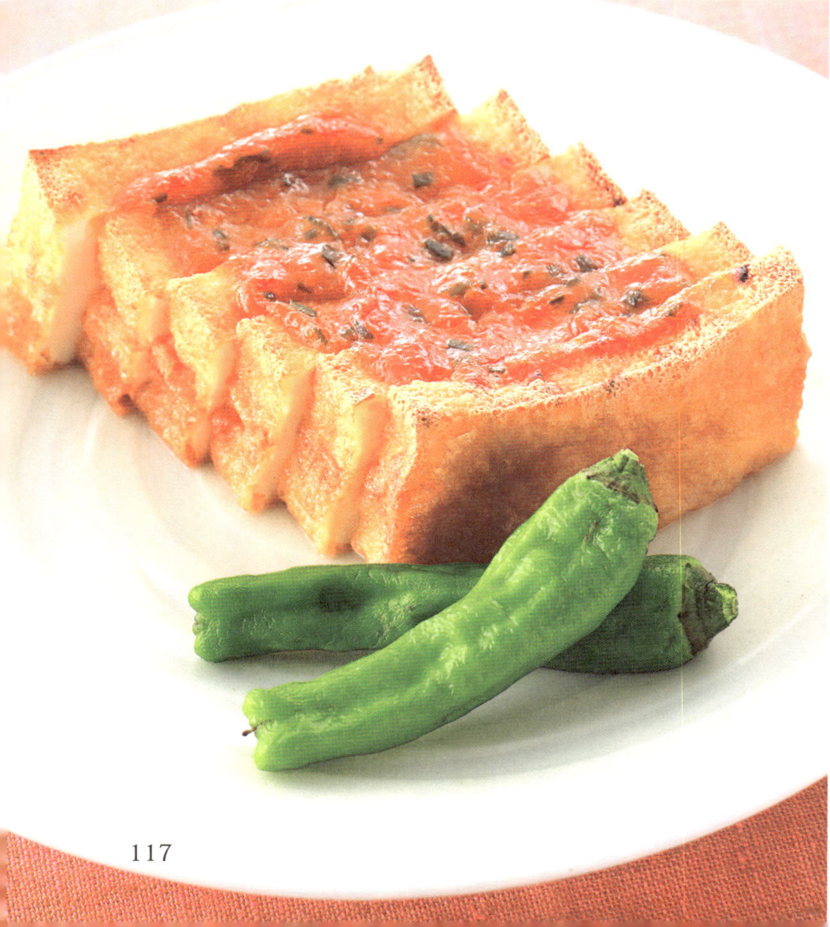

厚揚げのみそ焼き

167kcal 塩分 0.6g （1人当たり）

**みそを焦がしすぎないタイミングで
いただけばおいしさも倍増**

［材料：2人分］

生揚げ（小）……2枚（200g）
青とうがらし……1/2本
ししとうがらし……4本

■ A
みそ……大さじ1/2
はちみつ……小さじ1/2
水……小さじ1/2

［作り方］

1. 生揚げは油抜きをし、水分をふいて1cm幅に切る。
2. 青とうがらしはみじん切りにし、Aと混ぜて①にのせ、オーブントースターでみそが焼ける程度に焼く。一緒にししとうがらしも焼く。

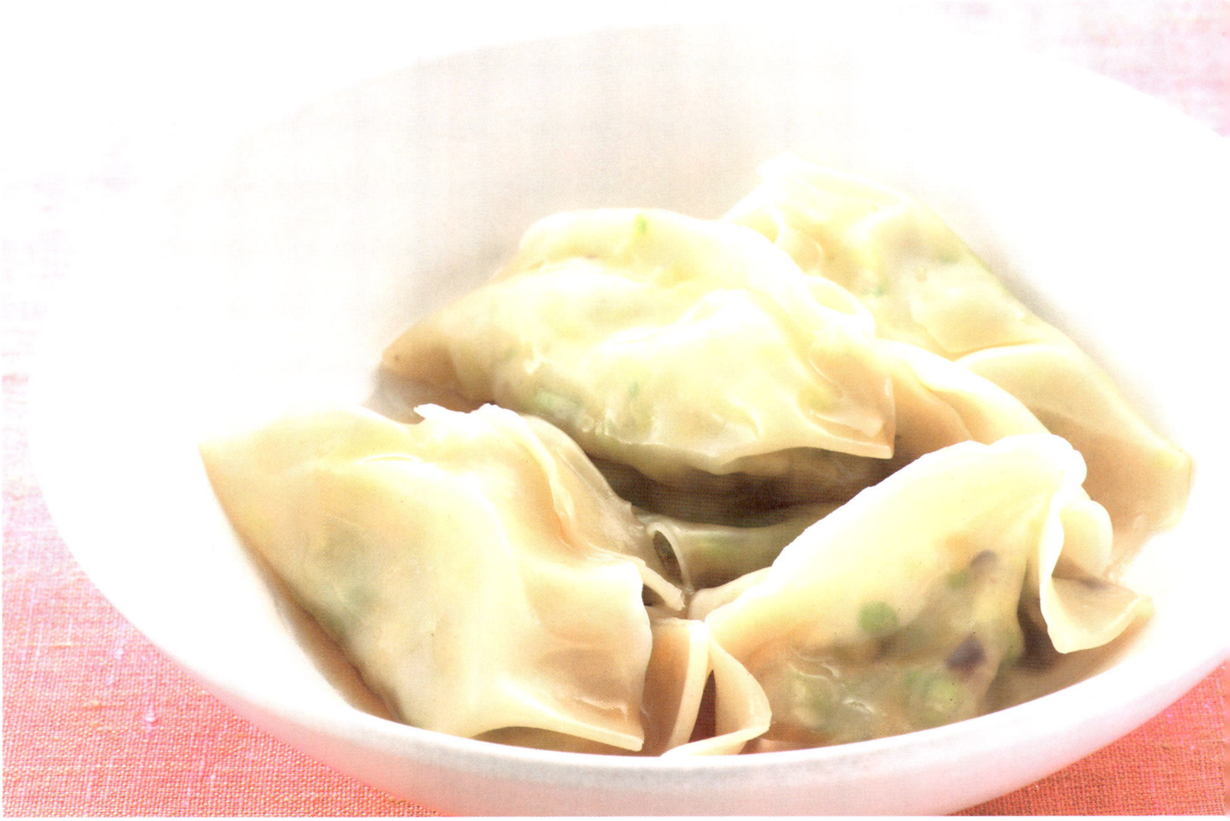

ヘルシー水餃子

138kcal 塩分 0.3g （1人当たり）

キャベツとしいたけの具がたっぷりでお肉がなくても満足！

［材料：2人分］

キャベツ……1/8個
しいたけ……1枚
長ねぎ……10cm
しょうが……少々
ぎょうざの皮……10枚

■A
片栗粉……大さじ1
減塩しょうゆ……小1/2
塩……少々
こしょう……少々
ごま油……小さじ1

■しょうゆだれ
減塩しょうゆ……ごく少々
酢……小さじ2

［作り方］

1. キャベツは2～3枚ずつはがす。しいたけは石づきを切る。
2. ①を蒸気のあがった蒸し器に入れて蒸す。キャベツはしんなりしたら先に取り出し、しいたけはかさの中に水分がでてくるまで5～6分蒸す。
3. ②と長ねぎ、しょうがをそれぞれみじん切りにする。
4. ③とAを合わせてたねをつくる。
5. ④を10等分してぎょうざの皮で包む。
6. 沸騰した湯で1分間、皮が透き通るまでゆでる。
7. ⑥にしょうゆだれをかけて食べる。…＊

＊しょうゆだれにはからしや一味とうがらしを適宜加えたり、香菜を刻んだものをふりかけてもおいしい。かけずにつけてもOK。

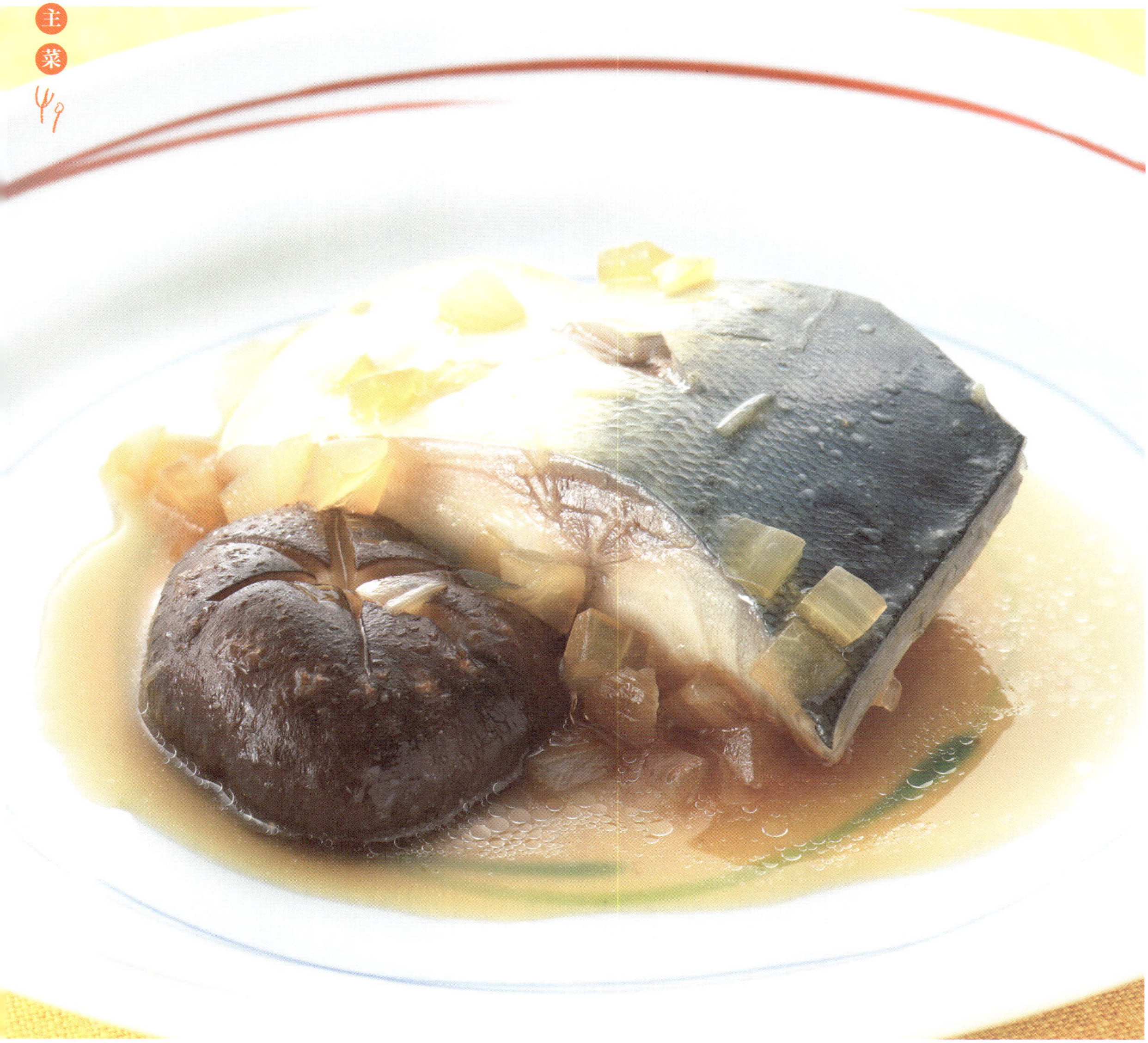

サバの煮付け

178kcal 塩分 0.6g （1人当たり）

砂糖やみりんを使わずにたまねぎの甘味で調理します

[材料：2人分]

サバ切り身…… 2切（100g）
たまねぎ……1/4 個
しいたけ…… 2枚

A
減塩しょうゆ……小さじ 2
水……1/2 カップ

[作り方]

1. サバは皮に十字に切れ目を入れる。たまねぎは 5 mm 角に切り、しいたけは花の飾り切りをする。
2. 鍋に A を入れて火にかけ、沸騰してきたら①を加えて中火にし、ふたをしてときどき煮汁をかけながら 5 〜 6 分煮る。

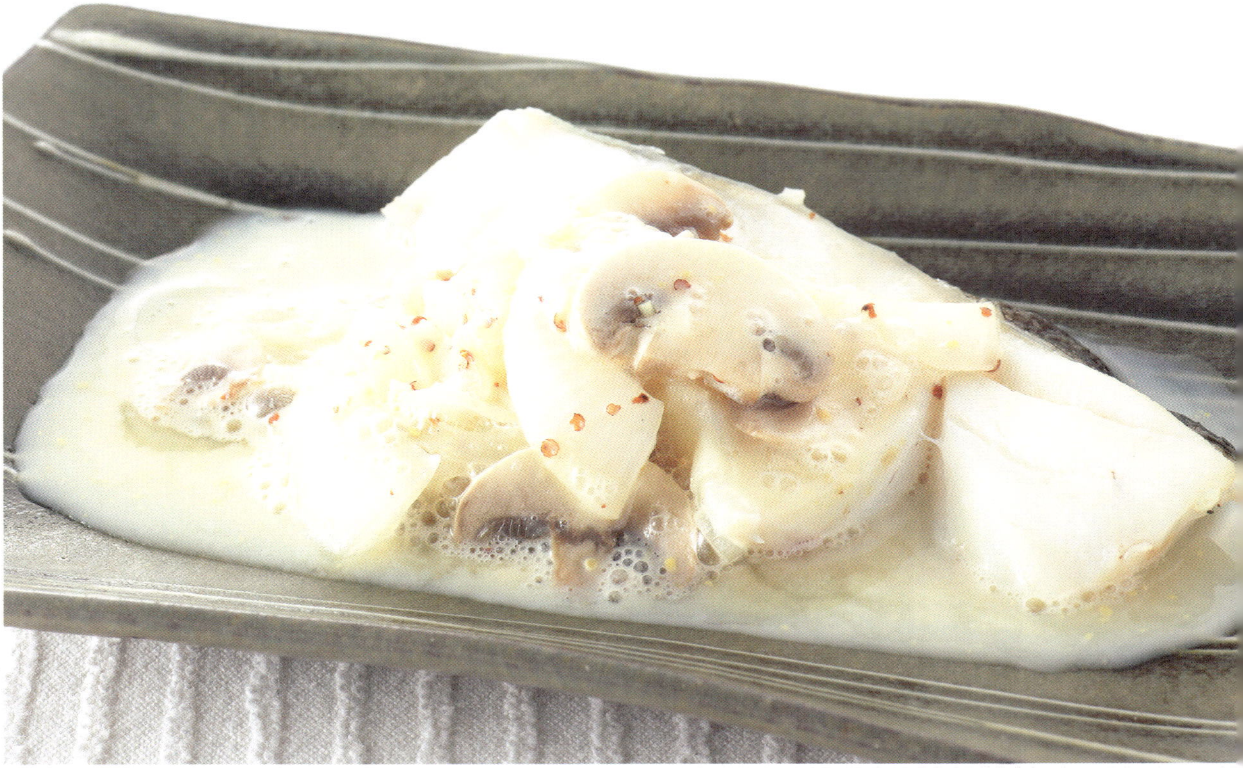

タラの蒸し焼き ホワイトマスタードソース

99kcal　塩分 0.8g　（1人当たり）

豆乳と粒マスタードのソースが淡白な味のタラにぴったり

［材料：2人分］

マダラ切り身……２切（160g）
たまねぎ……1/4個
白マッシュルーム……３個
ニンニク……少々
酒……大さじ２
塩……小さじ１/5

■ A
無調整豆乳……大さじ２
粒マスタード……小さじ1/3
こしょう……少々

［作り方］

1. たまねぎは繊維に垂直に薄切り、マッシュルームは薄切りにする。ニンニクはみじん切りにする。
2. フライパンにタラの身を下にして入れ、酒を加えて火をつける。酒が沸騰してきたらふたをして５～６分蒸したら、タラを取り出す。
3. 同じフライパンに①を入れて塩を加え、中火にかけて蒸し煮にする。たまねぎがしんなりしたら火を止め、Aを加えて余熱でとろみをつけてソースをつくる。
4. 器に②を盛り、③のソースをかける。

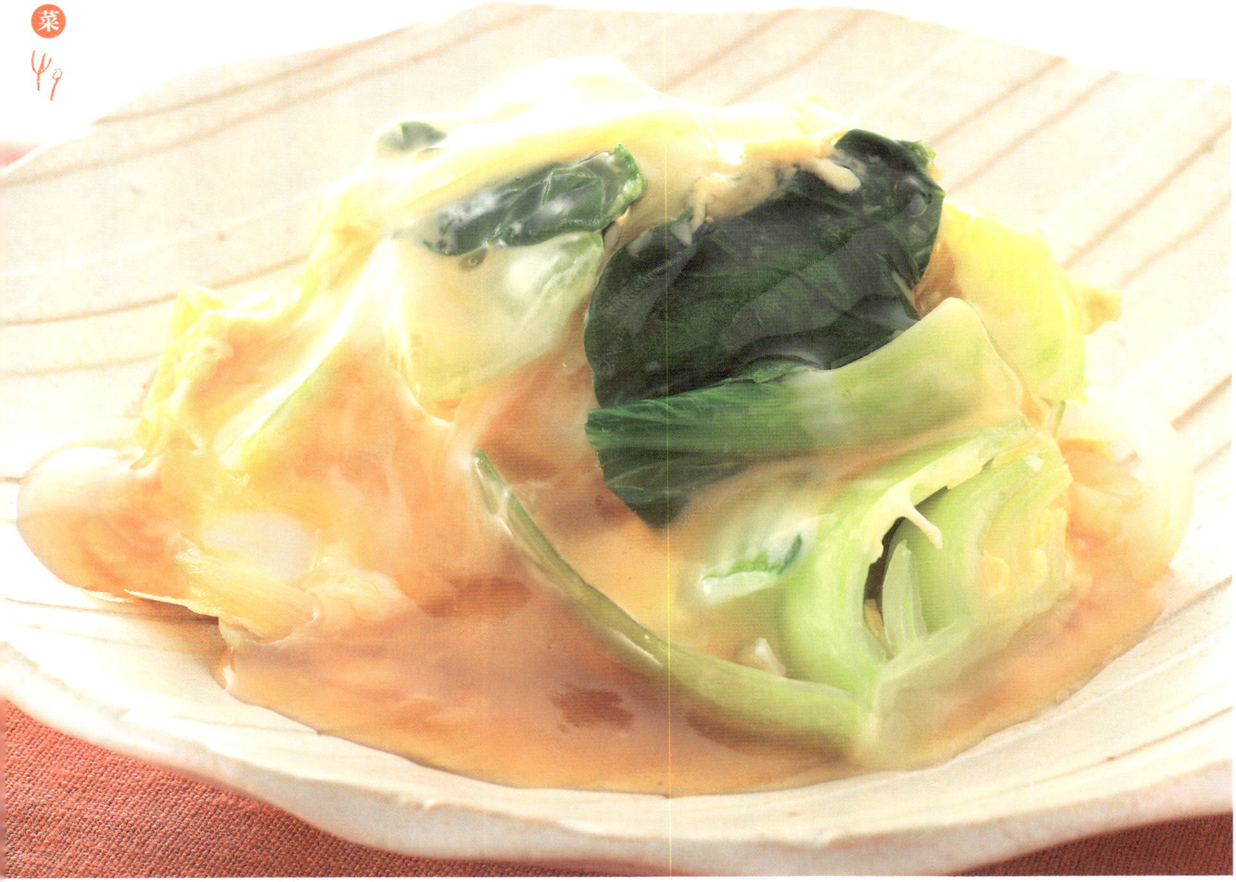

たまごとチンゲンサイのしょうゆあんかけ

124kcal 塩分 0.6g （1人当たり）

歯ごたえがあるチンゲンサイにふわふわたまごがやさしくからみます

［材料：2人分］

卵……2個
チンゲンサイ……2株
たまねぎ……1/2個
水……大さじ1
しょうが汁……小さじ1

■A
減塩しょうゆ……大さじ1/2
水……3/4カップ

■水溶き片栗粉
片栗粉……小さじ2
水……小さじ4

［作り方］

1. チンゲンサイは株を4つ割りにし、4cm幅に切る。たまねぎは薄切りにする。卵は溶く。…＊
2. フライパンにチンゲンサイ、たまねぎ、水を入れてふたをして、2分蒸し焼きにしたら、卵をかけてさらに1～2分蒸す。
3. 小さめの鍋にAを煮立て、水溶き片栗粉でとろみをつけたら火を止め、しょうが汁を加えてあんをつくる。
4. ②を器に盛り、③をかける。

＊チンゲンサイが大きい場合には、株を6つ割りにする。

副菜レシピ

主菜で摂りきれない栄養を補うために野菜、きのこ、海藻を組み合わせた副菜を必ず1〜2品用意。多めに作って数回に分けて食べるのも工夫のひとつです。

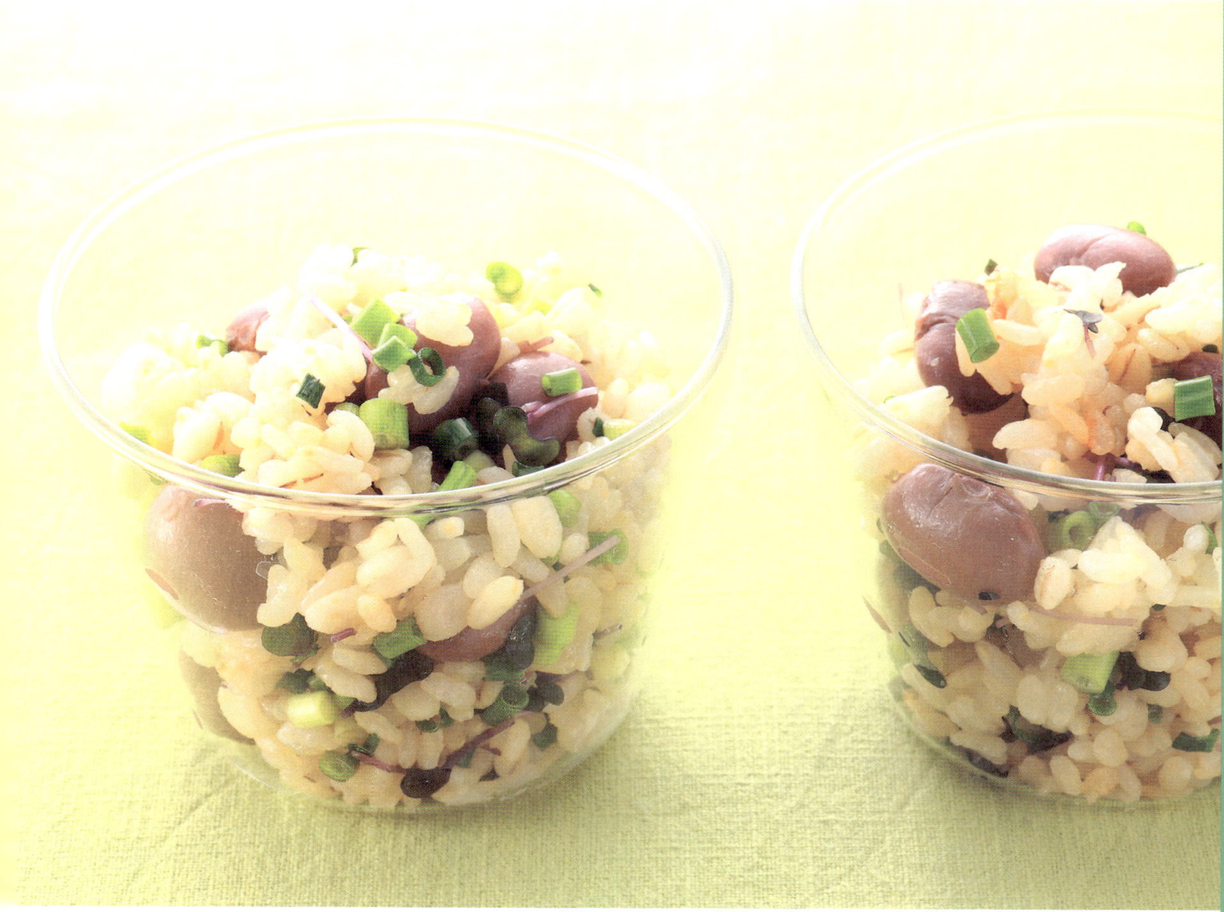

豆入りライスサラダ

25kcal 塩分 0.4g （1人当たり）

金時豆と押麦ごはんでつくるカフェ風おかず

[材料：2人分]

こねぎ……５本
レッドキャベツスプラウト……1/4 パック
押麦ごはん……150g
金時豆（ゆで）（※）……50g
オリーブ油……小さじ１
減塩しょうゆ……小さじ１弱

※金時豆のゆで方（できあがり約 380g）
金時豆（乾）１カップを水３カップに一晩浸し、つけている水ごと火にかけて、沸騰したら火を弱め、コトコトとやわらかくなるまで 30 〜 40 分ゆでる。豆がゆで汁から出るようであれば水を加える。

[作り方]

1. こねぎは小口切りにする。スプラウトは１cm に切る。
2. 押麦ごはんと豆に油をからめながら合わせ、①としょうゆを加えてさっと混ぜる。

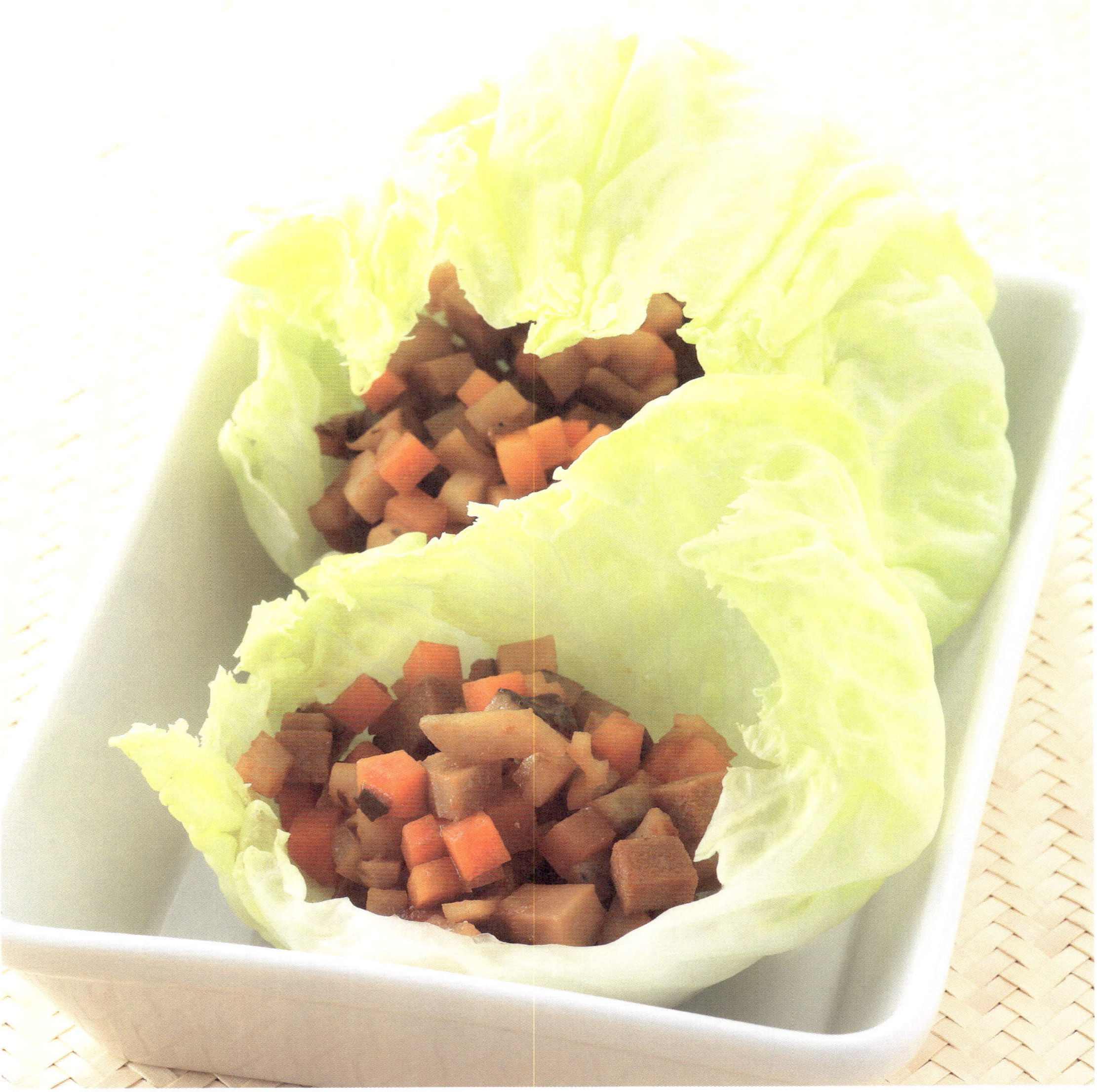

レタスの高野豆腐入りみそ包み

64kcal 塩分 0.4g （1人当たり）

しっかり味がしみこんだ高野豆腐をレタスに巻き込んで一緒に味わいます

［材料：2人分］

高野豆腐……1/2枚
にんじん……2cm
れんこん……1/4節
干ししいたけ……2枚
レタス……6枚
豆みそ……小さじ1弱
ごま油……小さじ1

■A
減塩しょうゆ……小さじ1/2
水……1/2カップ

［作り方］

1. 高野豆腐はやわらかくなるまでゆでて、5mm角に切る。にんじん、れんこん、戻した干ししいたけは5mm角に切る。
2. レタスは1枚ずつはがす。
3. 鍋にAと①を入れて6～7分煮る。汁気が少なくなったら火を止めて味をなじませ、みそと油をからめる。
4. ②で③を包んで食べる。

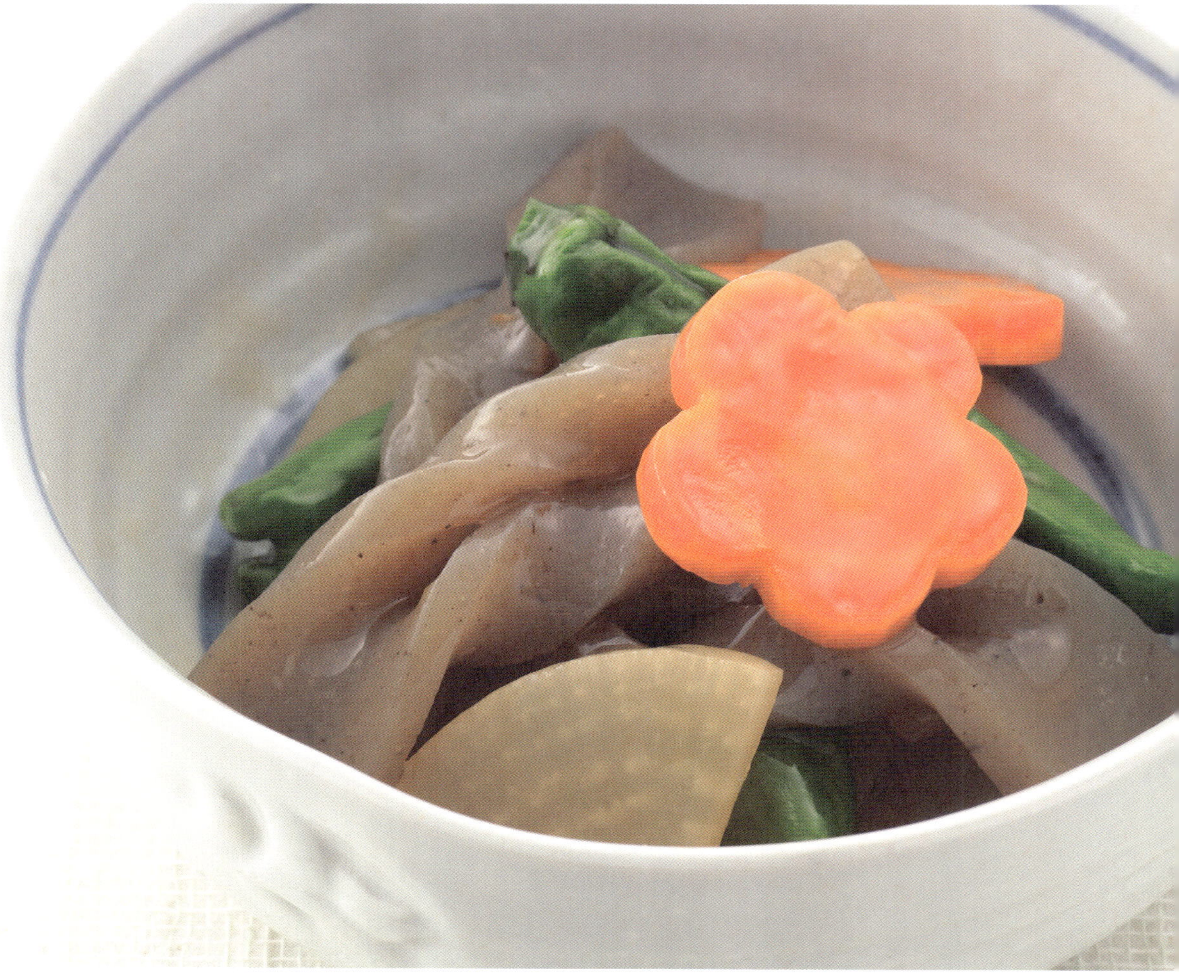

根菜とこんにゃくの煮物

186kcal 塩分 0.3g （1人当たり）

仕上げにくずを入れてとろっとしたあんにアレンジしました

［材料：2 人分］

大根…… 2 cm
にんじん…… 3 cm
ししとうがらし…… 6 本
板こんにゃく……1/5 丁

■ A
減塩しょうゆ……小さじ 2
水……3/4 カップ

■ B
くずでん粉……小さじ 1
水……小さじ 1

［作り方］

1. 大根はいちょう切り、にんじんは花形に切り、ししとうがらしはヘタを切る。こんにゃくは手綱にして、下ゆでをする。
2. 鍋に A、大根、にんじん、こんにゃくを入れて煮る。大根がやわらかくなったら、ししとうがらしを加えてさらに 1 ～ 2 分煮、合わせた B を加えてとろみをつける。

副菜

えのきのしょうがあえ

32kcal 塩分 0.4g （1人当たり）

しょうがのさわやかな香りで
食欲のないときにもさっぱりいただけます

［材料：2人分］

油揚げ……1/2枚
えのきたけ……1パック
水……大さじ2
しょうが……少々

■A
塩……小さじ1/6
酢……小さじ1

［作り方］

1. 油揚げは油抜きをして縦に2等分に切り、3mm幅に切る。えのきたけは長さを半分に切る。
2. しょうがはせん切りにし、Aであえておく。
3. 鍋にえのきたけと水を入れて加熱し、しんなりしたら火を止め、油揚げと②を加えてあえる。

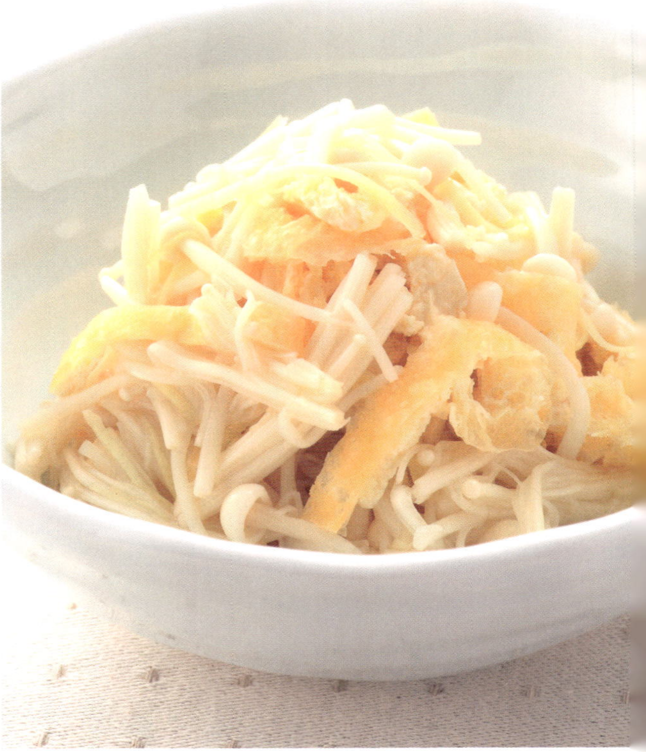

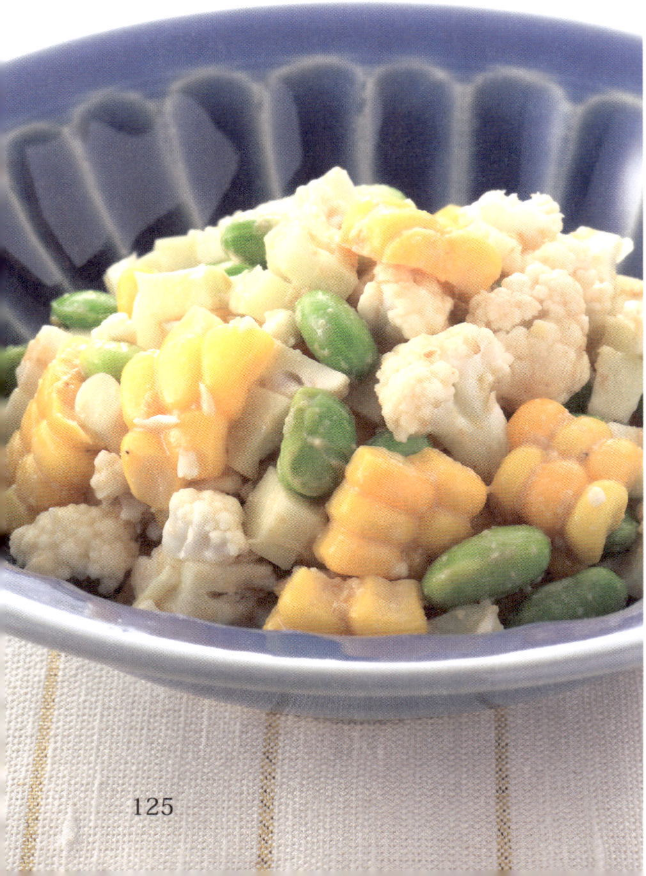

カリフラワーの白ねりごまあえ

67kcal 塩分 0.2g （1人当たり）

カリフラワーを小さく切って
ごまにあえれば加熱しなくてもおいしい

［材料：2人分］

とうもろこし……1/4本
さやつき枝豆……60g
カリフラワー……1/5株

■A
白ねりごま……大さじ1
白すりごま……小さじ1/2
減塩しょうゆ……小さじ1
水……小さじ2

［作り方］

1. とうもろこしは7分蒸して縦半分に切り、粒をはずす。枝豆は沸騰した湯で4分ゆでてざるにあげ、豆をさやから取り出す。カリフラワーはひと口大に切る。
2. ①を合わせたAであえる。

さつまいもの青のりあえ

101kcal 塩分 0.2g（1人当たり）

青のりの風味豊かな
さつまいもの蒸し煮です

[材料：2人分]

さつまいも（小）……1本（150g）
塩……少々
水……1/4カップ
青のり粉……小さじ1/2

[作り方]

1. さつまいもは乱切りにする。
2. ①を鍋に入れて塩と水を加えてふたをし、蒸し煮にする。
3. 火を止めて、青のりをまぶす。

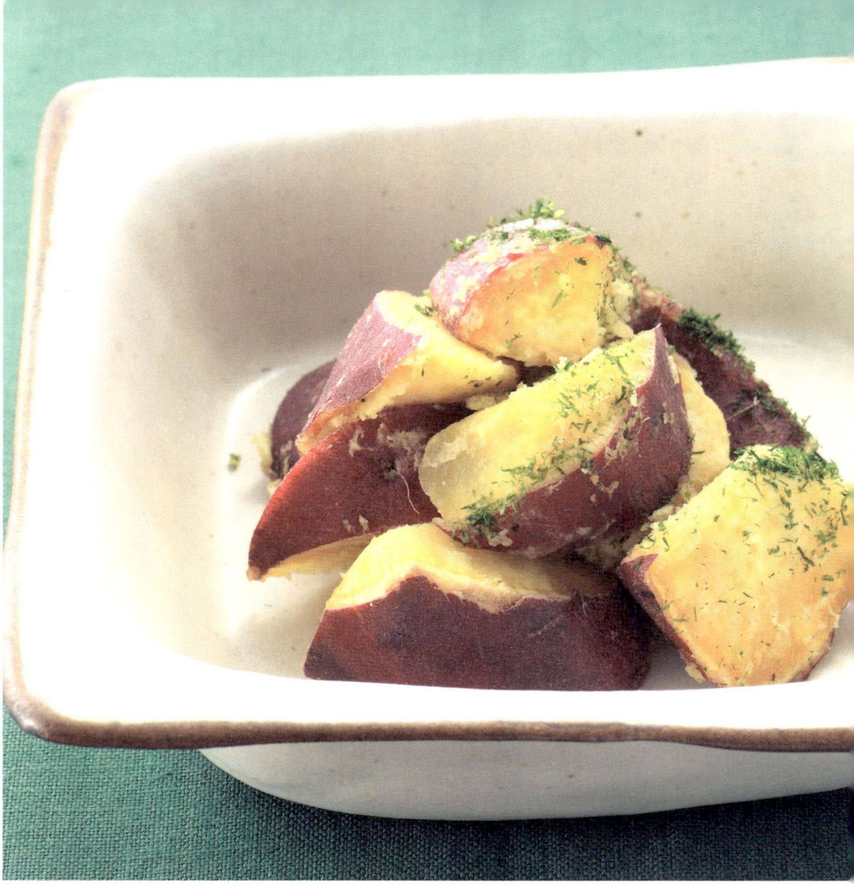

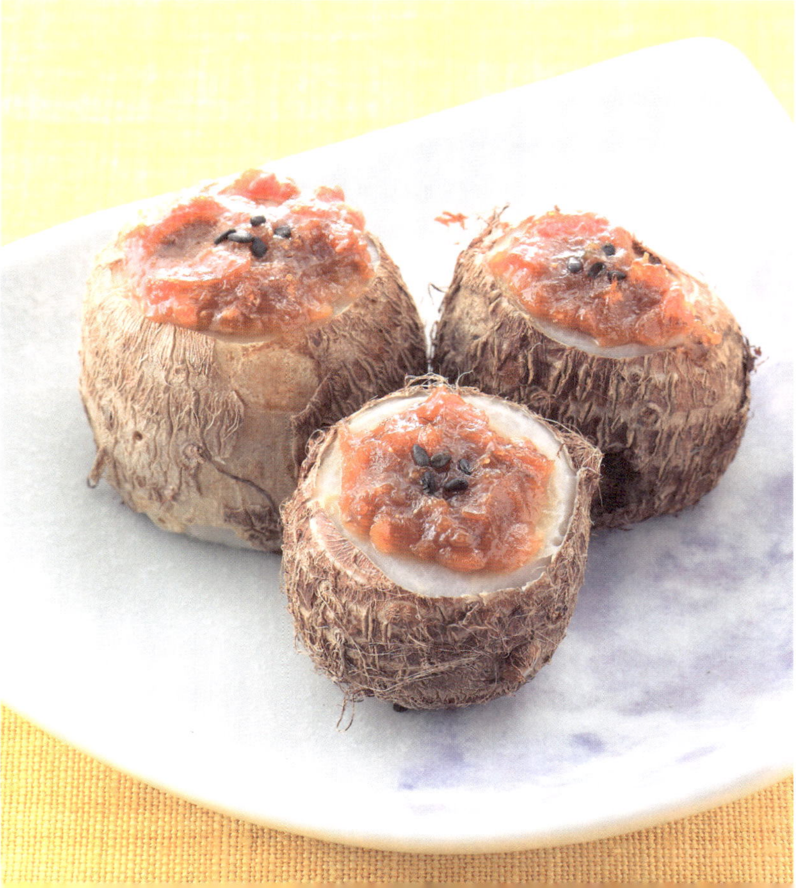

衣かつぎごまみそのせ

67kcal 塩分 0.4g（1人当たり）

里いも本来の味を
存分に楽しめる一品です

[材料：2人分]

里いも……6個
黒いりごま……少々

■A
麦みそ……大さじ1/2弱
はちみつ……小さじ1/2

[作り方]

1. 里いもはよく洗い、皮ごと12～15分蒸す。
2. ①の上下を切って立たせ、上に合わせたAをのせてトースターで香ばしく焼き、ごまを飾る。

小松菜のからしあえ

21kcal 塩分 0.2g （1人当たり）

小松菜を高野豆腐と組み合わせることで
カロテン吸収率が格段にアップします

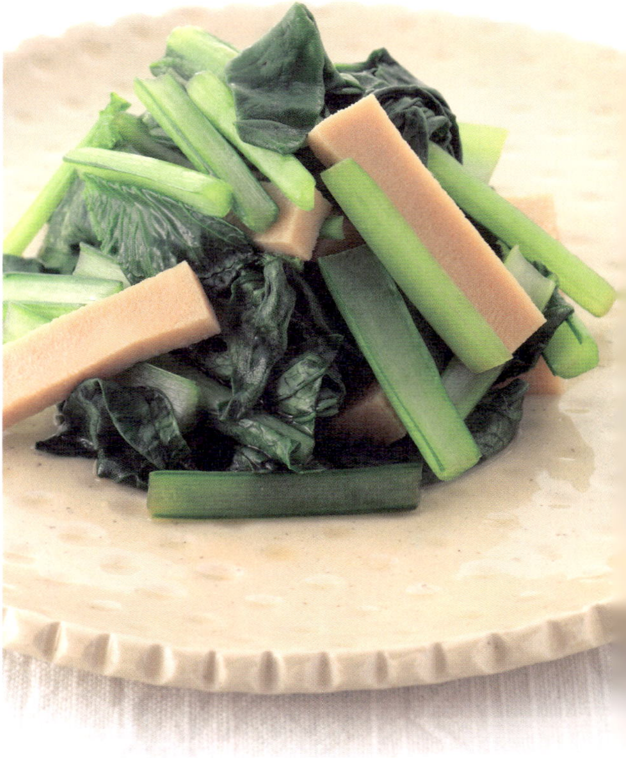

［材料：2人分］

小松菜……1/2 束
高野豆腐……1/2 枚
からし（熱湯で粉からしを溶いたもの）（※）……少々

■ A
減塩しょうゆ……小さじ 1
水……1/4 カップ

※粉からしには塩分は含まれないが、チューブの練りからしには 1 g 当たり 0.1g の塩分が含まれる。

［作り方］

1. 小松菜は 2cm 幅に切る。高野豆腐はやわらかくなるまでゆで、縦半分に切り、5mm 幅に切る。
2. 鍋に A と高野豆腐を入れて温めたら、小松菜を加えて煮る。小松菜がしんなりしてきたら火を止め、からしを加えてひと混ぜする。

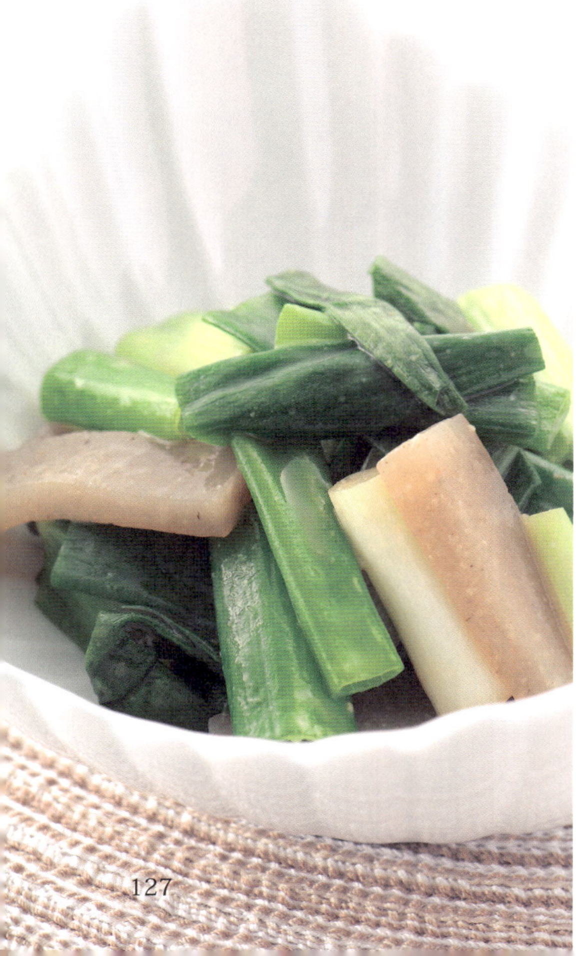

ねぎとこんにゃくの酢みそあえ

25kcal 塩分 0.4g （1人当たり）

長ねぎはさっとゆでて
食感を残しておくとおいしさも倍増

［材料：2人分］

板こんにゃく……1/5 丁
葉ねぎ……1 袋

■ A
塩……少々
減塩しょうゆ……小さじ 1/2
酢……小さじ 2
白みそ……小さじ 1
からし（熱湯で粉からしを溶いたもの）……少々

［作り方］

1. こんにゃくは半分に切ってから、厚さを半分にして 5 mm 幅に切り、水からゆでてあくぬきをしたら、ざるにとる。
2. 葉ねぎは 2 等分に切って、湯で軸をゆでたら、葉を入れてさっとゆでる。そのまま冷まして、3 cm に切る。
3. ボウルに合わせた A を入れて、もったりするまでねる。
4. ①と②を③であえる。

もやしとニラのしょっつるあえ

19kcal 塩分 0.3g （1人当たり）

オリエンタルな香り漂う香菜と
もやし＆ニラのシャキシャキ食感が絶妙

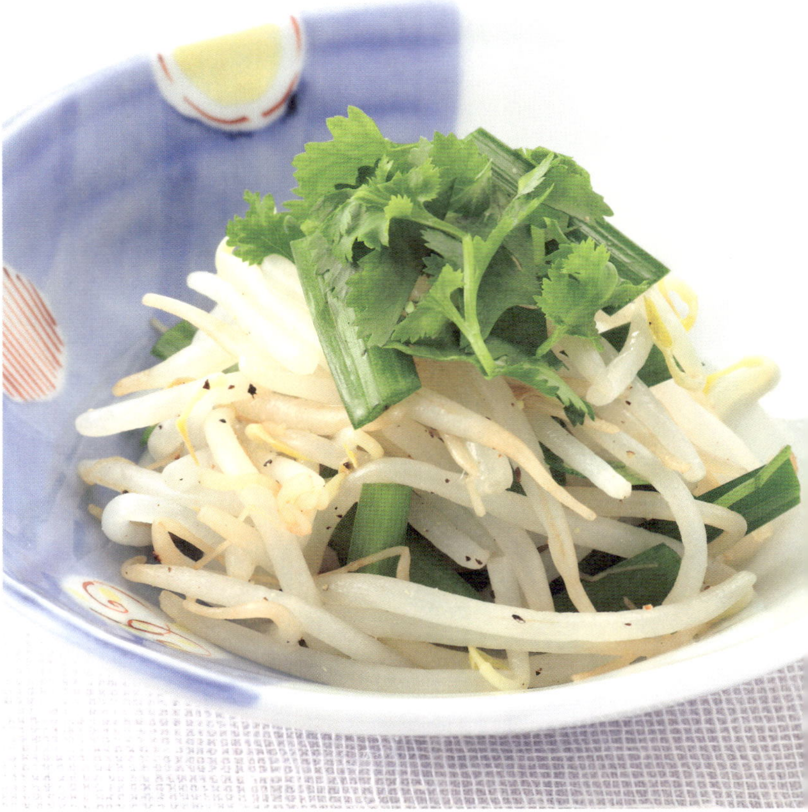

［材料：2 人分］

ニラ……５本
香菜《シャンツァイ》……３本
もやし……2/3 パック

■ A
しょっつる……小さじ１弱
レモン汁……小さじ１
こしょう……少々

［作り方］

1. ニラは３cm に切る。香菜は１cm に切る。もやしはさっとゆでて水気をしっかりふく。
2. もやしが熱いうちにニラ、合わせた A とあえ、器に盛って香菜をちらす。

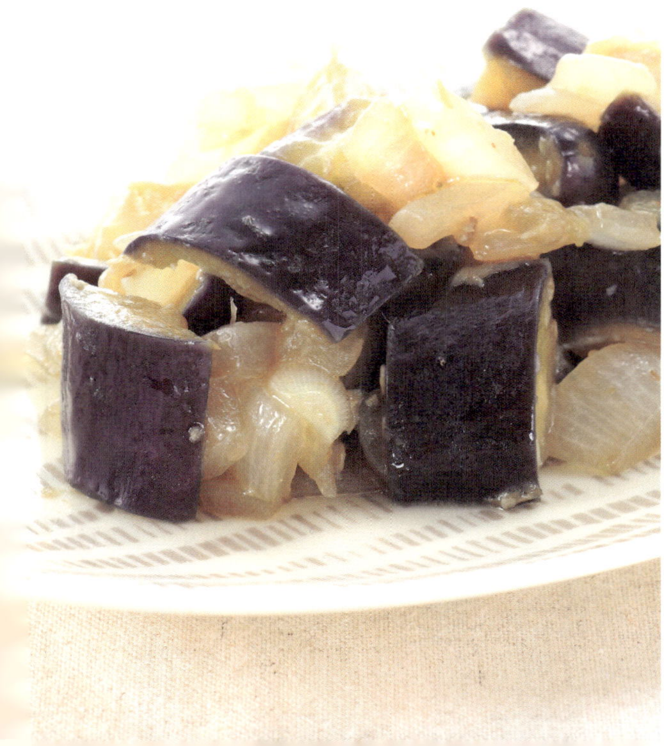

なすとたまねぎのみそ炒め

55kcal 塩分 0.4g （1人当たり）

油の酸化を減らすために
オリーブ油は最後にからめます

［材料：2 人分］

なす……２本
たまねぎ……1/4 個
オリーブ油……小さじ１

■ A
水……大さじ２
麦みそ……大さじ 1/2 弱

［作り方］

1. なすはヘタを切ってから縦半分にし、さらに８等分に切る。たまねぎは１cm の色紙切りにする。
2. 鍋に①と A を入れ、ふたをして３分蒸し煮にする。ひと混ぜしたら、さらに２～３分蒸し煮にする。火を止めて、油をからめる。

スナップエンドウの黒ごまあえ

115kcal 塩分 0.2g （1人当たり）

砂糖を使わない代わりにとうもろこしの甘味を利用したごまあえに

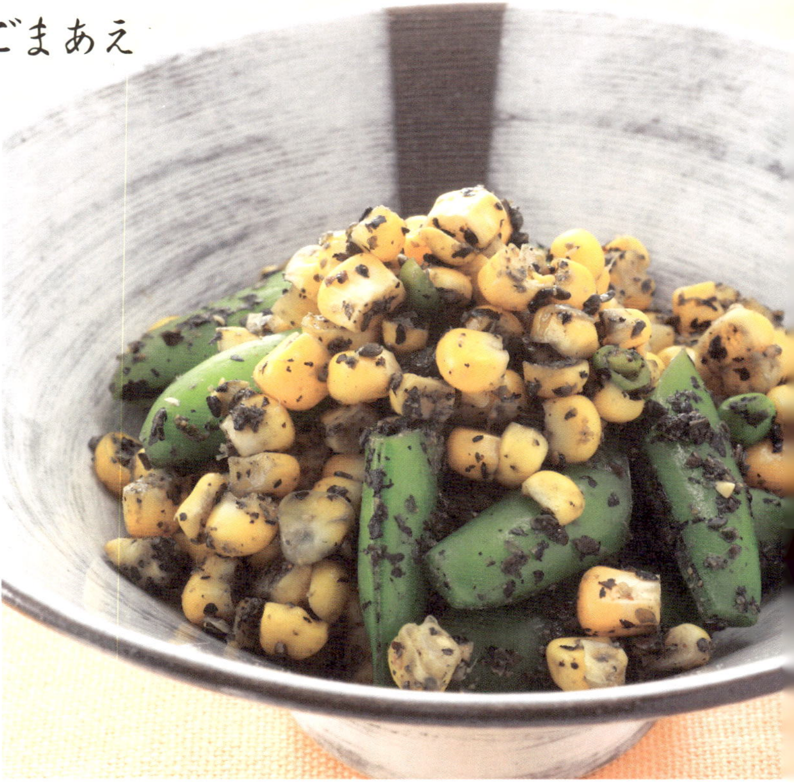

[材料：2人分]

スナップエンドウ……小 20 本

とうもろこし……1/2 本

■ A

減塩しょうゆ……小さじ 1

黒すりごま……大さじ 1

[作り方]

1. スナップエンドウはすじを取り、水に浸けておく。水気をきったら、沸騰した湯で 2 分ゆで、ざるにあげて冷ましてから、斜めに 2 等分に切る。
2. とうもろこしは 7 分蒸してから、縦半分に切り、粒をはずす。
3. ①と②を合わせた A であえる。

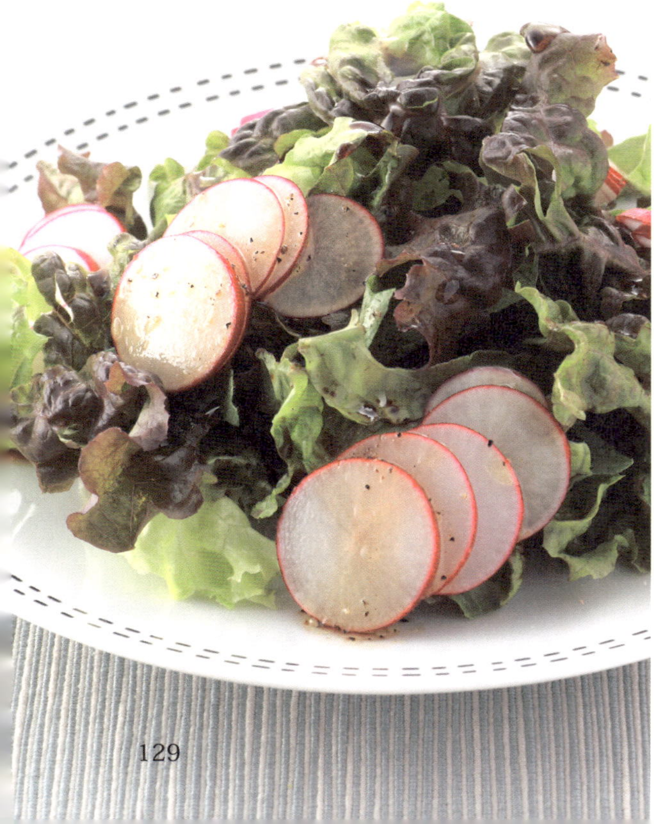

サニーレタスとラディッシュのサラダ バルサミコドレッシング

32kcal 塩分 0g （1人当たり）

バルサミコ酢の酸味と香りを活かして塩分ゼロでもおいしいサラダに

[材料：2人分]

サニーレタス…… 5 枚

ラディッシュ…… 5 個

■ A

バルサミコ酢……大さじ 1

こしょう……少々

オリーブ油……小さじ 1

[作り方]

1. サニーレタスはひと口大にちぎる。ラディッシュの根は薄切りにし、葉は 2 cm に切る。
2. ①を器に盛り、合わせた A をかける。

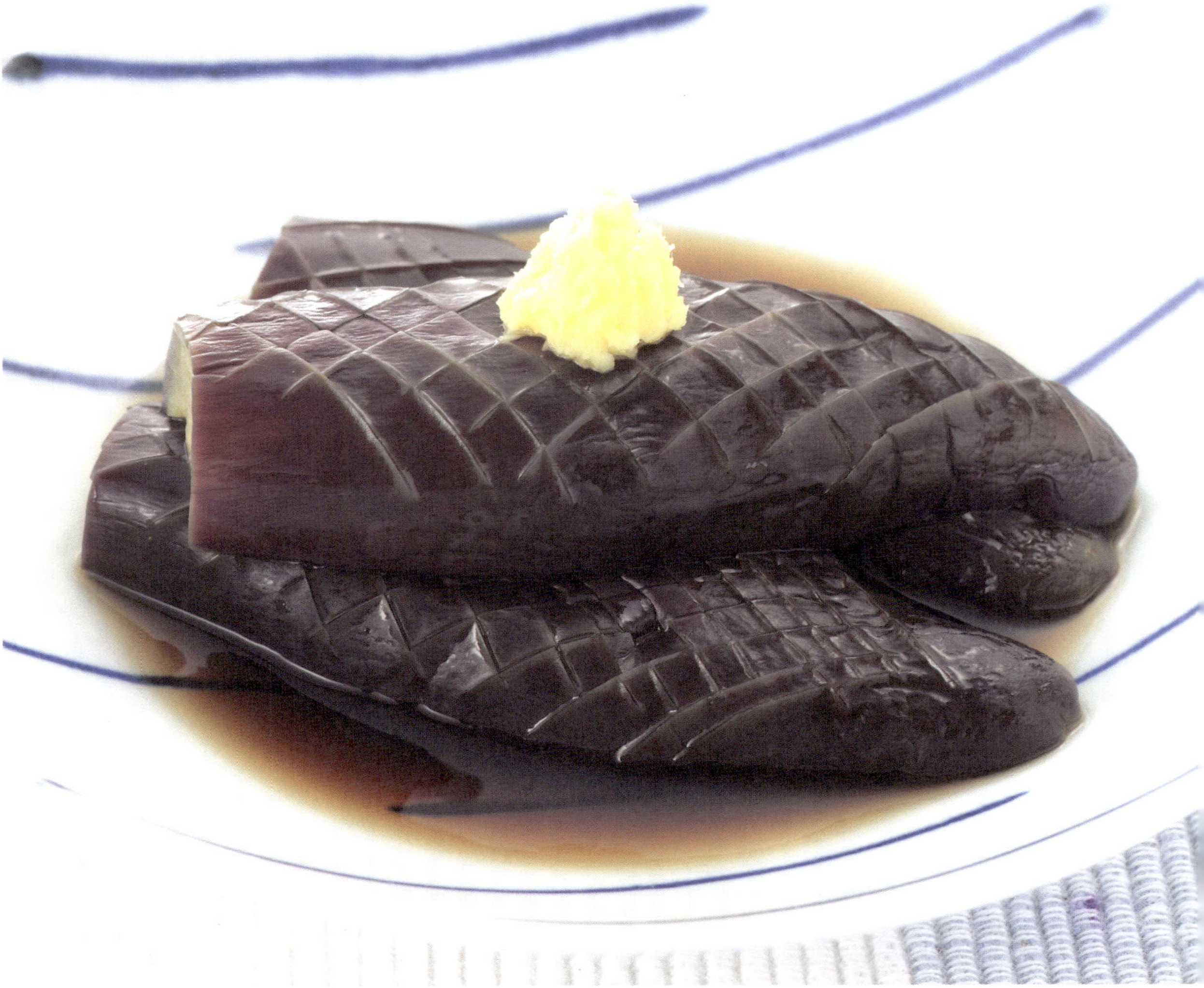

皮つきなすの含め煮

29kcal 塩分 0.3g （1人当たり）

ポリフェノールが豊富ななすの皮もしっかりまるごといただきましょう

［材料：2 人分］

なす……3 本
しょうがのすりおろし……適宜

■ A
減塩しょうゆ……大さじ 1/2
昆布だし……1 カップ

［作り方］

1. なすはヘタを切ってから縦半分に切り、かのこの切れ目を入れる。
2. 鍋に A を入れ、煮立ってきたら①を加え、落としぶたをして 15 分～ 20 分煮る。
3. ②を器に盛り、しょうがをのせる。

ごま豆腐のだし汁つけ

79kcal 塩分 0.3g （1人当たり）

**白ねりごまのこうばしい香りが引き立つ
やさしい味のだしに仕上げます**

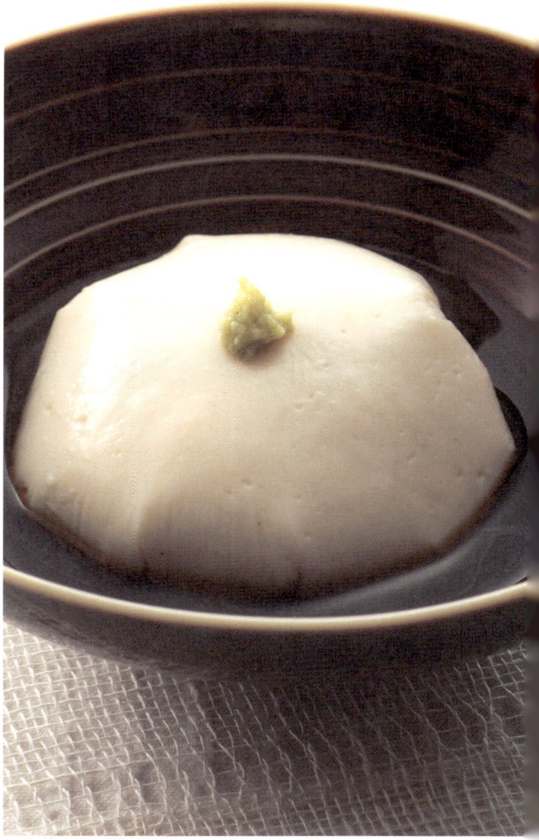

［材料：2人分］

無調整豆乳……大さじ5
くず粉……15g
水……1/2カップ
白ねりごま……小さじ2
わさび……適宜

■A
減塩しょうゆ……小さじ2弱
昆布だし……1/4カップ

［作り方］

1. Aは合わせて冷やしておく。
2. くず粉に水を加え、くず粉を手でくずす。
3. ボウルに白ねりごまを入れ、豆乳を少しずつ入れて溶いたら、②と合わせる。
4. ③を鍋に入れて火にかけ、へらで混ぜながら透明感がでるまで練り、2等分にしたらラップで丸く包んで冷水で冷やす。
5. 器に④を盛り、①を注いでわさびを添える。

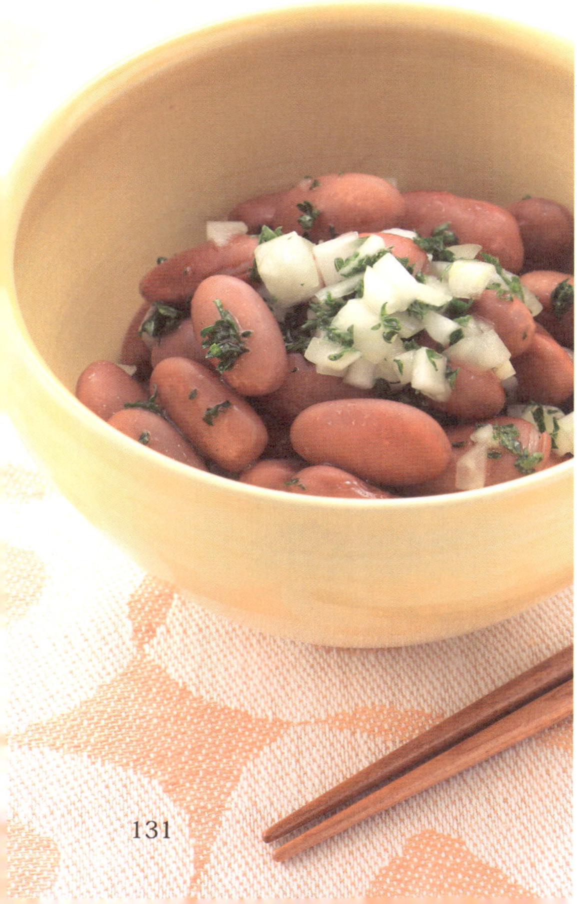

金時豆サラダ

134kcal 塩分 0.4g （1人当たり）

**ドレッシングに豆＆たまねぎをつけておいても
おいしくいただけます**

［材料：2人分］

金時豆（ゆで）（※）……150g
たまねぎ……1/8個
パセリ……1枝

■A
塩……小さじ1/6弱
酢……小さじ2
オリーブ油……小さじ1

※金時豆のゆで方（できあがり約380g）
金時豆（乾）1カップを水3カップに一晩浸し、つけている水ごと火にかけて、沸騰したら火を弱め、コトコトとやわらかくなるまで30～40分ゆでる。豆がゆで汁から出るようであれば水を加える。

［作り方］

1. たまねぎとパセリはみじん切りにする。
2. ①と金時豆をAであえる。

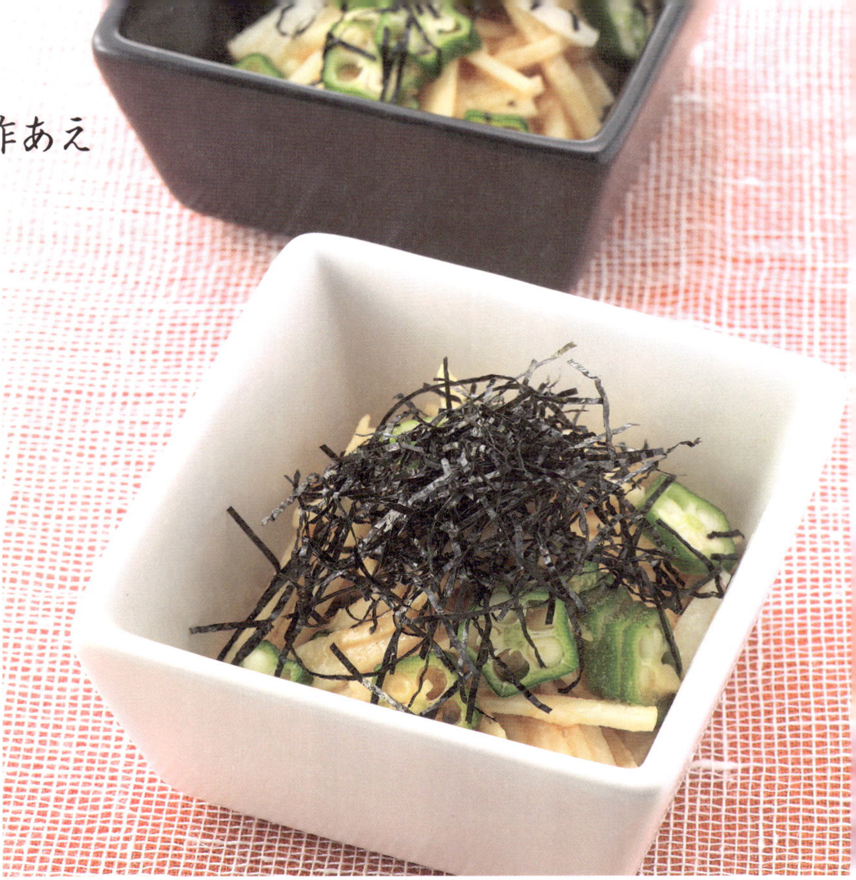

オクラ&長いもの甘酢あえ

50kcal 塩分 0.2g （1人当たり）

ネバネバ&シャキシャキの食感で
暑い夏にもさっぱりといただけます

［材料：2人分］

長いも……5cm
オクラ……5本
きざみのり……適宜

■A

減塩しょうゆ……小さじ1
酢……大さじ1
はちみつ……小さじ1/3
わさび……適宜

［作り方］

1. 長いもはせん切りにする。オクラは3mm幅に切る。
2. ①を合わせたAであえて器に盛り、のりを飾る。

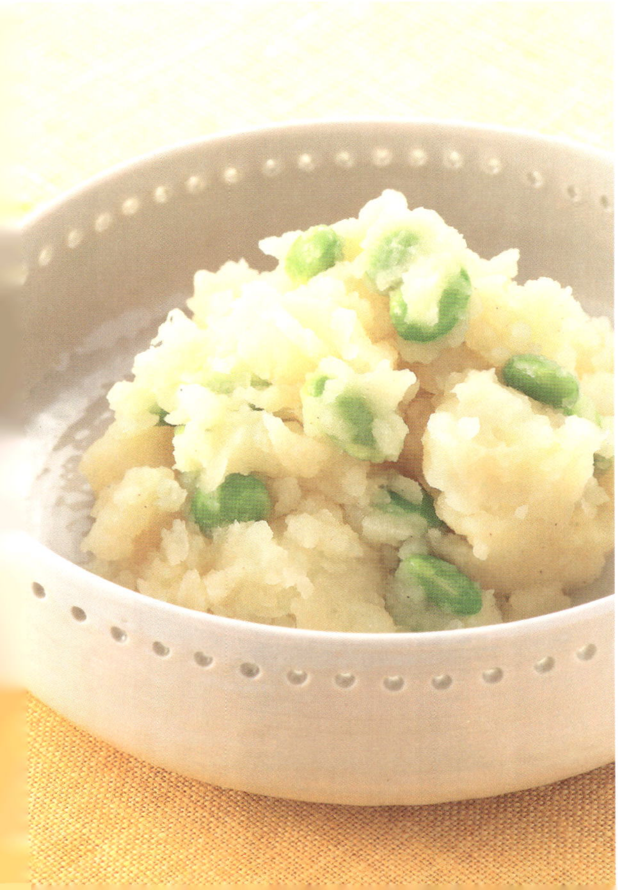

あっさりポテトサラダ

136kcal 塩分 0.4g （1人当たり）

定番ポテトサラダをマヨネーズなしで
あっさりと仕上げます

［材料：2人分］

じゃがいも……2個
さやつき枝豆……60g

■A

塩……小さじ1/5弱
酢……小さじ2
からし（熱湯で粉からしを溶いたもの）……少々
白こしょう……少々
オリーブ油……小さじ2

［作り方］

1. じゃがいもは半分に切ってから、4等分に切る。
2. 枝豆は沸騰した湯で4分ゆでてざるにあげたら、豆をさやから取り出す。
3. じゃがいもを水からゆでて、やわらかくなったら湯を捨てて粉をふかせ、合わせたAと枝豆を加えてあえる。

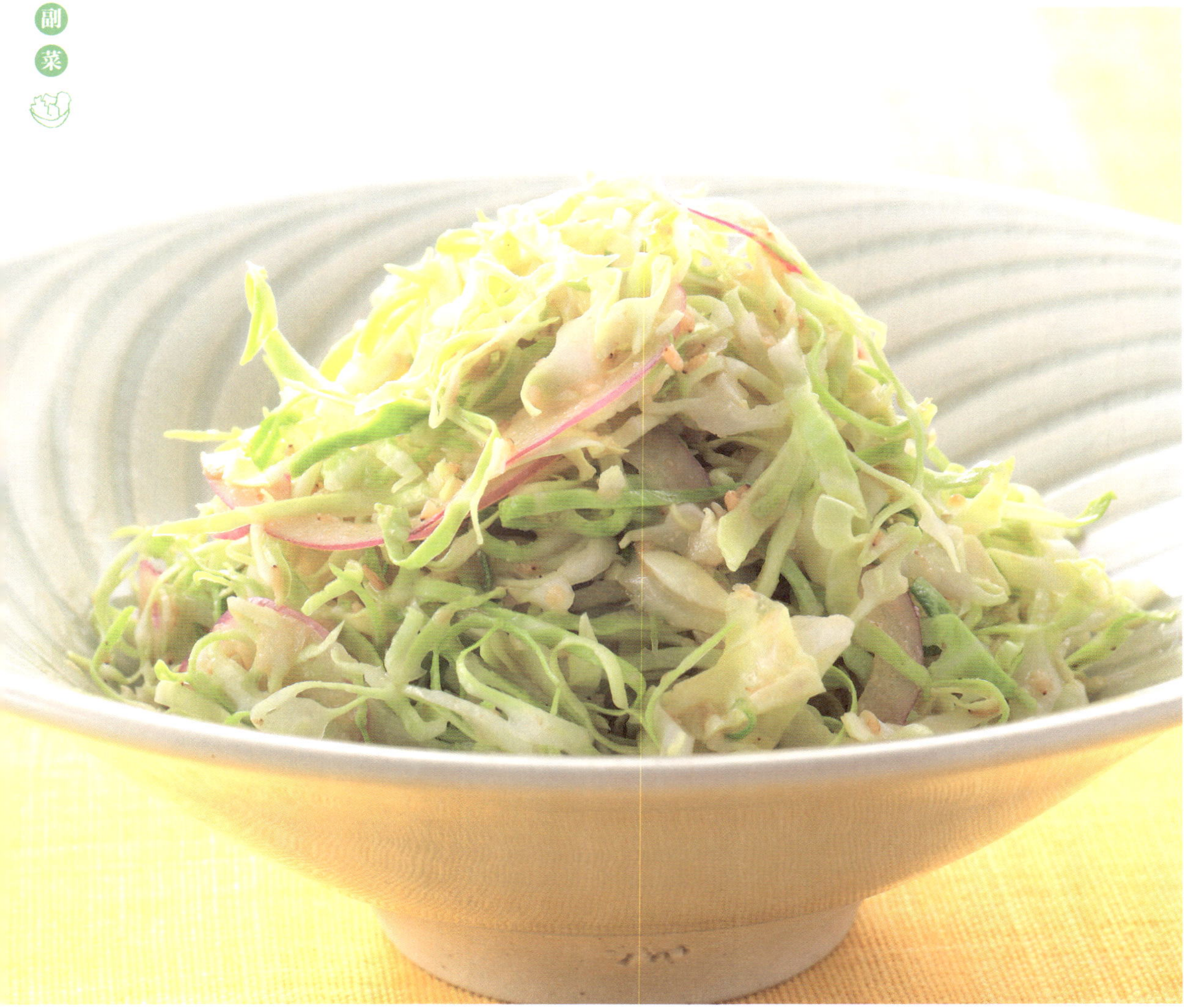

キャベツと赤たまねぎの白ごま＆しょうがあえ

67kcal 塩分 0.2g （1人当たり）

しょうがの辛み成分が胃の働きを活発にして消化を助けてくれます

［材料：2人分］

キャベツ……2枚
赤たまねぎ……1/4個

■ A
減塩しょうゆ……小さじ1
白すりごま……大さじ1
しょうが汁……少々
レモン汁……大さじ1

［作り方］

1. キャベツはせん切り、赤たまねぎは薄切りにする。
2. ①を合わせたAであえる。

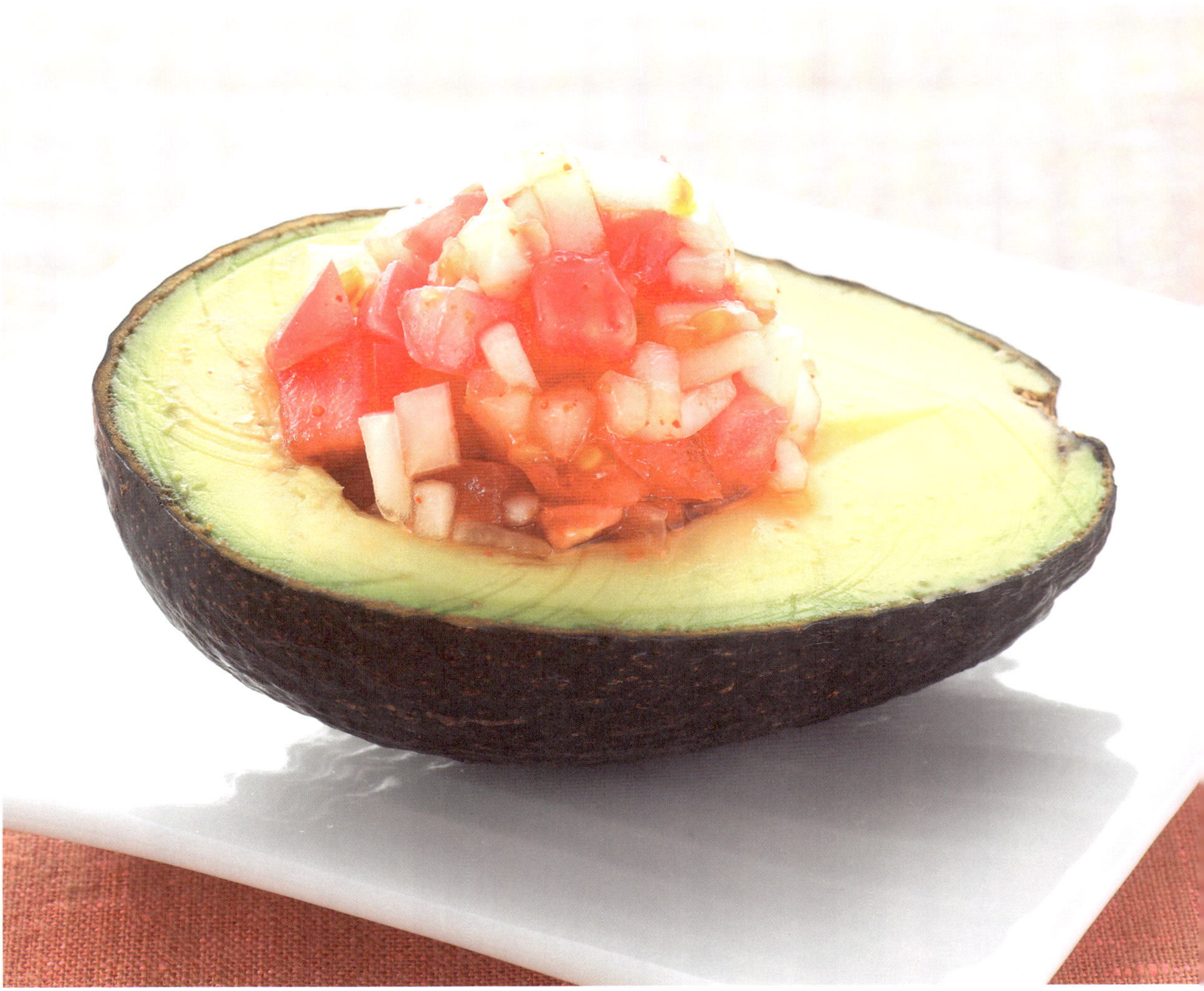

アボカドの
トマト＆オニオン詰め

164kcal 塩分 0.2g （1人当たり）

不飽和脂肪酸を含むアボカドは酸化を防ぐために
調理後すぐに食べましょう

［材料：2人分］

アボカド……1個
トマト……1/2個
たまねぎ……1/4個

A
減塩しょうゆ……小さじ1
酢……小さじ1/3
一味とうがらし……少々

［作り方］

1. アボカドは半分に切って種をとる。トマトは1cmの角切りにする。たまねぎはみじん切りにする。
2. トマトとたまねぎを合わせたAであえ、アボカドにのせる。

にんじんナムル

48kcal　塩分 0.3g　（1人当たり）

にんじんの栄養は皮に近い部分に多いので
皮はむかずに調理します

［材料：2 人分］

にんじん……１本
水……大さじ１

■ A
ニンニクのすりおろし……ごく少々
塩……小さじ 1/10
白すりごま……小さじ１
ごま油……小さじ１

［作り方］

1. にんじんは斜めに薄切りにし、太めのせん切りにする。
2. フライパンににんじんと水を入れ、途中上下を返しながら、しんなりするまで蒸し焼きにする。火を止めたら、合わせた A であえる。

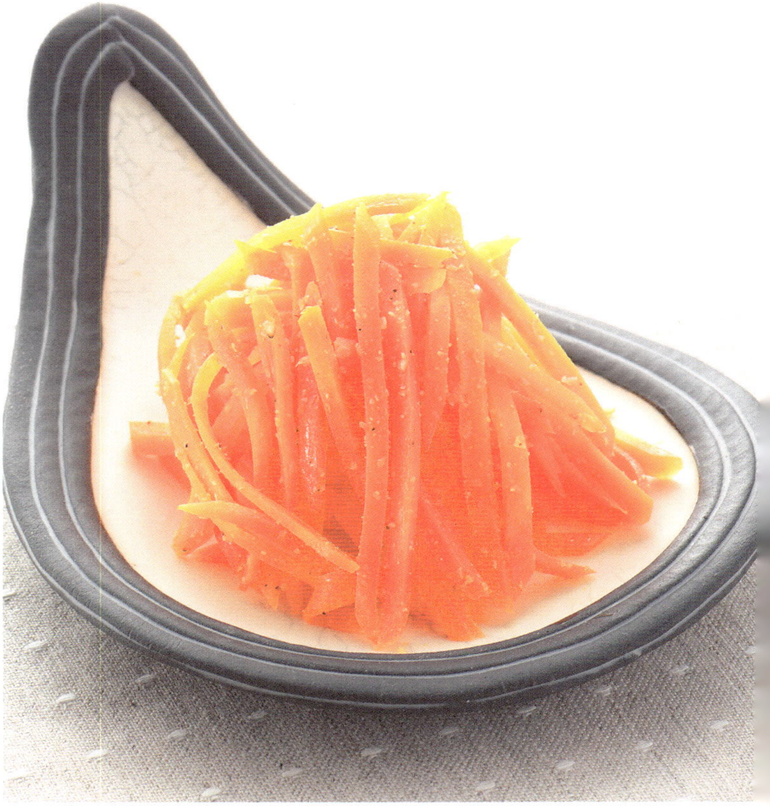

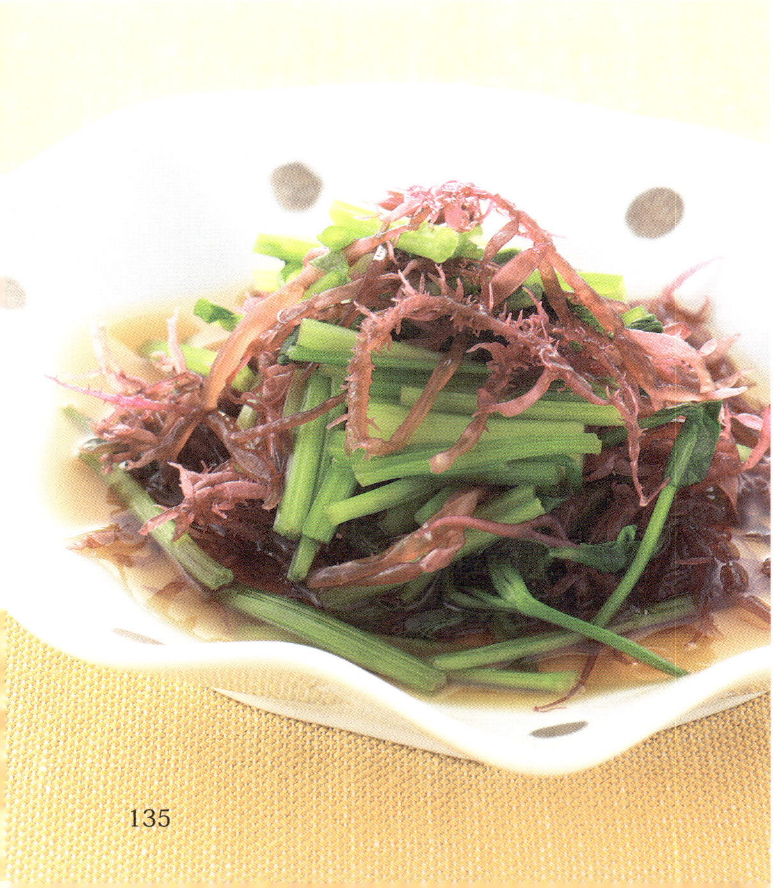

セリとふのりの煮びたし

13kcal　塩分 0.3g　（1人当たり）

セリの風味と磯の香りの相乗効果で
香り高い一品に仕上げましょう

［材料：2 人分］

セリ……1 束
ふのり（乾）……3 g

■ A
減塩しょうゆ……小さじ１
水……75ml

［作り方］

1. セリは 2 cm 幅に切る。ふのりは水で戻してから、水分をしぼる。
2. 鍋に A を入れて温まったところに、セリを入れてひと煮する。火を止めたら、ふのりを加えて混ぜる。

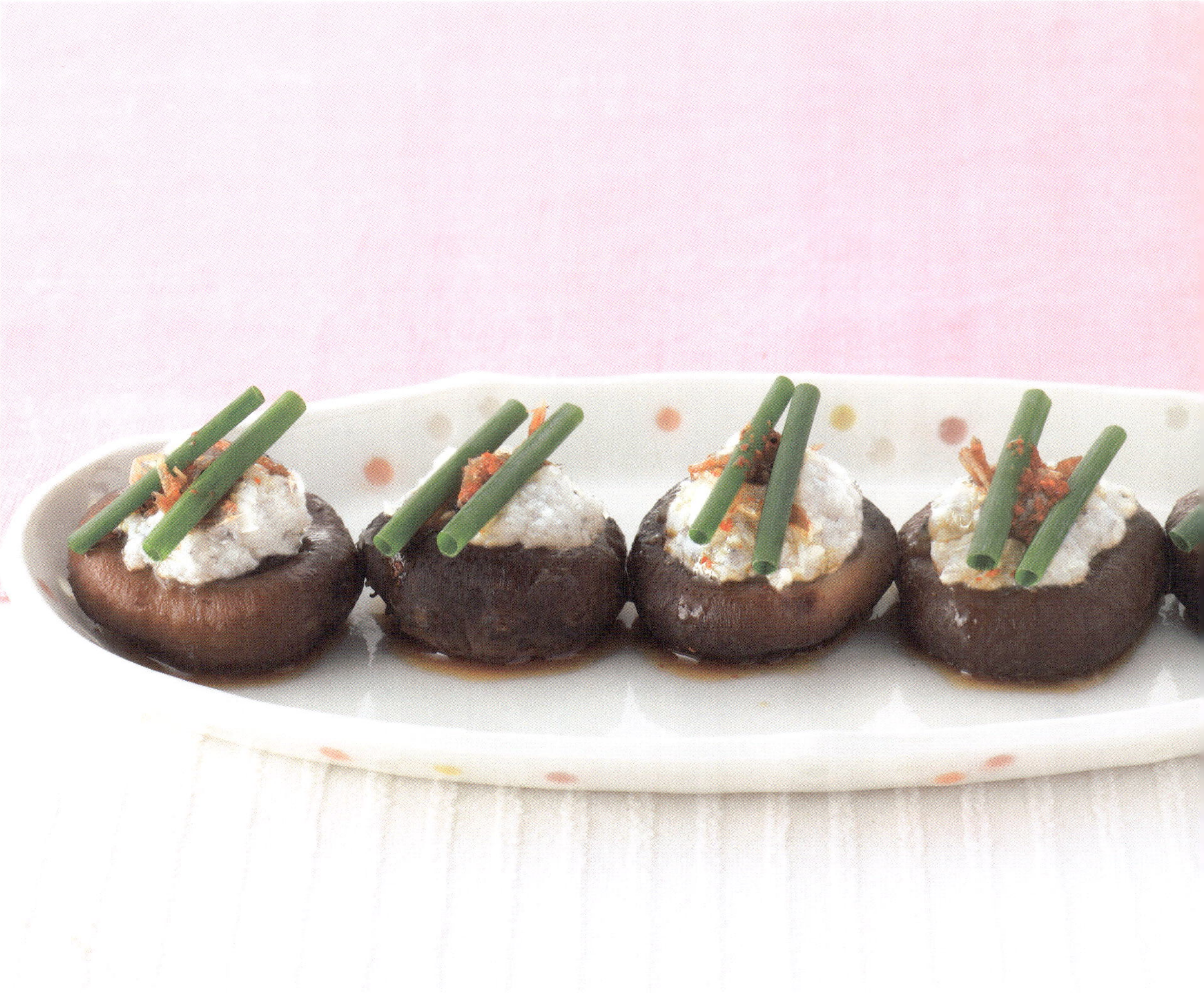

しいたけのれんこんすり流し詰め

44kcal 塩分 0.3g （1人当たり）

しいたけ、れんこんすり流しと桜えびのコンビネーションで目にも美しい

[材料：2人分]

しいたけ……10枚
こねぎ……2本
れんこん……1/2節
塩……少々
桜えび……小さじ1

■ A
減塩しょうゆ……小さじ1/2
酢……小さじ2
一味とうがらし……少々

[作り方]

1. しいたけは柄を切る。こねぎは2cmに切る。
2. れんこんはすりおろして塩を混ぜる。
3. しいたけに②を詰め、桜えびをのせて10分蒸す。
4. ③を器に盛りつけ、ねぎを飾り、合わせたAをかける。…＊

＊とうがらしはからしでもよい。

たまねぎグリルのサラダ

15kcal 塩分 0.3g （1人当たり）

**たまねぎはしっかりと火を通して
甘味を引き出しましょう**

［材料：2 人分］

たまねぎ……1/4 個
レタス…… 5 枚

■ A
塩……小さじ 1/10
酢……大さじ 1
こしょう……少々
オリーブ油……小さじ 1

［作り方］

1. たまねぎは横に薄切りにする。レタスはひと口大にちぎる。
2. フライパンにたまねぎを入れ、ふたをして蒸し焼きにする。途中に1回混ぜ、きつね色になったら火を止めて、合わせた A を加える。
3. 器にレタスを盛りつけ、②をかける。

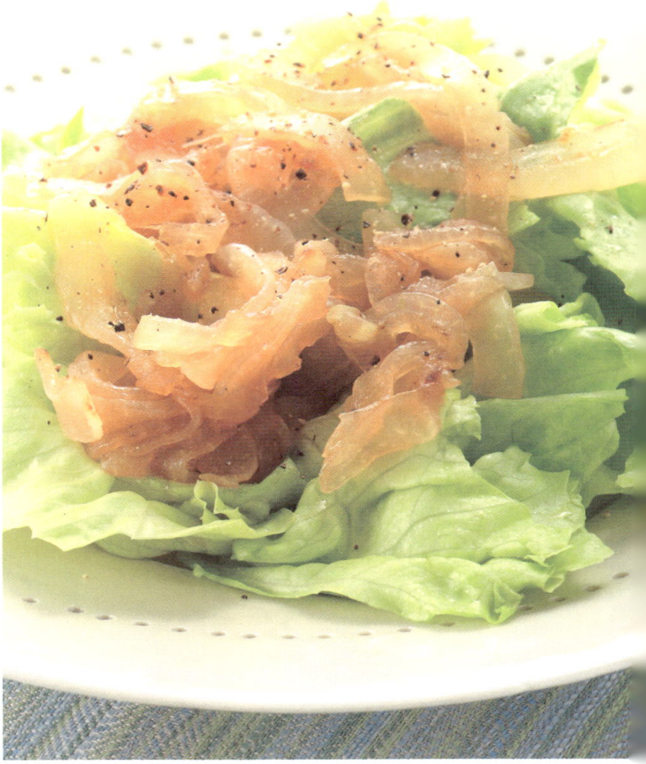

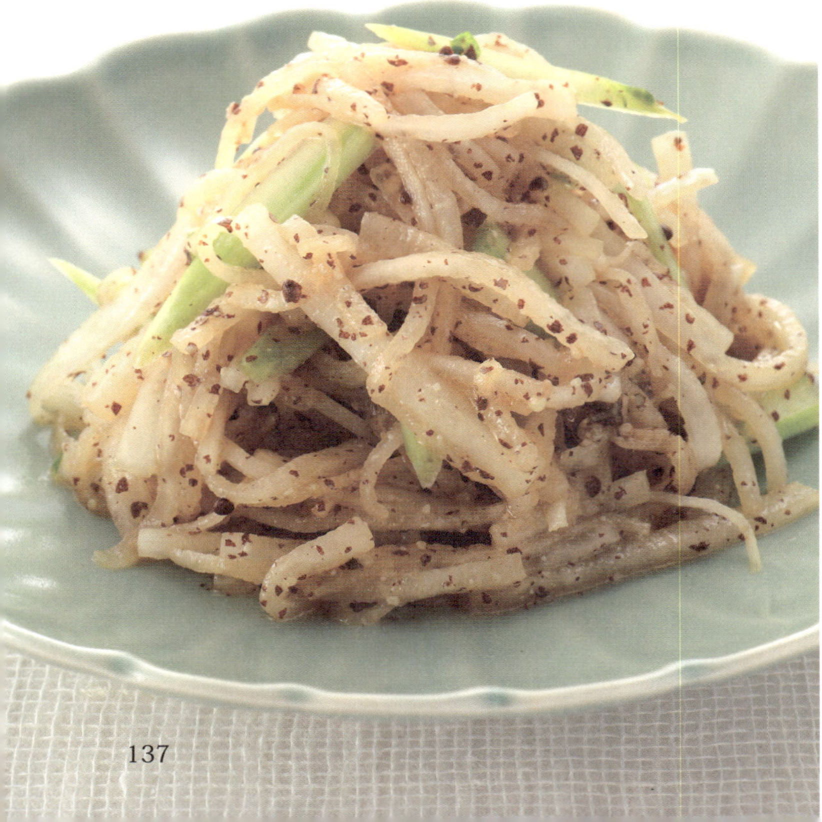

大根のえごまあえ

30kcal 塩分 0.3g （1人当たり）

**えごまの実を煎《い》ることで
しそのさわやかな香りが漂います**

［材料：2 人分］

大根…… 3 cm
大根の葉…… 5 本
塩……少々
えごまの実……小さじ 2
減塩しょうゆ……小さじ 1

［作り方］

1. 大根はせん切りにする。大根の葉は 1 cm の斜め薄切りにしたら、根の部分といっしょに塩でもむ。
2. えごまはパチパチと音がするまで煎り、すってからしょうゆを混ぜる。
3. 水気をきった①を②であえる。

塩もみにんじんと春菊のくるみあえ

150kcal 塩分 0.4g （1人当たり）

シャキシャキにんじん＆春菊にくるみの
アクセントで食感も楽しめます

［材料：2 人分］

にんじん……１本
塩……少々
春菊……1/2 束
くるみ（無塩・生）……30g
ごま油……小さじ１

■ A
減塩しょうゆ……小さじ１
トウバンジャン……ごく少々

［作り方］

1. にんじんは輪切りにしてからせん切りにし、塩でもんで水気をしぼる。春菊は１cm 幅に切る。くるみは炒ってから、あらく刻む。
2. ①に油をからめ、さらに合わせた A であえる。

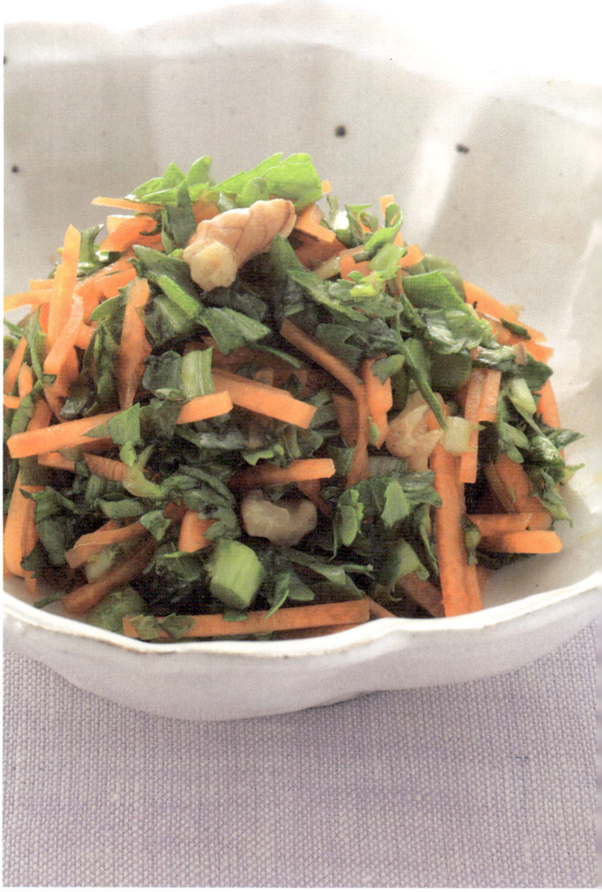

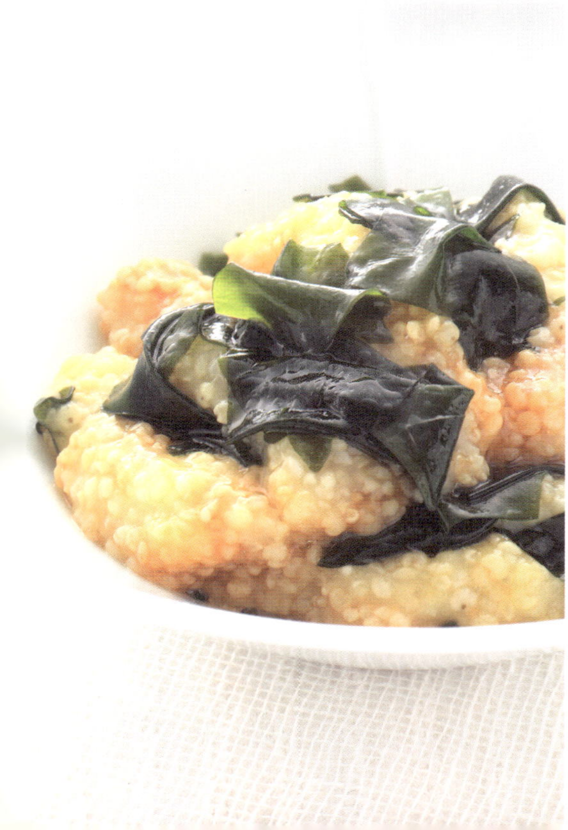

もちきびとわかめのあえもの

113kcal 塩分 0.3g （1人当たり）

きびのもっちり感とわかめのプリプリした食感がおもしろい

［材料：2 人分］

塩蔵わかめ……５g
炊いたもちきび（※）……150g
オリーブ油……小さじ１
減塩しょうゆ……小さじ１

［作り方］

1. わかめは洗って３分間水に浸けたら、しぼってひと口大に切る。
2. もちきびとわかめを油であえ、しょうゆを加えてさっと混ぜる。

※きびの炊き方
（できあがり約 550 g）
きび１カップを目の細かいざるでさっと洗って炊飯器に入れ、水 2.5 カップを加えて普通に炊く。炊き上がったらしゃもじで混ぜておく。冷蔵庫で保存可能。冷えてもかたくならず、そのまま料理に使える。

たっぷりきのこのマリネ

42kcal 塩分 0.2g （1人当たり）

**粒マスタードのさわやかな酸味と
蒸し焼きにしたきのこの香りがマッチ**

［材料：2 人分］

ぶなしめじ……１パック
エリンギ……１パック

■ A
減塩しょうゆ……小さじ１弱
オリーブ油……小さじ１
粒マスタード……少々

［作り方］

1. しめじはほぐす。エリンギは長さを半分に切り、縦を４等分に切る。
2. フライパンに①を入れてふたをして２分したらさっと混ぜて、水分がでてくるまでさらに２～３分蒸し焼きにする。
3. 火を止め、合わせた A を加えて混ぜる。…＊

＊あたたかいまま食べても、冷やしてから食べてもおいしい。

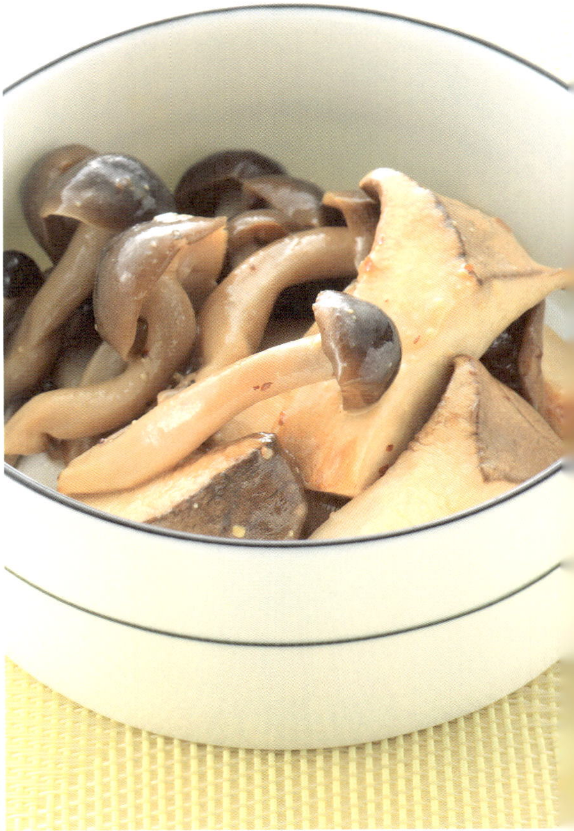

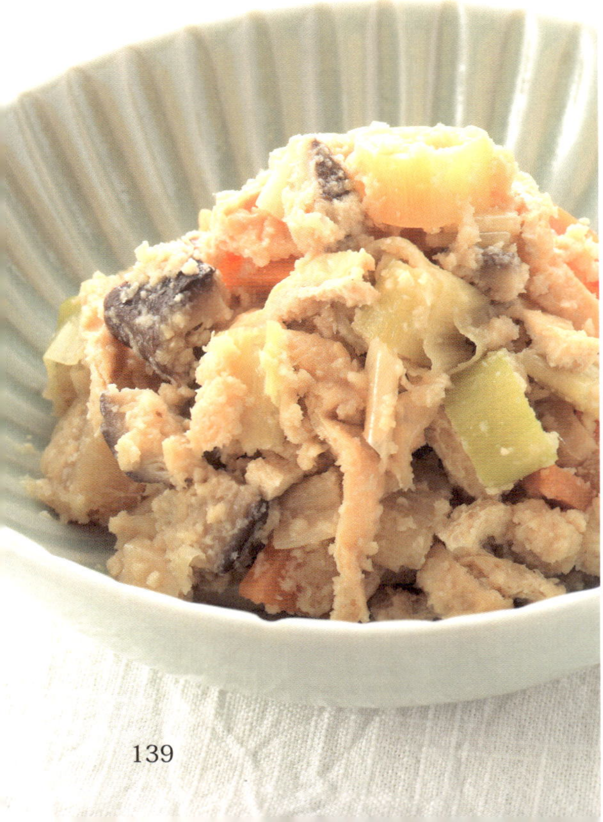

おからの煮物

94kcal 塩分 0.4g （1人当たり）

**おからにたっぷりの具を合わせて
食材本来の味を楽しめる煮物です**

［材料：2 人分］

干ししいたけ……２枚
油揚げ……1/2 枚
にんじん……３cm
長ねぎ……１本
おから……50g
ごま油……小さじ１

■ A
減塩しょうゆ……小さじ２弱
水……1/2 カップ

［作り方］

1. 干ししいたけは水に一晩浸けて戻し、１cm 角に切る。油揚げは油抜きしてから、縦を半分に切った後、３mm 幅に切る。にんじんはいちょう切りにする。長ねぎは１cm 幅に切る。
2. 鍋に A と①を入れてにんじんがやわらかくなるまで５～６分煮、おからを加えて汁気がなくなるまで炊く。火を止めたら、油を加えて混ぜる。

主食は胚芽が残っている玄米や胚芽米、全粒粉が原料のパンなどを食べます。多少の食べにくさを調理によっておいしくカバーしていきましょう。

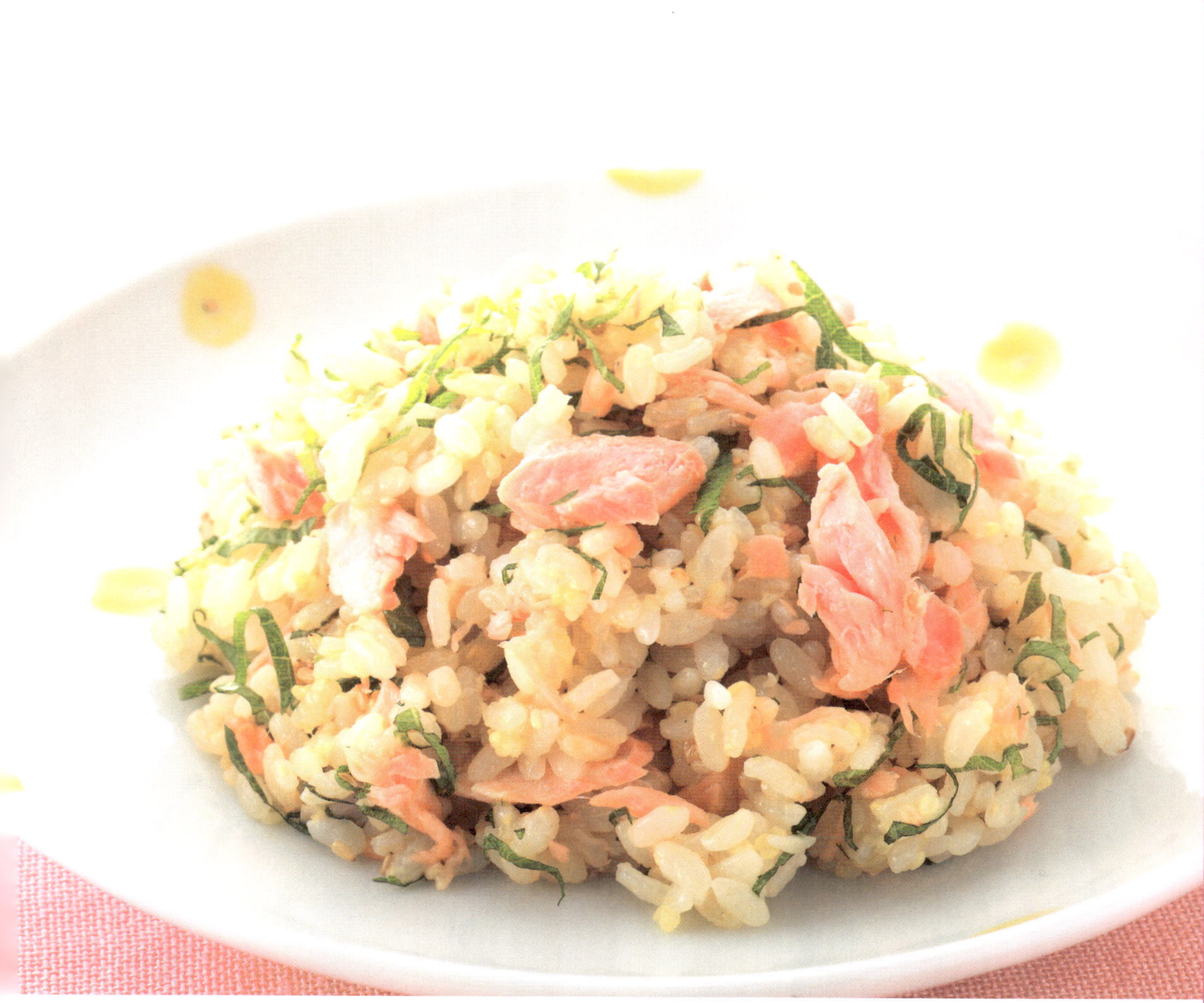

サケのしそ入りちらしずし

326kcal 塩分 0.2g （1人当たり）

サケと青しそのタッグで彩りも美しく、強力な抗酸化作用も期待できる

［材料：2人分］

生サケ（切り身）……1切れ（80g）
酒……大さじ2
青しそ……5枚
きび入りごはん（※）……300g

■ A
白いりごま……小さじ1
減塩しょうゆ……小さじ1/2
酢……大さじ1

※きび入りごはんの炊き方
（できあがり約330g）
胚芽米1合にもちきび大さじ1を入れ、炊飯器で普通に炊く。

［作り方］

1. フライパンに酒を入れて沸騰してきたらサケの身を下にして入れ、ふたをして4～5分蒸し焼きにしたら、身をほぐしておく。
2. しそはせん切りにする。
3. きび入りごはんに合わせたAを混ぜ、①と②を加えてさっと混ぜる。

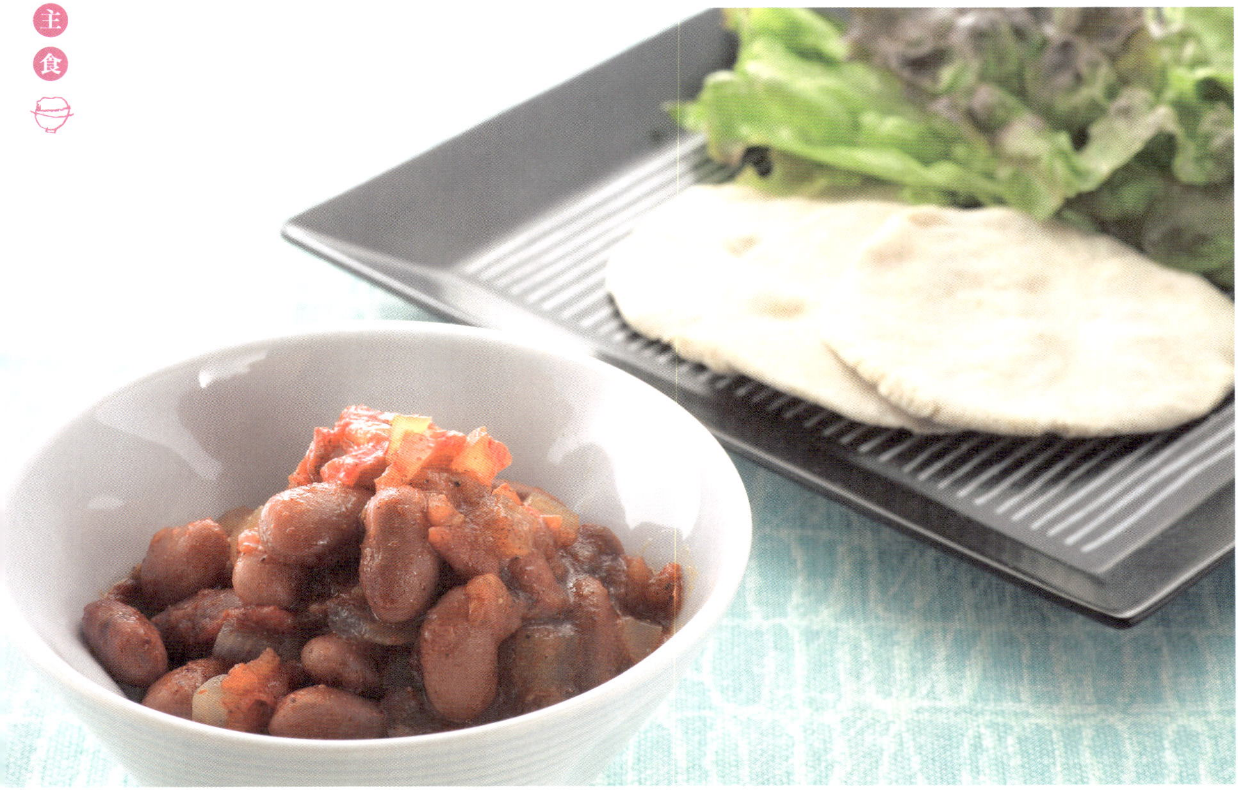

そば粉ガレットのラップチリ 主食&主菜

221kcal 塩分 0.8g （1人当たり）

そば粉でつくったガレットにチリパウダーがきいたビーンズを合わせて

［材料：2人分］

金時豆（ゆで）（※）……100g
たまねぎ……1/4 個
トマト……1/2 個
ニンニク……少々
サニーレタス……2 枚
オリーブ油……小さじ 1

■ A
塩……小さじ 1/5
水……1/4 カップ
チリパウダー……小さじ 1/2
こしょう……少々

■そば粉ガレット
そば粉……1/2 カップ
熱湯……大さじ 2
塩……小さじ 1/10

［作り方］

1. たまねぎ、トマトはあらみじん切りにする。ニンニクはすりおろす。
2. サニーレタスは大きめにちぎる。
3. 鍋に①と A を入れて 6 ～ 7 分煮たら、金時豆を加え、チリパウダー、こしょうを加えてひと混ぜする。火を止めたら、油を混ぜる。
4. そば粉に熱湯と塩を入れてよく混ぜたら、6 等分にして平たくのばし、フライパンで素焼きする。
5. ③と④を器に盛りつけ、②を添える。

※金時豆のゆで方
（できあがり約 380g）
金時豆（乾）1 カップを水 3 カップに一晩浸し、つけている水ごと火にかけて、沸騰したら火を弱め、コトコトとやわらかくなるまで 30 ～ 40 分ゆでる。豆がゆで汁から出るようであれば水を加える。

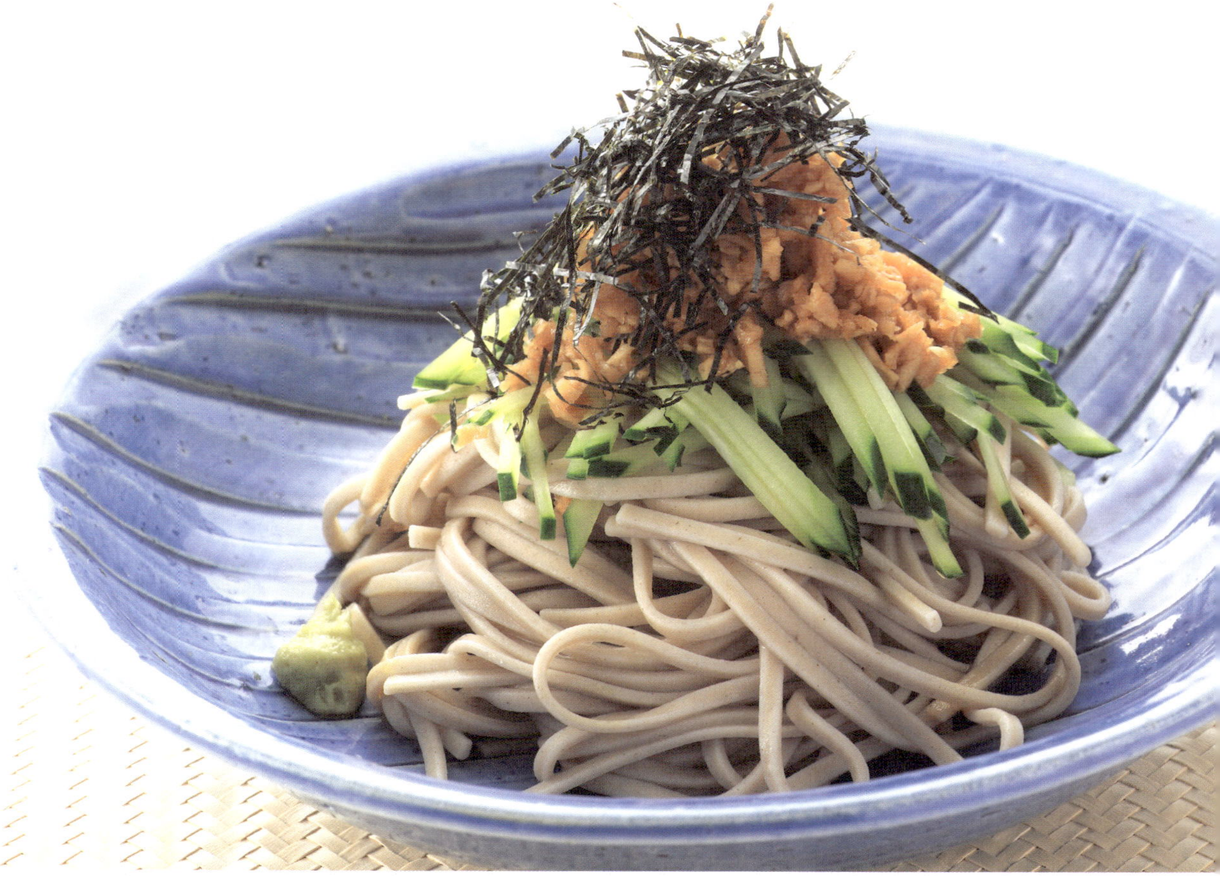

冷やしそば
切り干しドレッシングがけ

299kcal 塩分 0.8g （1人当たり）

すっぱく味つけした切り干し大根をそばにのせれば、和風の冷やし中華のよう

［材料：2人分］

そば（乾）……150g
切り干し大根……10g
きゅうり……１本
きざみのり……少々
わさび（熱湯で粉わさびを溶いたもの）（※）……少々

■ A
しょうが汁……小さじ１
減塩しょうゆ……大さじ１弱
酢……大さじ３

※粉わさびには塩分は含まれないが、チューブの練りわさびには 1g 当たり 0.1g の塩分が含まれる。

［作り方］

1. 切り干し大根は水を少し含ませてからみじん切りにし、合わせたAにつけておく。
2. きゅうりは斜め薄切りにしてから、せん切りにする。
3. そばをゆでたら冷水にとり、水気をしっかりしぼる。
4. 器に③を盛り、②と①、のりをのせ、わさびを添える。

黒米炊きおこわ

176kcal 塩分 0.3g （1人当たり）

黒米にはポリフェノールが豊富
たけのこやにんじんとおいしく炊きあげましょう

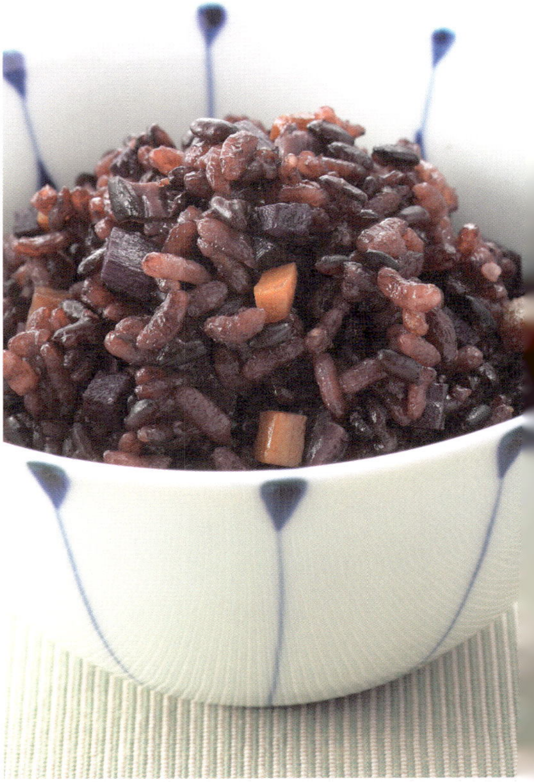

［材料：5人分］

干ししいたけ……3枚
胚芽米……1合
黒米……0.5合
たけのこ（ゆで）……1個（75g）
にんじん……4cm

■ A
減塩しょうゆ……大さじ1
五香粉……少々
ごま油……小さじ1/2

［作り方］

1. 干ししいたけは一晩水に浸けて戻す。
2. 胚芽米と黒米を炊飯器に入れ、水を普通より少なめに入れて1時間浸水する。
3. たけのこ、にんじん、しいたけは5mm角に切る。
4. ②に③とAを加えてひと混ぜし、すぐ炊く。

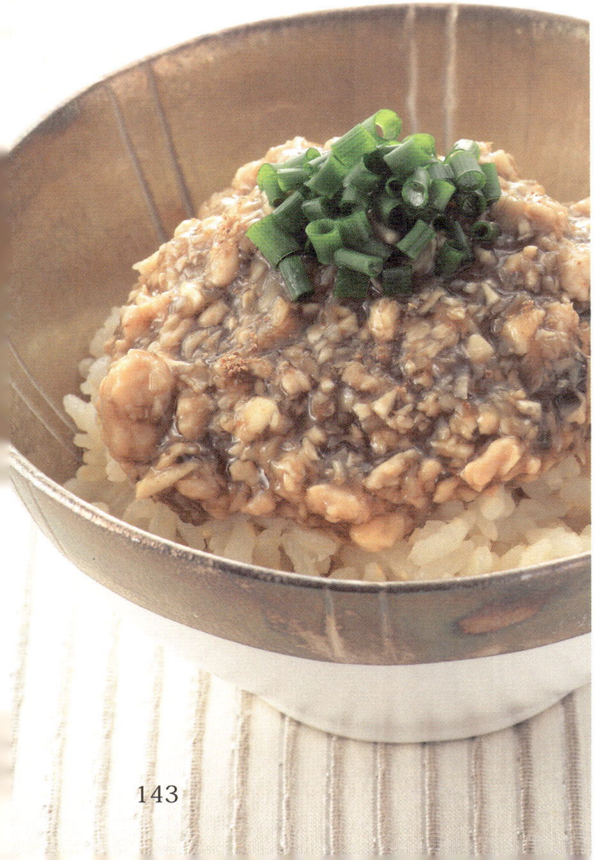

ささみとまいたけのジャージャー丼 主食&主菜

273kcal 塩分 0.5g （1人当たり）

あんにとろみをつけるだけでも
味わい深くなるので減塩につながります

［材料：2人分］

鶏ささみのひき肉……50g
まいたけ……1パック
こねぎ……5本
ごま油……小さじ1
胚芽ごはん……250g
花椒《ホワジャオ》……適宜

■ A
減塩しょうゆ……小さじ2
水……75ml

■水溶き片栗粉
片栗粉……小さじ1
水……大さじ1

［作り方］

1. まいたけはみじん切りし、こねぎは小口切りにする。
2. 鍋にAを沸かし、まいたけを入れて2分煮、ひき肉を加えてへらでほぐしながら汁をすわせるように3～4分煮たら、水溶き片栗粉でとろみをつける。最後に油を加えて混ぜる。
3. 器にごはんを盛って②をかけたら、ねぎをちらし、お好みで花椒をふる。

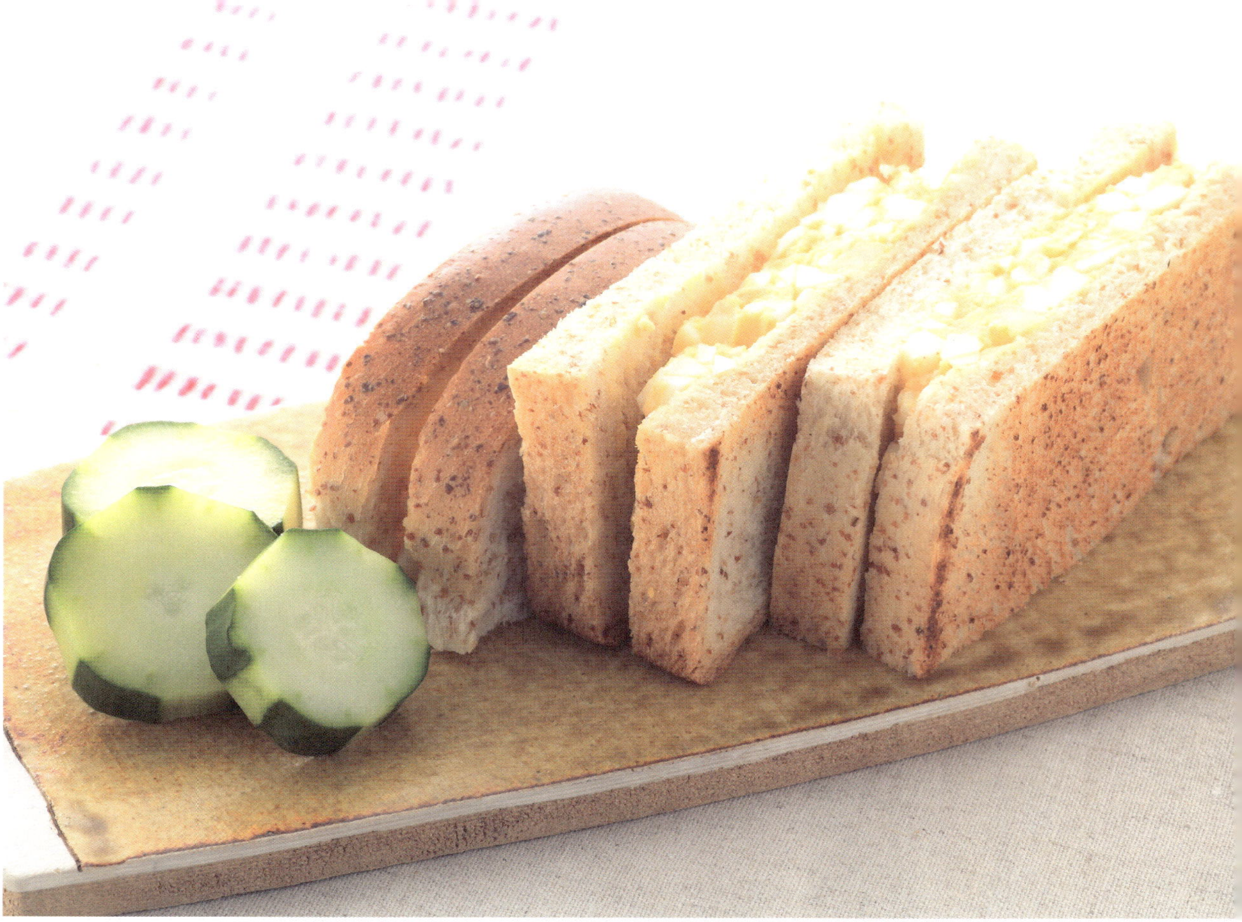

ライ麦パンのたまごサンド 主食＆主菜

259kcal 塩分 0.8g （1人当たり）

持ち運びしやすいので、外出時のおべんとうにも重宝

［材料：2人分］

卵……2個
きゅうり……1/2本
胚芽入り食パン10枚切り……4枚（90g）
からし（熱湯で粉からしを溶いたもの）（※）……少々

■A
たまねぎみじん切り……大さじ1と1/2
酢……小さじ2
オリーブ油……小さじ2
こしょう……少々

■B
酢……1/4カップ
熱湯……1/4カップ

※粉からしには塩分は含まれないが、チューブの練りからしには1g当たり0.1gの塩分が含まれる。

［作り方］

1. 室温に戻した卵は水からゆでる。沸騰したら弱火にして12分ゆで、1分間流水にさらしてから殻をむいて、あらめにきざむ。
2. ①とAを混ぜ合わせる。
3. きゅうりは縞目にむいて、1cmの輪切りにし、しんなりするまでBにつけておく。
4. パンにからしをぬって②をはさむ。フライパンに入れて、平らな鍋のふたや皿で重石をしながらパンの表面をこんがりと焼き、3等分に切り分けて③とともに器に盛る。

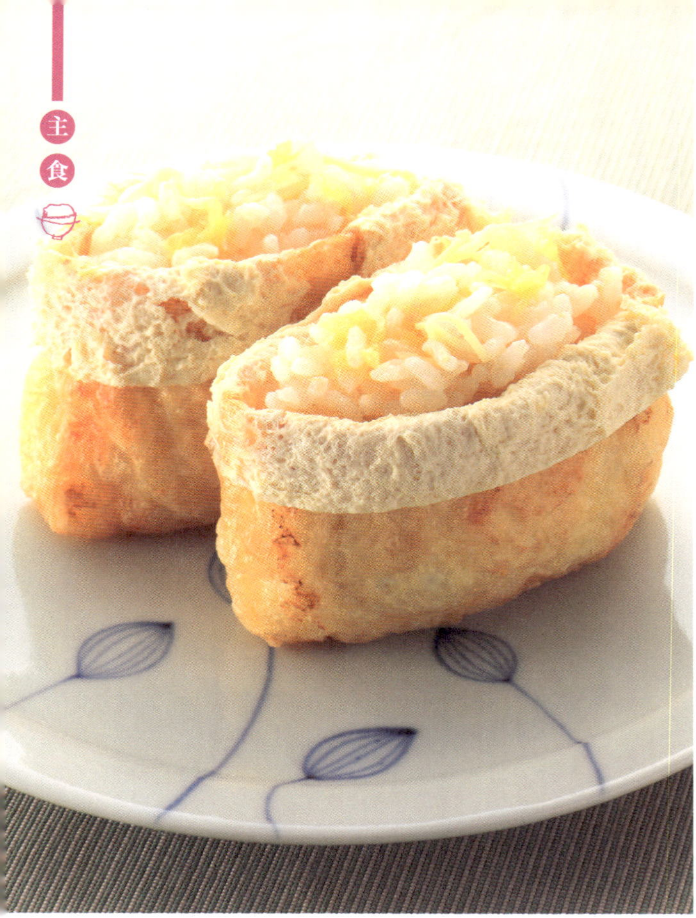

焼きいなりずし

258kcal 塩分 0.5g （1人当たり）

**いよかんの果実をごはんと合わせれば、
油揚げに味をつけなくてもおいしい**

［材料：2人分］

油揚げ……２枚
胚芽ごはん……200g
しょうが……５g
甘夏やいよかんなどの柑橘類《かんきつるい》……1/4個

■ A

塩……小さじ 1/5
酢……小さじ１

［作り方］

1. 油揚げは油抜きしてからフライパンで両面に軽く焼き色がつく程度にパリッと焼き、２等分に切る。袋状にさいて、ふちを折り返しておく。
2. しょうがはせん切りにして、A と合わせる。
3. いよかんの実を取りほぐし、②と合わせる。
4. ③とごはんを混ぜて４等分に丸め、①に詰める。

そばがき

184kcal 塩分 0.4g （1人当たり）

**そばの風味がでてくるまで
根気よく練りあげるのがポイントです**

［材料：2人分］

レッドキャベツスプラウト……1/4パック
三つ葉……３本
くるみ（無塩・生）……小さじ１
減塩しょうゆ……小さじ２

■ A

そば粉……1/2カップ
水……１カップ

■ 薬味

長ねぎ小口切り……適宜
大根おろし……適宜
しょうがすりおろし……適宜
生わさび……適宜

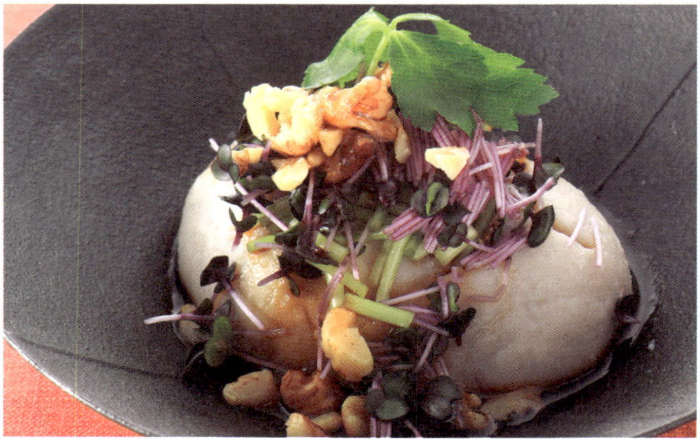

［作り方］

1. スプラウト、三つ葉は 1 cm に切る。くるみは炒っておく。
2. 鍋に A を入れて火にかけたら、へらでよく混ぜる。もったりしてきたら、空気を入れるようにひとかたまりになるまで練りあげる。
3. 手をぬらして②をまとめて器に盛りつけ、①を飾ってしょうゆをかけ、薬味をのせる。

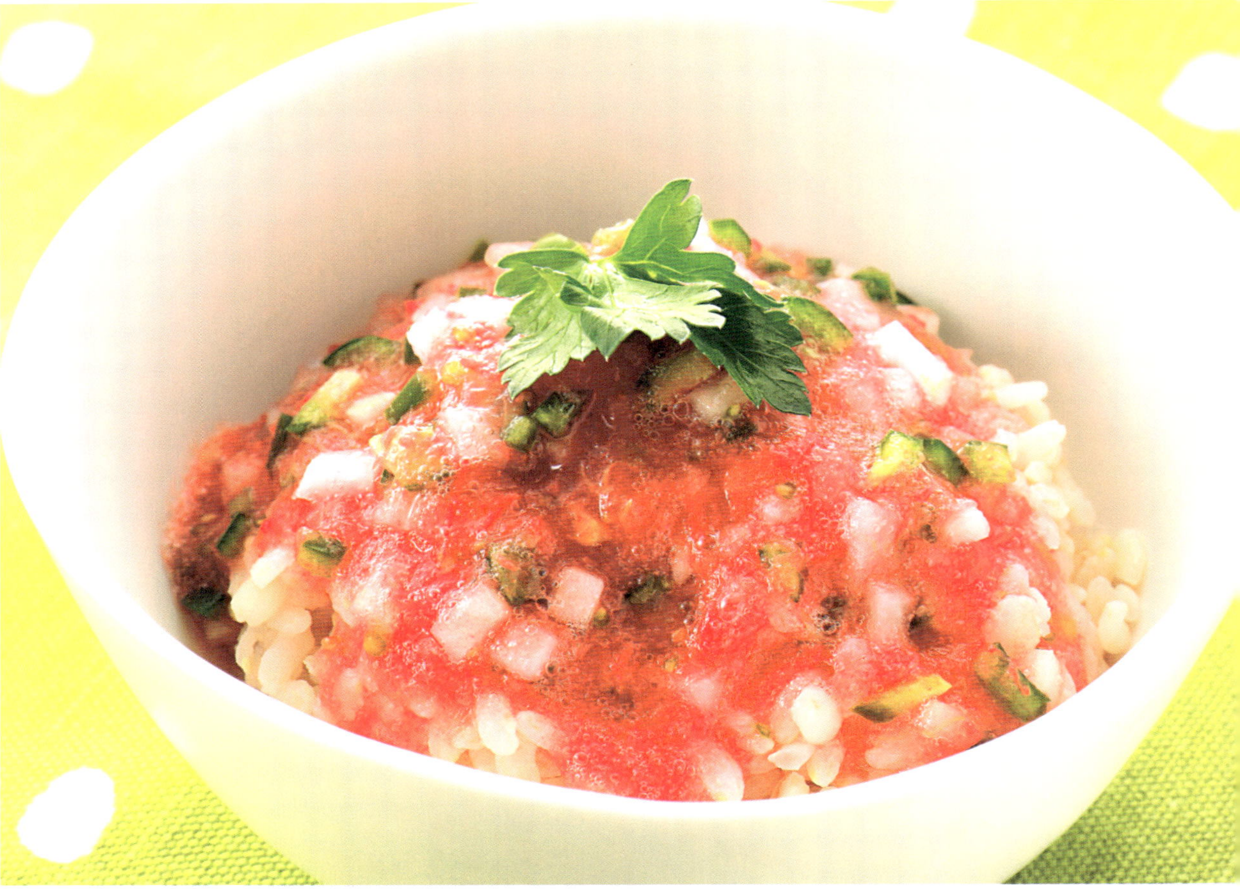

冷製トマト汁かけごはん

233kcal 塩分 0.5g （1人当たり）

トマトの酸味で暑い夏でもおいしくさっぱりといただけます

[材料：2 人分]

トマト……１個
たまねぎ……1/4 個
ピーマン……1/2 個
押麦入りごはん（※）……250g
イタリアンパセリ……適宜

■ A
塩……小さじ 1/5
酢……小さじ１

※押麦入りごはんの炊き方
（できあがり約 500g）
胚芽米 1.5 合に押麦 0.5 合を加えて、炊飯器で普通に炊く。

[作り方]

1. トマトは冷やしておく。
2. たまねぎ、ピーマンはみじん切りにする。
3. ①をすりおろし、②と A を混ぜる。
4. ごはんを流水でさっと洗って、水気をきる。
5. 器に④を盛り、③をかけてパセリを飾る。

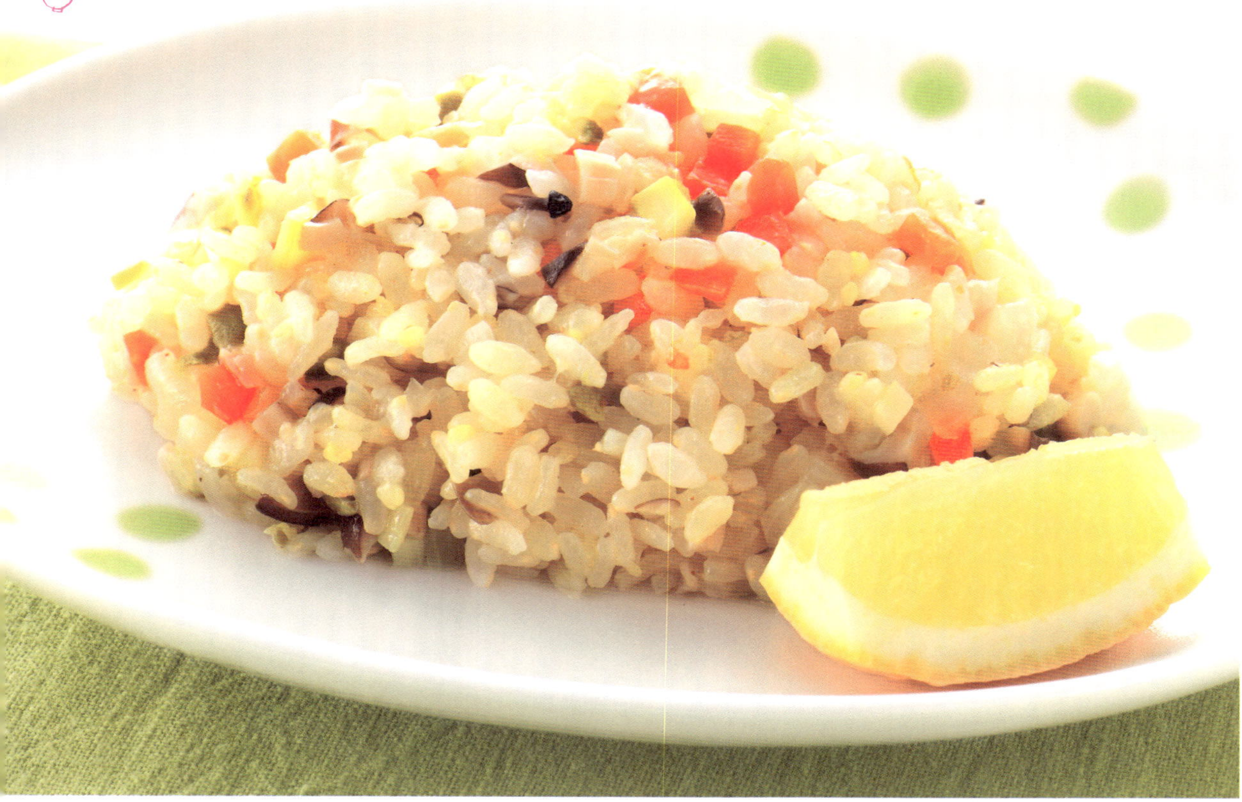

野菜たっぷりのカレーピラフ

165kcal 塩分 0.3g （1人当たり）

色とりどりの野菜とごはんをカレー味でやさしく炊きあげます

［材料：4人分］

アスパラガス……2本
たまねぎ……1/4個
にんじん……2cm
ぶなしめじ……1/3パック
胚芽米……1合
もちきび……大さじ1
レモン……1/4個

■A
塩……小さじ1/5
こしょう……少々
カレー粉……少々
オリーブ油……小さじ1/2

［作り方］

1. アスパラガス、たまねぎ、にんじん、しめじは5mm角に切る。
2. レモンはくし形に切る。
3. もちきびは目の細かいざるに入れてさっと洗う。炊飯器に米と洗ったきびを入れ、水加減は普通より少なめにして、①とAを加えて普通に炊く。
4. 炊けた③を器に盛りつけ、②を添える。

塩分カットだけでは味気ないものになりがちな汁物。そこで、だしや食材、スパイスをうまく使って、塩分に頼らずとも風味よくいただけるレシピを紹介。

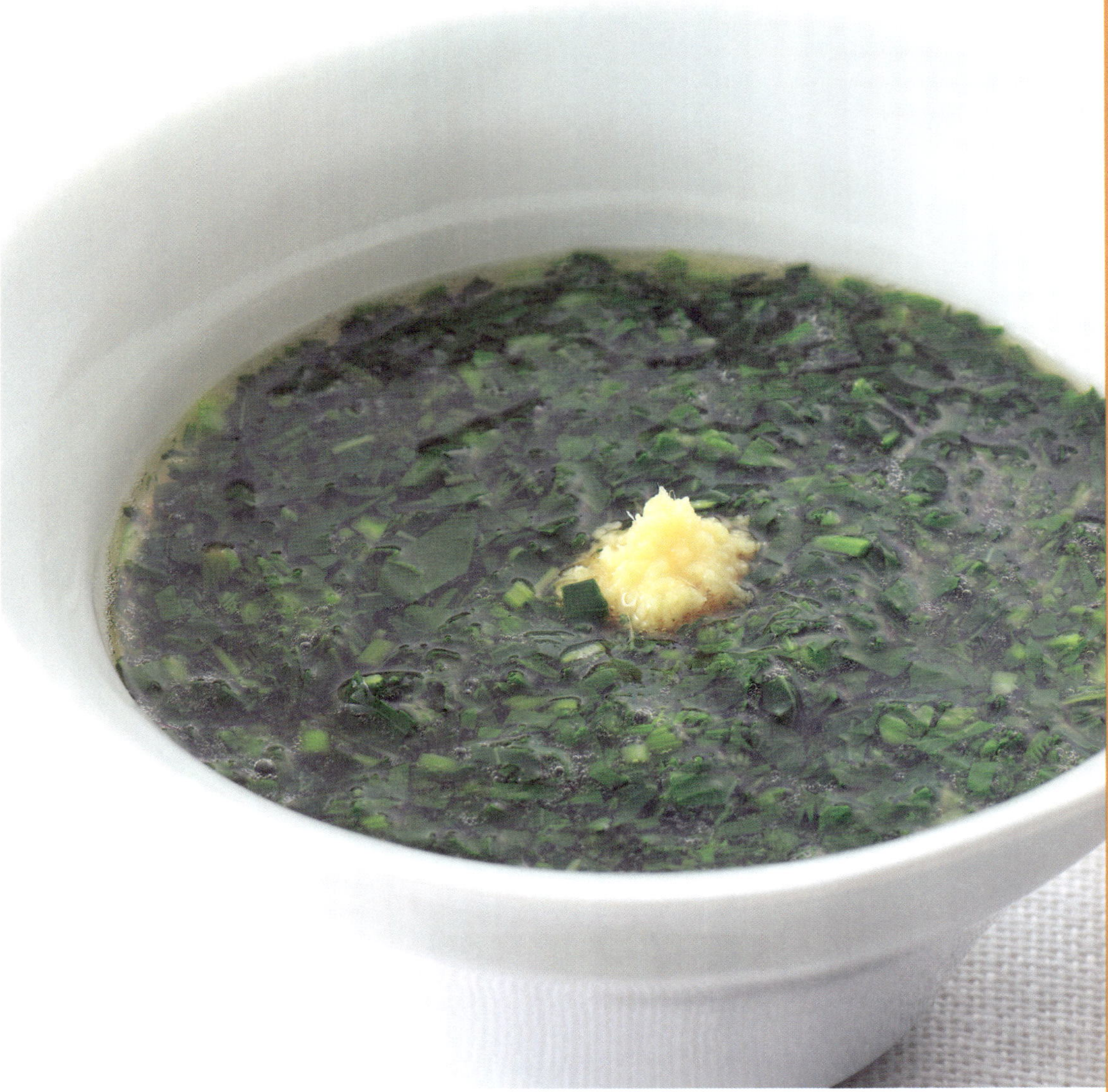

冷やしモロヘイヤ汁

22kcal 塩分 0.5g （1人当たり）

栄養価の高いモロヘイヤのねばねばを活かしたおつゆです

［材料：2 人分］

モロヘイヤ……1 束
昆布だし……3/4 カップ
減塩しょうゆ……大さじ 1/2
しょうがのすりおろし……少々

［作り方］

1. モロヘイヤの葉をつんで沸騰した湯でさっとゆでたら、水にとり、水気をしぼって包丁でたたいておく。
2. 冷たい昆布だしと①、しょうゆを合わせて器に盛りつけ、しょうがを飾る。

しめじの 和風ホワイトシチュー

30kcal 塩分 0.5g （1人当たり）

きびを加えることでシチューのようなとろみがつきます

［材料：2 人分］

たまねぎ……1/4 個
にんじん…… 2 cm
ぶなしめじ……1/2 パック
水……1.5 カップ
昆布…… 2 cm

A
きび……大さじ 1
塩……小さじ 1/5

［作り方］

1. たまねぎは薄切り、にんじんは乱切り、しめじはほぐす。
2. 鍋に水と昆布、①を入れて火にかけ、沸騰してきたら、 A を入れて 25 ～ 30 分煮る。…＊

＊ゆで大豆や高野豆腐を入れてもおいしい。

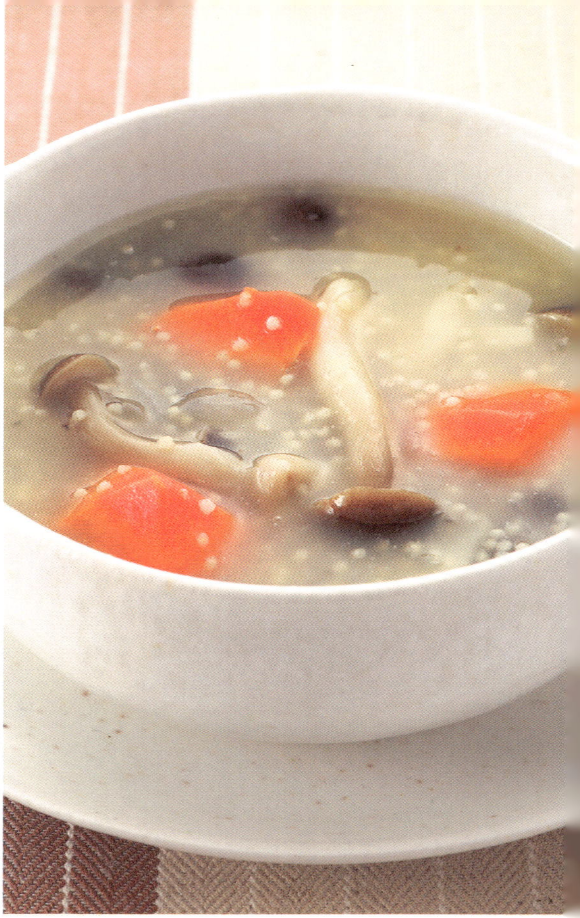

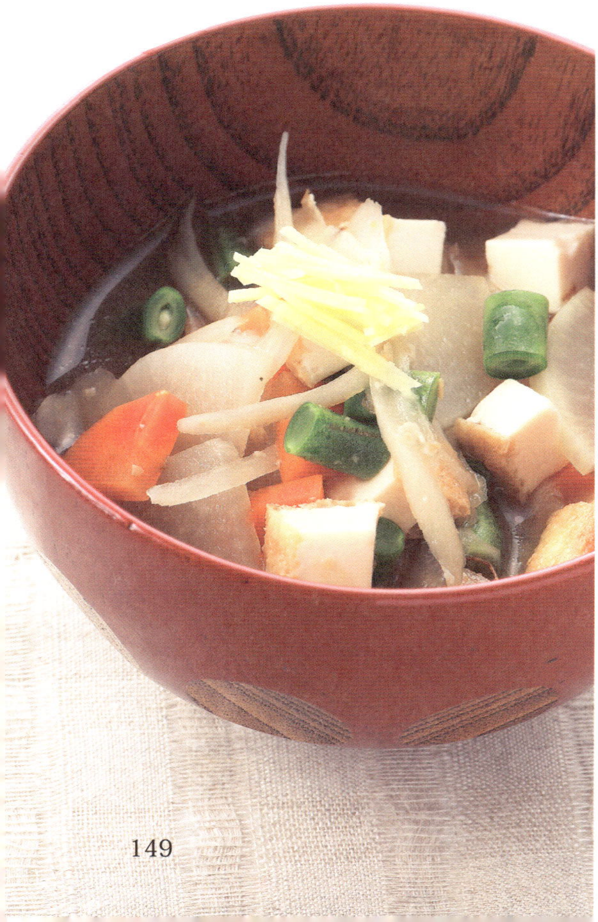

生揚げとごぼうのみそ汁

62kcal 塩分 0.6g （1人当たり）

生揚げの油分がごぼうに旨味を与えてくれます

［材料：2 人分］

生揚げ……1/4 枚
ごぼう……10cm
大根…… 2 cm
にんじん…… 1 cm
さやいんげん…… 2 本
水……3/4 カップ
みそ……大さじ 1/2
しょうがのせん切り……少々

［作り方］

1. 生揚げは油抜きをしてから 1 cm 角に切る。ごぼうはささがきにする。大根とにんじんはいちょう切りにする。さやいんげんは 1 cm に切る。
2. 鍋に水とみそ少々、ごぼう、大根、にんじんを入れて 6 ～ 7 分煮、さやいんげんと生揚げを加えてさらに 1 ～ 2 分煮る。
3. ②に残りのみそを溶き入れて、ひと煮する。
4. ③を椀に盛りつけ、しょうがをかざる。

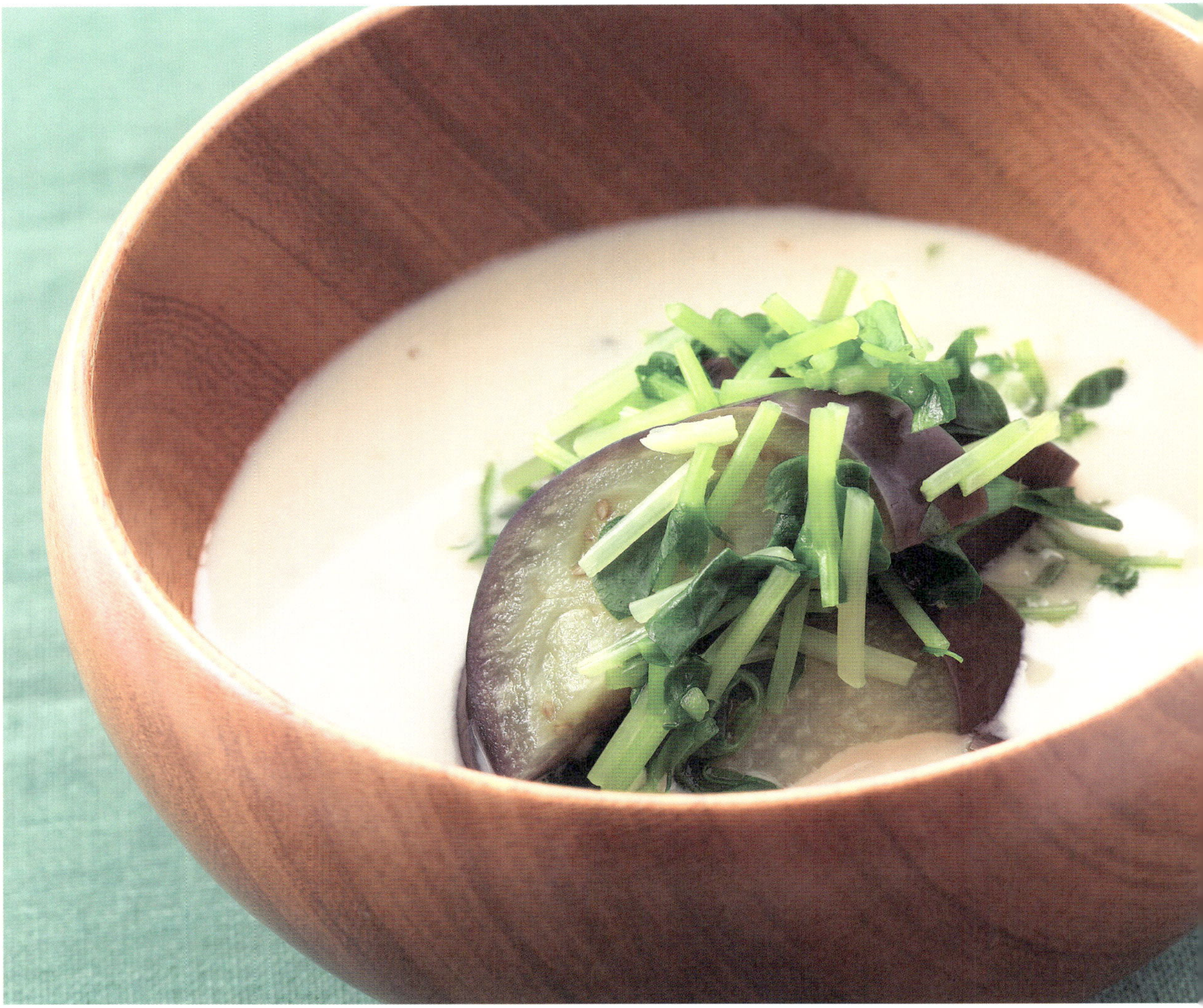

なすのごまみそ豆乳汁

53kcal 塩分 0.6g （1人当たり）

白ねりごまと豆乳がまろやかにマッチした汁をさっぱりといただきます

［材料：2人分］

豆苗《とうみょう》（エンドウの若芽）……1/4 パック

なす……１本

■ A

無調整豆乳……1/2 カップ

みそ……大さじ 1/2 強

白ねりごま……小さじ２

水……1/4 カップ

［作り方］

1. A を合わせて冷やしておく。…＊
2. 豆苗は根を切ってから、１cm に切る。
3. なすは縦半分に切ってから、斜め１cm に切って３分ゆで、ゆであがる直前に豆苗を加えてざるにあげ、冷ます。
4. 椀に③を盛りつけ、①を注ぐ。

＊ A を合わせる順番は、白ねりごまとみそを豆乳で少しずつ溶き、ゆるめてから水を加える。

いわしのつみれ汁　しょうが風味

84kcal　塩分 0.5g　（1人当たり）

つみれが口の中でほろっとくずれる食感を楽しみましょう

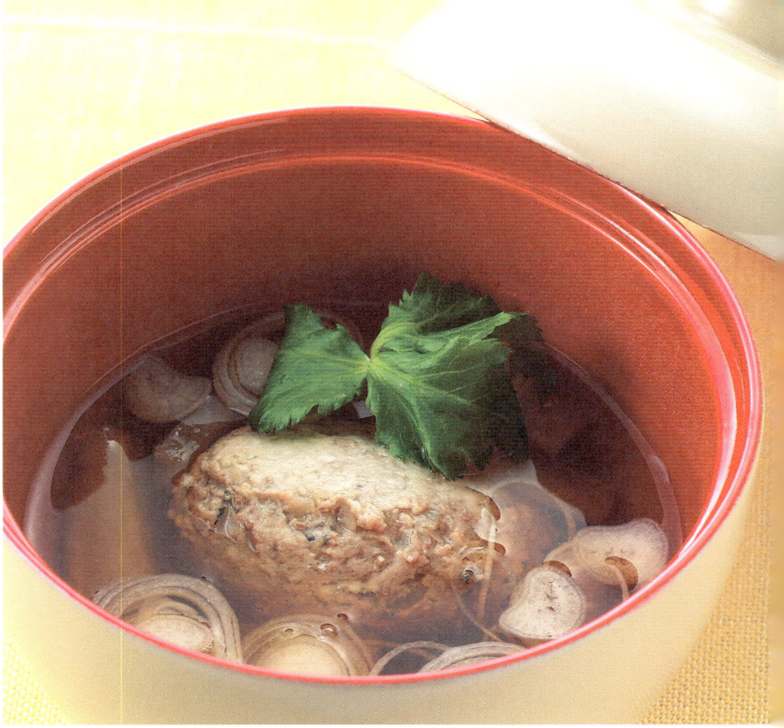

［材料：2 人分］

まいわしの 3 枚おろし……1 尾分（70g）
長ねぎ……10cm
大根……20g
しょうが汁……少々
三つ葉……2 本

■ A
しょうゆ……小さじ 2
水……3/4 カップ

［作り方］

1. 長ねぎの半分はみじん切りにし、残りは小口切りにする。大根は短冊切りにする。三つ葉は 1 cm に切る。
2. いわしは包丁でよくたたいてからボウルに入れ、みじん切りにしたねぎとしょうが汁を混ぜる。
3. 鍋に A と大根を入れて、大根がやわらかくなったら、スプーンを 2 つ使って②のつみれを楕円形につくって汁に落とし、1～2 分煮る。
4. ③を椀に盛りつけ、長ねぎをちらして、三つ葉を飾る。

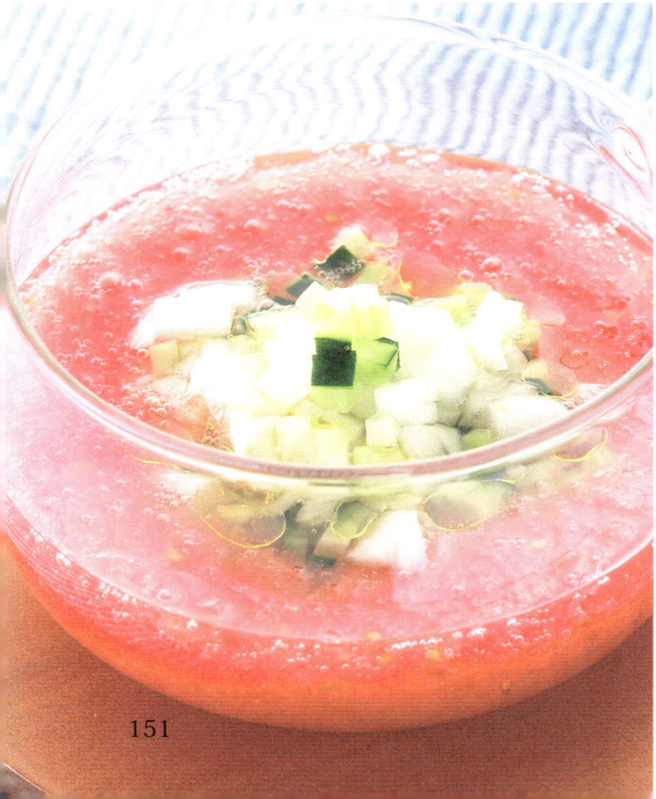

トマトスープ　ガスパチョ風

44kcal　塩分 0.5g　（1人当たり）

トマトをすりおろすことでキレイな赤色のスープになりました

［材料：2 人分］

トマト……1 個
きゅうり……1/2 本
たまねぎ……1/4 個
オリーブ油……小さじ 1

■ A
塩……小さじ 1/5
酢……少々

［作り方］

1. トマトは冷やしておく。
2. きゅうりとたまねぎはみじん切りにする。
3. トマトをすりおろしてから A と合わせて器に注ぎ、②を盛りつけたら油をたらす。

たまには甘いものが欲しくなることもあるでしょう。はちみつやフルーツ、あずき、ヨーグルトを利用したヘルシーデザートを紹介。

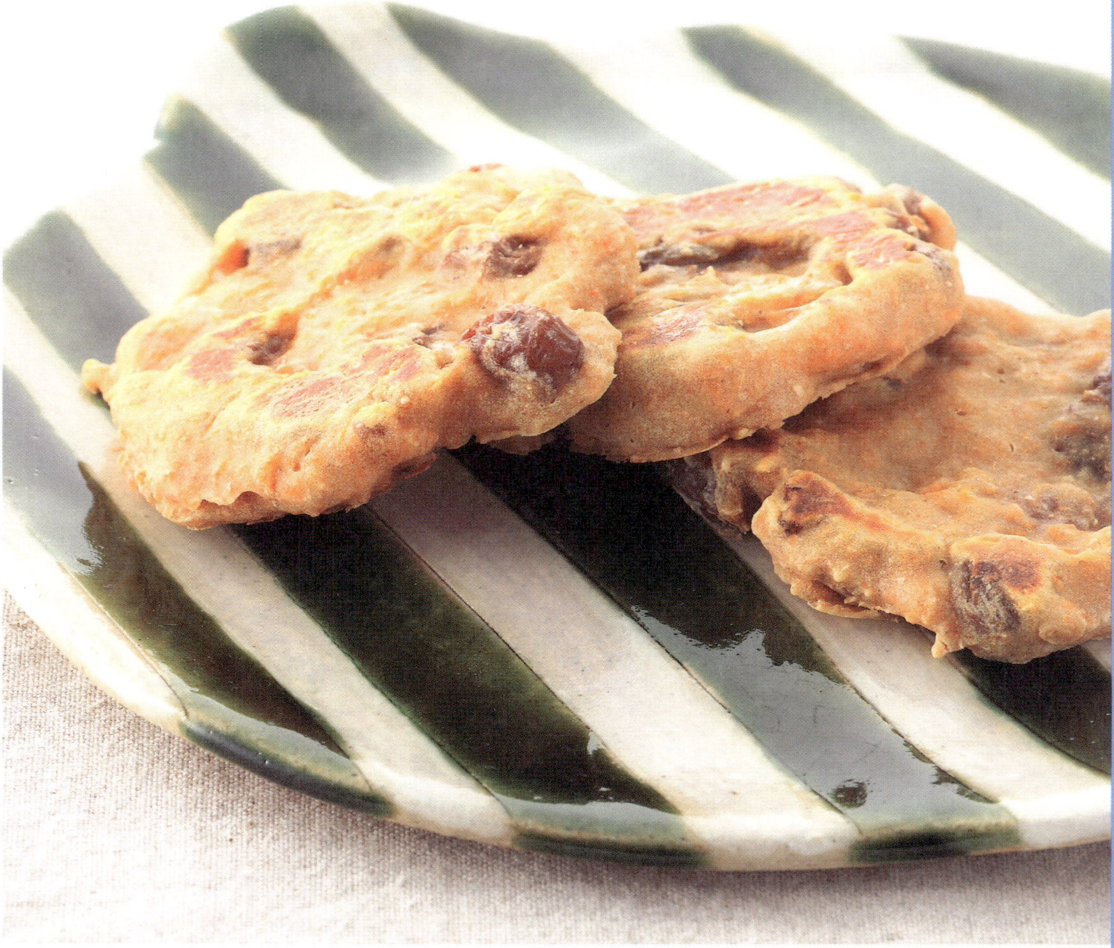

そばパンケーキ

132kcal 塩分0g （1人当たり）

ジュースのしぼりかすをパンケーキにアレンジ

［材料：2人分］

干しぶどう……15g
水……大さじ4
そば粉……30g
全粒粉……30g
にんじんのしぼりかす……30g

［作り方］

1. 干しぶどうは分量の水に一晩浸して戻しておく。
2. ①とそば粉、全粒粉、にんじんのしぼりかすを泡だて器で混ぜ合わせる。
3. 温めたフライパンに6等分にたねを広げ、弱火でじっくり焼く。表面が乾いてきたら裏返して焼く。

いちごの豆腐クリームあえ

65kcal 塩分0g （1人当たり）

豆腐にレモン汁を加えることでチーズ風のクリームに

［材料：2人分］

もめん豆腐……1/3丁
レモン汁……大さじ1
いちご……10個
はちみつ……小さじ1
セルフィーユ……適宜

［作り方］

1. ボウルにもめん豆腐とレモン汁を入れて泡だて器でよく混ぜ、さらしかペーパーをしいたざるに広げて水分をきる。
2. いちごはヘタを切り4等分に切る。
3. 器に②を盛り、①をのせ、はちみつをかけてセルフィーユを飾る。

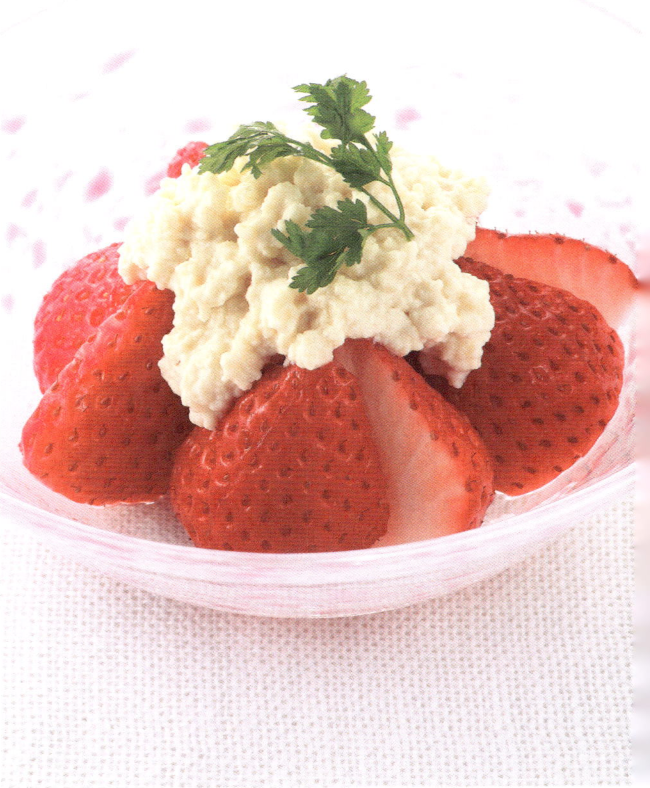

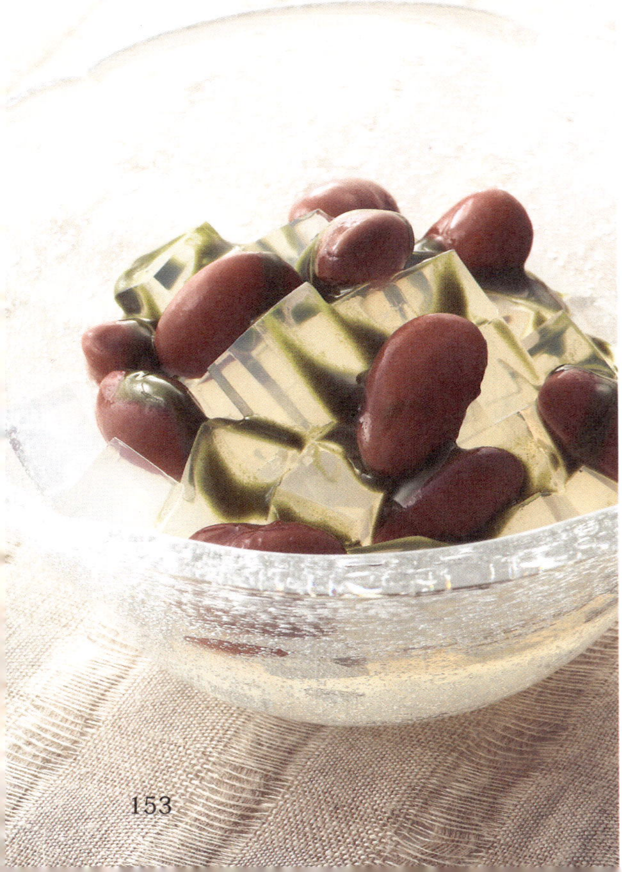

金時豆かん 抹茶みつがけ

37kcal 塩分0g （1人当たり）

金時豆と透明な寒天に抹茶みつがかかって涼しげな甘味

［材料：2人分］

ゆで金時豆(※)……20粒
粉寒天……1袋（2g）
水……250ml
＊金時豆のゆで方はP.141参照。

■ A
はちみつ……小さじ2
抹茶（粉）……小さじ1

［作り方］

1. 鍋に湯を沸かし寒天をふり入れ、1～2分沸騰させる。水でぬらした流し缶に流し、あら熱がとれたら冷蔵庫で冷やす。固まったら1cm角に切る。
2. ①と金時豆を器に盛り、合わせたAをかける。…＊

＊抹茶はきなこでもOK。
※金時豆のゆで方はP.141参照。

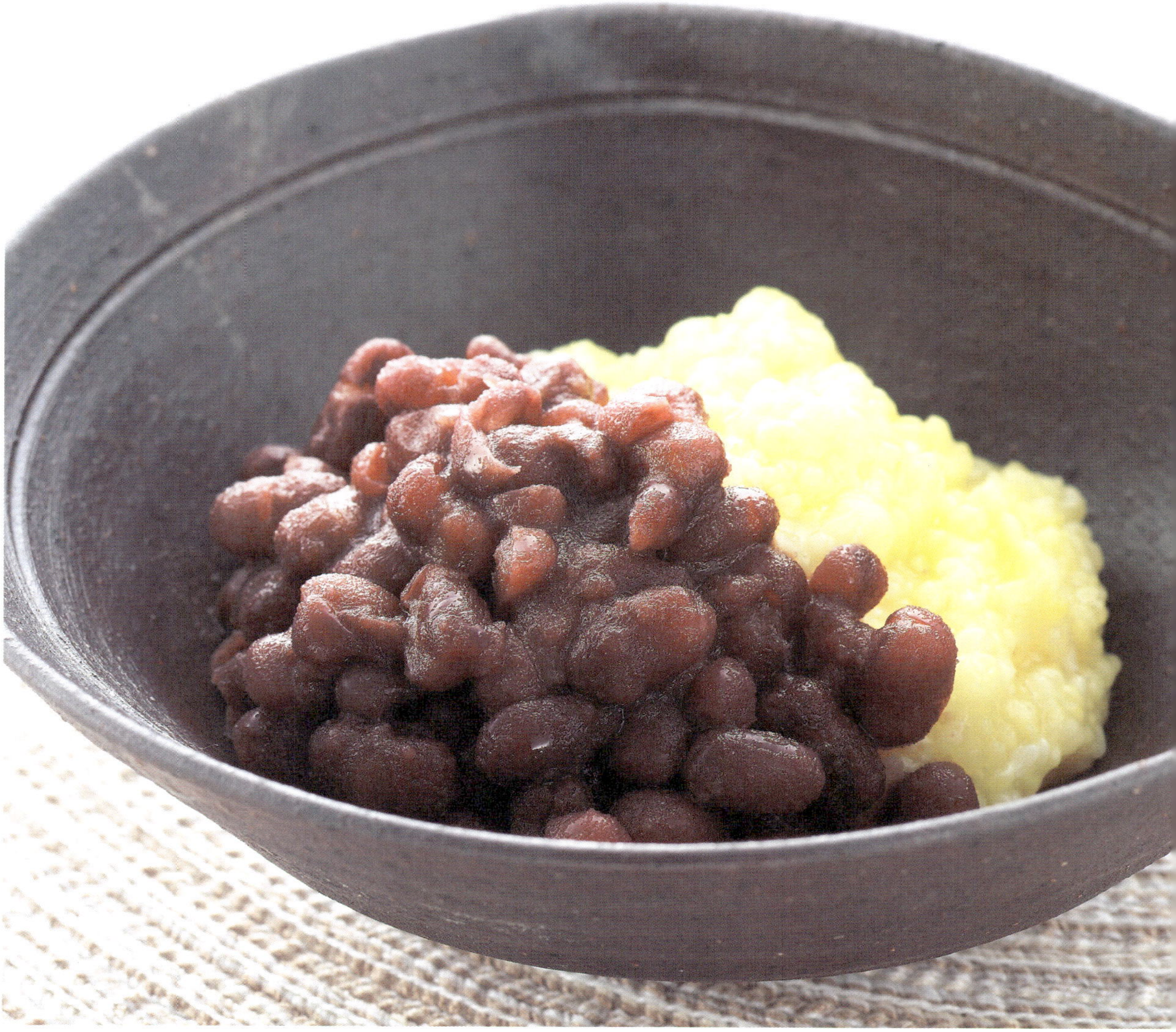

きびもちあずき

124kcal　塩分0g　（1人当たり）

きびのモチモチした食感をあずきとともに味わいましょう

［材料：2人分］

炊いたもちきび(※)……30g

ゆであずき(※※)……100g

はちみつ……小さじ2

※きびの炊き方はP.138参照。

［作り方］

1. 小さめの鍋にゆであずきとはちみつを入れて煮つめ、好みのかたさにする。…＊
2. 器にもちきびを盛り、①を添える。

＊市販の無糖ゆであずきでもOK。

※※あずきのゆで方
（できあがり約400g）
鍋に4～5カップの水にあずき1カップを入れて、1時間から1時間半やわらかくなるまでゆでる。

フィッシュマロン

63kcal 塩分 0g （1人当たり）

パリパリのいわしとマロンを
合わせておかずにしても

［材料：2人分］
むき甘ぐり……30g
無塩かたくちいわし……10g
けしの実……小さじ 1/3

■ A
はちみつ……小さじ 1
水……小さじ 1

［作り方］
1. くりは 5mm 角に切る。
2. フライパンでかたくちいわしを炒る。魚がぱりっとしてきたら、①とけしの実、A を加えてさっと混ぜてバットに広げ、冷ます。

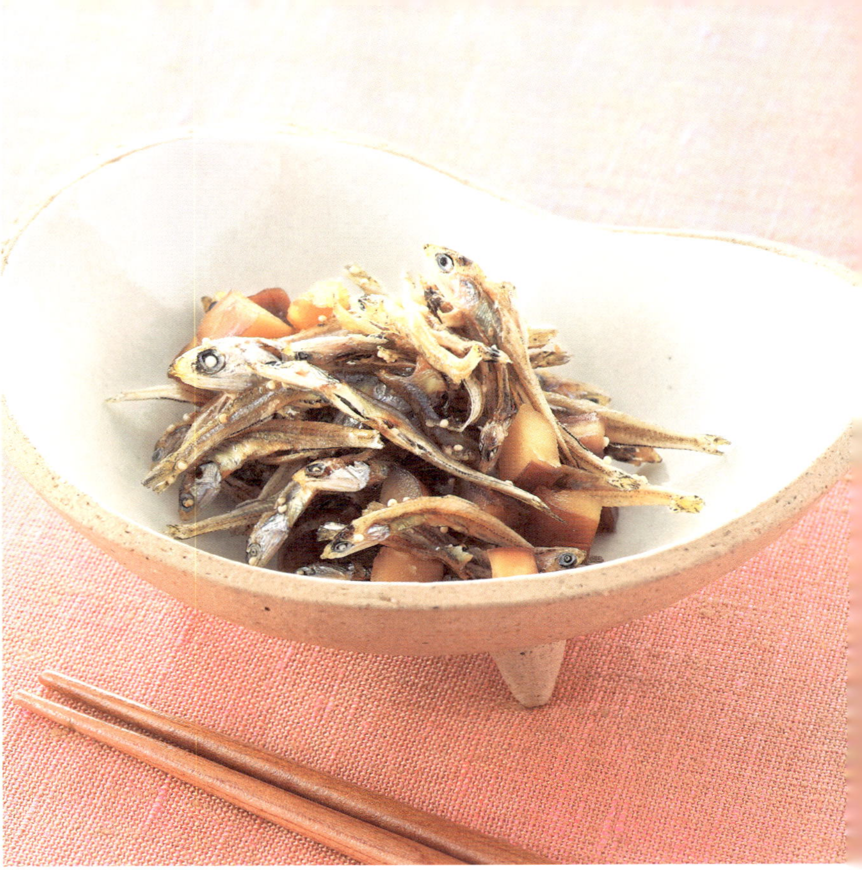

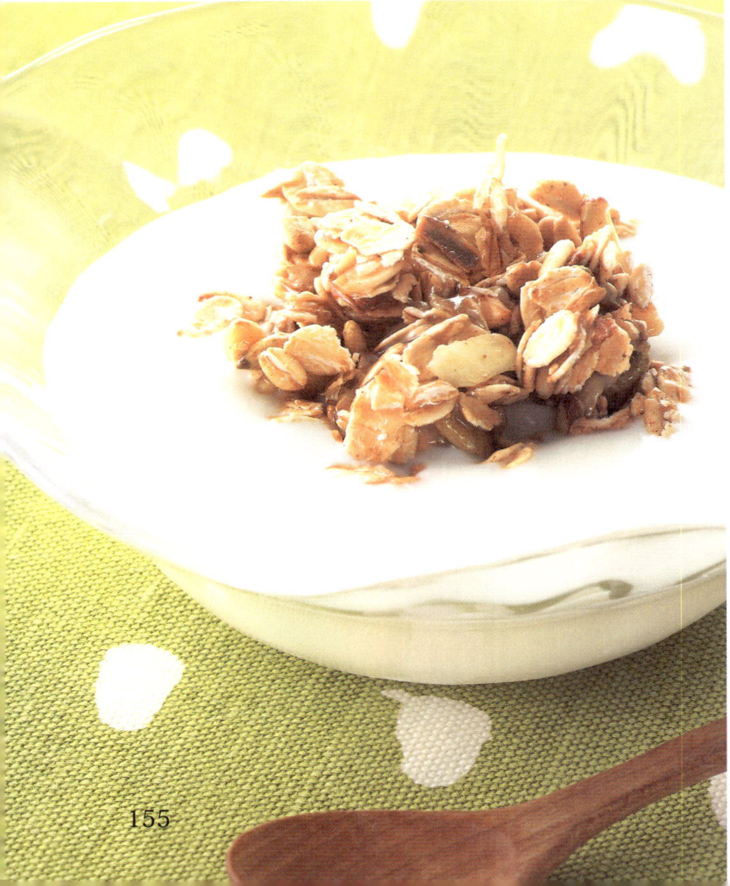

オートミールヨーグルト

164kcal 塩分 0.1g （1人当たり）

甘く味つけしたナッツとヨーグルトを
一緒に味わって

［材料：2人分］
オートミール……30g
無塩ミックスナッツ……15g
シナモン……少々
プレーンヨーグルト……150g
はちみつ……小さじ 1

［作り方］
1. オートミールとミックスナッツをフライパンに入れ、弱火で香ばしく炒り、あら熱がとれたらシナモンをふる。
2. ヨーグルトを器に盛り、食べる直前に①にはちみつをからめてのせる。…＊

＊干しぶどうを入れて、はちみつなしでそのまま食べてもおいしい。

済陽式 ガンを消す食事療法 Q&A

いつまで続けたらいい？ 野菜の農薬が心配……
そんな疑問や不安を抱えていませんか？

野菜やジューサーの選び方や外食時の注意事項など、「ガン食事療法」を実践するにあたってのさまざまな疑問にお答えします。

Q

食事療法を続けていたら、
貧血気味と診断されました。
やり方が間違っているのでしょうか。
また、貧血を防ぐのにいい食材が
あれば教えてください。

A

まずは病気によるものでないか診断を受けてから。鉄分や良質のタンパク質を含む食材を多く食べるようにしましょう

推奨する方法で食事を続けると、１日の摂取エネルギーが 1600kcal 程度と低カロリーになります。身体がなれないうちは玄米などからの栄養が十分に摂りきれないこともあり、一時的に貧血気味になることもあるようです。個人差はありますが、スタートして３～４カ月は体重も減ってくるケースが多いです。

基本的には続けていくうちに代謝が正常化されて貧血も改善され、ベストな体重を維持できるようになります。しかし、他に病気が隠れていることもありますので、まずは主治医による診断を受けてください。万が一に備えることが一番です。

貧血予防の食材としては、血中のヘモグロビンをつくる鉄分の多いほうれん草や良質の鶏のレバーや卵などのタンパク質を摂取しましょう。

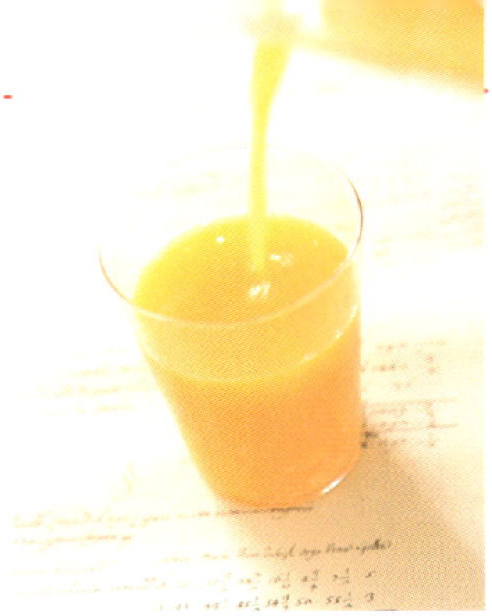

Q

野菜に使用されている農薬も気になります。購入時に気をつけるべきポイントを教えてください。

A

安全性の高い野菜を選ぶことが大切。有機 JAS 認定マークがついた有機野菜を購入の目安に

安心して食べられる野菜の決め手は「土へのこだわり」といえます。土にこだわって栽培された野菜は栄養価も高く、ガン体質の改善にも好影響を与えます。

最近スーパーでもよく見かける「有機野菜」とは、農林水産省が定めた規定に基づいて、化学的に合成された肥料や農薬を２年以上使用していない農地で栽培された野菜をいいます。このように栽培された野菜には「有機 JAS 認定マーク」がつけられています。このマークがついている野菜だけが「有機」「オーガニック」という表示を使用できるのです。

似たような表示ですが、「無農薬」という記載は栽培期間中に農薬を使用せずに育てられた野菜であるというもので、栽培以前の土づくりにまでは言及されていません。そのため、有機野菜のほうがより安全性が高いといえるでしょう。

また、産地や生産者、生産方法を明らかにすることで安全性が保たれている野菜もありますので、商品にある表示は必ず確認してから購入してください。

Q

フレッシュジュースは身体を冷やしてしまうのではないかと思って心配です。

A

身体を冷やす心配よりもガンに対するメリットのほうが大きい。使用する野菜は常温に戻してからジュースにしましょう

材料にする野菜や果物の種類にもよりますが、トマトやキュウリなど夏に旬を迎える素材の多くは身体のほてりを冷やす作用があることが知られています。ただし、これらの野菜を食べることで生じる冷えによって、お腹がゆるくなったり、下痢してしまうという症状が起こるのは含有成分の「食物繊維」が大きく関わっています。

そのため、ジューサーにかけて食物繊維を取り除いたジュースにおいては、そのままの形で食べるよりもお腹がゆるくなるなどの影響は少ないといえます。フレッシュジュースとして飲むことで血流がよくなって、むしろ冷えを改善することも期待できます。

フレッシュジュースをつくるときには、冷蔵庫で冷やされた野菜をすぐにジューサーにかけるのではなく、いったん常温に戻してからジュースにすれば、冷えに関する心配は軽減されます。

冷えに対する懸念を完全に否定することはできませんが、それよりも野菜を大量にいただくことによる免疫力アップや抗酸化作用がガン患者さんにはとくに重要であると考えます。

JAS
認定機関名

Q アルコールは絶対に禁止ですか？ 調理に使うのも避けるべきでしょうか。

A ガンが完全に消えるまでは厳禁。調理時は、加熱してアルコールを飛ばしてから口にしましょう

酒は「百薬の長」といわれるように、少量のアルコールは人間の身体にとってメリットがあります。しかし、お酒好きな人は飲み過ぎてしまう傾向があり、それがガン発生につながるケースもあります。ですから、食事療法を実行している間はアルコールを飲まないというのが原則です。料理酒やみりんを調理に使用したい場合も、必要な最低限の量とし、必ず火を加えてアルコールを飛ばしたものを口にしてください。

食事療法を続けて、完全にガンがなくなったら適量のお酒をたしなむことができるようになります。それまでは、飲酒は避けてごはんとおかずのメニューを楽しみましょう。

Q 間食はとってもいいのでしょうか？ また、間食におすすめの食材があったら教えてください。

A オーガニックのフルーツ、ドライフルーツ、ナッツ類やプレーンヨーグルトを少量食べてもOK

１日３回の食事＋生ジュースの基本メニューに支障をきたさない範囲で間食をとってもかまいません。お腹がすいたときには、りんごなどの果物やドライフルーツ、塩分不使用でローストしていないドライナッツ類、ふかしたさつまいもなどを少量口にするといいでしょう。ドライフルーツやドライナッツにも「有機 JAS 認定マーク」がつけられたオーガニック商品が販売されていますので、購入時にはこのような商品を選んでください。

プレーンヨーグルトにプルーンエキスをかけたものを食べたり、紅茶に少量のはちみつを加えたものを飲むなどでも満足感が得られるでしょう。

野菜や小麦が原料になっているとはいえ、油や食塩、砂糖が大量に使用されている野菜チップスやチョコレート、クッキー、ケーキなどは厳禁です。

Q ガン切除手術後に食事療法を続けて１年が経過しました。今のところ経過は良好です。食事をもとに戻してもいいでしょうか。

A 厳格な食事療法を徐々にゆるめてもいいでしょう。ただし、できる限り続けていくことが再発防止につながります

食事療法はガンが完全に消えるまで行うことが原則です。一般的には半年～１年は継続するのが目安になります。ご質問では手術でガンを切除し、その後に食事療法を続けて転移や再発がみられないということですから、白血球やリンパ球の数が正常で免疫機能が回復したと判断できれば少しずつゆるめてもいいでしょう。

ただし、「基本の食事療法のうち週１日は好きなものを食べられるようにする」「週に１回お酒を飲む代わりに野菜ジュースや青汁を通常よりも多めにとる」というように、厳格な食事療法を少しだけゆるめるというのが適切です。また、定期的に受診することと、できるだけ続けることが再発を防止する手助けになることを肝に銘じてください。

Q

しょうゆやみその塩分量を正確に知る方法はありませんか？

A

調味料によって同じ分量でも重量や塩分濃度が違う。大さじ１の重量と塩分濃度から含まれる塩分量を知っておくと目安にしやすい

しょうゆやみそなどの塩分を含む調味料には、塩分濃度が商品情報として掲載されています。ですから、使用する調味料の重量×塩分濃度で塩分量を計算することができます。

また、しょうゆもみそも大さじ１（15ml）の重量が約18gです。ですから、大さじ１に対する塩分量をあらかじめ計算しておけば、調味料をどれくらい使用すればいいのかを計算するときにも役立ちます。

例えば、減塩しょうゆに塩分7.5%と記載されていたら、大さじ１の場合には18g × 7.5%=1.35gの塩分が含まれる計算になります。

食事療法において塩分量はとてもデリケートなので、調味料はきちんと分量を計ってから調理する習慣を身につけてください。

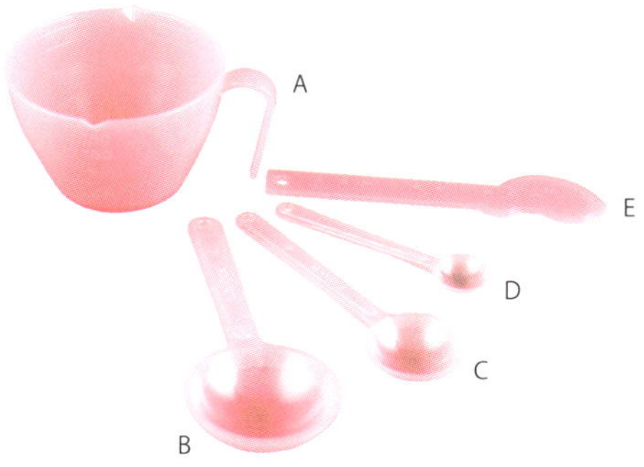

計量カップ・計量スプーン
女子栄養大学代理部（03-3949-9371）では、小さじ（5ml）よりも小さい1mlを計量できるスプーンも販売（セット価格：970円 バラ売りも可）していて、塩を計るのに便利です。A：カップ（200ml）／B：大さじ（15ml）／C：小さじ（5ml）／D：ミニスプーン（1ml）／E：すりきり用へら

Q

自宅で食事ができないときのおすすめメニューを教えてください。

A

玄米菜食弁当を持参し、ジューススタンドで生ジュースを飲む。飲食店を利用するときはヘルシー料理店やそば屋をセレクト

玄米や胚芽米を主食に、いも、にんじん、ごぼう、豆などの煮物やほうれん草・小松菜などのおひたしなど、野菜中心の副菜をおかずにした手作り弁当を持参しましょう。ジュース代わりにリンゴを食べるのも好ましいです。

飲食店を利用する場合は、ソバをおすすめします。お水（またはお湯）であらかじめつゆを少しうすめ、ショウガやネギ、わさびなどの薬味はたっぷりと入れていただきます。つゆは飲まず、山菜ソバやきのこソバを注文しましょう。

玄米や有機野菜が材料の定食などを扱う、ヘルシー料理店を利用するのもいいでしょう。

コンビニやスーパーなどで缶やペットボトルで市販されている野菜ジュースには、酸化防止のビタミンCなどが添加されています。市販品ではなく、外食時にはジューススタンドを探しておき、搾りたてジュースを口にしてください。

本書は2009年発行『ガンを消す食材別レシピ完全版』、2010年発行『済陽式 ガンを消す8カ条実践レシピ』（ともに済陽高穂監修）の内容を一部改変・更新し、1冊にまとめたものです。

●編集・制作
レクスプレス（秋山久仁雄・中村　彩）

●ブックデザイン
シモサコグラフィック

●撮影
清瀬智行

●イラスト
生駒さちこ

●協力
志澤　弘

●食材協力
オーサワジャパン

●編集担当
武田賢二

●参考文献
『日本人だけなぜ、がんで命を落とす人が増え続けるのか』
済陽高穂著／主婦と生活社

『今あるガンが消えていく食事』
済陽高穂著／マキノ出版

『五訂 食品成分表』
女子栄養大学出版部

『五訂増補 調理のためのベーシックデータ』
女子栄養大学出版部

ガンを消す食事　完全レシピ166

監　修　済陽高穂
発行人　倉次辰男
発行所　株式会社主婦と生活社
〒104-8357　東京都中央区京橋3-5-7
電話　03-3563-5058（編集部）
03-3563-5121（販売部）
03-3563-5125（生産部）
振替　00100-0-36364
印刷・製本　大日本印刷株式会社

ISBN978-4-391-14465-9

♣監修
済陽高穂（わたよう・たかほ）

1970年千葉大学医学部卒業後、東京女子医科大学消化器病センター入局。73年国際外科学会交換研究員として米国テキサス大学外科教室（J.C.トンプソン教授）に留学し、消化管ホルモンについて研究。帰国後、東京女子医科大学助教授、都立荏原病院外科部長、都立大塚病院副院長、西台クリニック院長、三愛病院医学研究所所長を経て、2017年より西台クリニック理事長、現在に至る。主な著書に『日本人だけなぜ、がんで命を落とす人が増え続けるのか』『ガンを消す食材別レシピ 完全版』『済陽式 ガンを消す8カ条実践レシピ』（小社刊）、『今あるガンが消えていく食事』（マキノ出版）、『がん再発を防ぐ「完全食」』（文春新書）、『私のがんを治した毎日の献立』（講談社）、『ガンが消える、ガンを予防する済陽式食事ノート』（永岡書店）など多数。明朝末期に中国から渡来、九州・都城の島津氏に仕えた薬師を先祖にもつ。

♣レシピ考案・料理
林　昌子（はやし・まさこ）

女子栄養大学生涯学習講師。管理栄養士。女子栄養大学栄養クリニックにて栄養相談を担当するほか、自治体や医療施設において、子ども料理教室講師、生活習慣病の予防と改善のための栄養相談、料理教室を担当している。著書に『女子栄養大学 栄養クリニック きれいにやせる ダイエットスープ』（KKベストセラーズ）がある。